핵심
해부생리학

Essentials of Human
ANATOMY & PHYSIOLOGY

핵심
해부생리학

Essentials of Human
ANATOMY & PHYSIOLOGY

김명애 유선영 이원진 편저

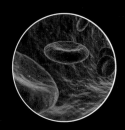

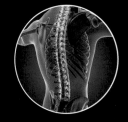

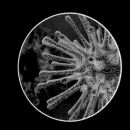

핵심 해부생리학

저자　김명애 유선영 이원진

발행일　1판 1쇄 2022년 1월 14일
　　　　　1판 2쇄 2022년 2월 14일
발행인　김명애
발행처　도서출판 IMRN

주소　경기도 파주시 금릉역로 84

ISBN　979-11-971867-6-9

머리말

과학기술 및 의학의 발달로 인간의 평균수명이 증가하게 되었고, 삶의 질과 건강에 관한 관심이 급격히 높아지고 있다. 간호학 및 보건 의료계 학과는 이러한 인간의 삶의 질과 행복 추구를 위한 전문인력을 양성하는 학문 분야이다.

인체의 구조와 기능에 관하여 연구하는 해부생리학은 기초의학의 한 분야로 의학, 간호학 및 보건계열 분야에 종사하기 위해서는 가장 우선적으로 이수해야만 하는 필수과목이다. 최근에는 인문사회과학 분야에도 해부생리학에 대한 관심이 높아지고 있다.

기존에 출간된 대부분의 해부생리학 교재는 의학과 학생을 대상으로 하여 내용이 방대하고 깊이 있으며, 무엇보다 인체를 대상으로 한 해부학 실습 등을 병용하고 있다. 이러한 의학과 대상 교재를 통용하여 사용하기에는 일정 기간에 많은 교과목을 이수해야 하는 간호학 및 보건계열학과 학생들에게 많은 시간과 에너지를 할애해야하는 부담을 주기 때문에 이에 맞는 교재 개발이 필요하게 되었다.

현재 간호학 및 보건 해부생리학 저서는 미비한 상태이며, 기초의학의 한 부분으로 단편적인 정보만을 제공하고 있기에 의학에서 제공하는 포괄적인 해부생리학에 대한 개념, 내용 등을 간호학과나 보건 의료계통의 전공자가 쉽게 이해하고 쉽고 임상에서 적용할 수 있도록 차별화된 저서를 기획하게 되었다.

본 저서『핵심 해부생리학』은 기존의 의학 중심의 해부생리학의 한 분야가 아닌, 간호학 및 보건의료 계통의 전공자를 대상으로 사람 몸의 정상적인 구조와 기능에 대한 내용을 체계적으로 구성하여 명확성과 이해력을 높이는데 중점을 두었다. 무엇보다 명확하고 간결한 문체를 사용하여 해부생리학을 처음 접하는 초보 학습자들도 이 분야의 개념을 쉽게 이해할 수 있도록 책을 구성하였다. 또한 방대한 인체의 구조와 기능에 관한 내용을 체계화하였다.

해부생리학을 학습하는 궁극적인 목적은 '환자의 건강과 안녕을 위한 전문인 간의 원활한 의사소통'이다.『핵심 해부생리학』교재를 통해 간호학과 및 보건계통의 학생들이 알기 쉬운 기초 해부생리학에 대한 개념을 수립하여 임상에서 적용하기 쉬운 해부 생리학적 지식을 근간으로 환자의 건강과 삶의 질의 향상 및 전문의료인과의 효율적인 의사소통을 도울 것이다.

『핵심 해부생리학』을 통해 학습하는 모든 전공자들이 사람의 몸에 대한 깊이 있는 이해로 각자의 영역에서 전문가로서의 성장하길 기대하며 출간을 위해 수고해주신 도서출판 IMRN의 모든 편집자님들과 교수님들에게 감사의 마음을 전합니다.

2022년 1월『핵심 해부생리학』저자 일동

목차 CONTENTS

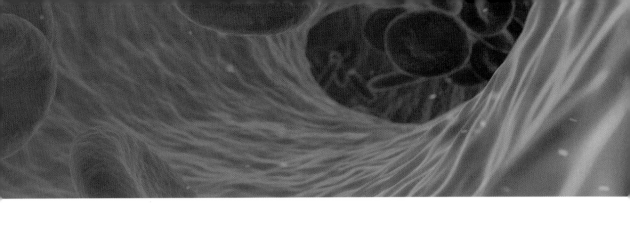

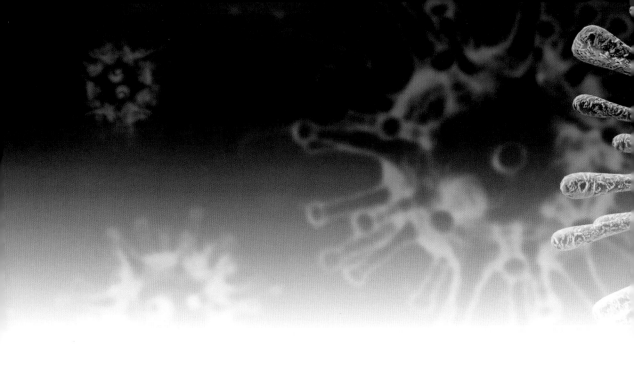

서론
Introduction

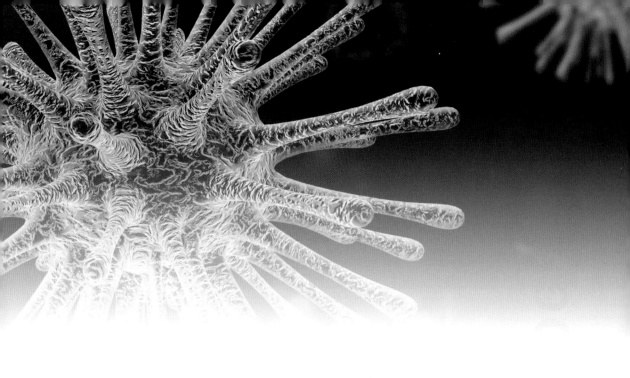

　해부생리학은 의료에 종사하고자 하는 학생에게 필수적인 핵심 과목이다. 이 단원에서는 인체의 구성과 작용에 대해서 이해하고자 한다. 해부생리학은 인간의 항상성이 유지되는 건강한 상태에서 인간 몸의 구조와 기능에 대해 파악하는 학문이다. 해부생리학은 해부학과 생리학이 결합한 학문으로 해부학(anatomy)은 몸의 구조나 형태, 그리고 몸의 부분들이 어떻게 유기적으로 구성되어 있는지를 연구한다. 생리학(physiology)은 신체 각 부분이 무엇을 하고 또 어떻게 그 기능을 수행하는지에 대해 연구하는 학문이다. 예를 들면, 우리의 입에는 음식을 기계적으로 부수는 치아와 맛을 보고 조작하는 혀(tongue), 그리고 복잡한 탄수화물들을 단당류로 분해하여 소화를 시작하게 하는 효소를 함유한 침을 만들어내는 침샘(타액선, salivary glands)들이 있다. 이렇듯 이 두 학문은 너무나 긴밀하게 연관되어 있어 떼어 놓을 수 없다.

　해부생리학을 위한 여러 다른 분야의 학문이 결합해 있으며 해부생리학적 지식을 활용하여 인간의 병적 상태에 대한 해답을 찾을 수 있게 된다. 병리학(pathology)은 몸의 질병에 관한 학문이다. 해부생리학을 통해 인체를 이해하게 되면 신체가 손상되거나 스트레스, 질병 또는 감염에 마주쳤을 때 어떤 현상이 일어나는지 알 수 있게 된다. 이 단원에서는 해부학과 생리학의 기초적인 사항을 이해하는 데 초점을 맞추고자 한다.

　해부생리학적 용어의 일관성을 높이기 위해 연구자들은 인체의 조직화(체제)에 네 가지 기본적인 명명체계, 즉 방향, 면, 공간, 구조적 단위를 도입했다. 방향, 면, 공간에 대한 용어를 말할 때 위치나 자세에 관한 모든 기술은 서서 전방을 보고, 팔은 양 옆에 내리고 손바닥과 발은 앞쪽으로 향하는 자세를 기준으로 한다.

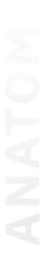

CHAPTER 01

서론

Introduction

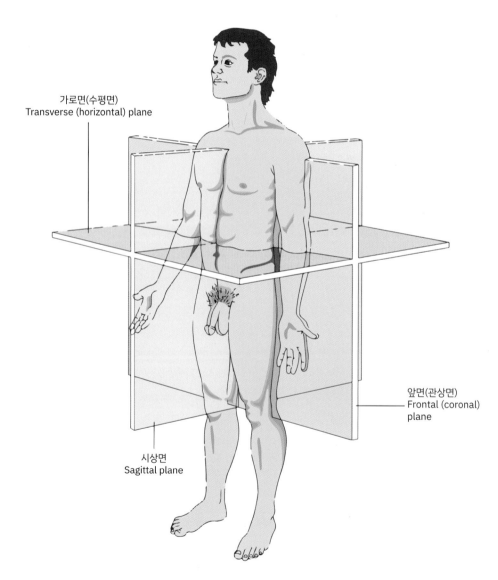

가로면(수평면)
Transverse (horizontal) plane

앞면(관상면)
Frontal (coronal)
plane

시상면
Sagittal plane

그림 1-1 인체의 면을 나타내기 위한 올바른 해부학자세(anatomic position)

해부학적 용어

(1) 해부학적 자세

해부학적 자세는 1923년 하이델베르크에서 열린 국제해부학회 용어위원회에서 통일한 기준으로 "똑바로 선 채로 시선은 앞을 보고, 팔은 손바닥이 앞을 향하게 하여 몸에 자연스럽게 내린 자세"를 말한다.

(2) 해부학적 방향

인체의 해부학적 방향 용어는 나침반의 역할을 한다. 구조를 식별할 때 혼동을 방지하는 데 도움이 되는 일반적인 의사소통 방법을 제공하므로 해부학을 연구할 때 특히 유용하다. 인간의 신체를 전체로 보는 관점에서 각 부분의 위치를 언급하는 것이 필요하다. 다음의 방향에 대한 용어는 이러한 명명법을 위해 체계화되었다.

① 위(상, superior)

가장 위쪽이나 위쪽을 뜻한다.

예: 머리는 목보다 위, 가슴안(흉강, thoracic cavity)은 배안(복강, abdominal cavity)의 위에 있다.

② 아래(하, inferior)

가장 아래쪽 또는 아래쪽을 뜻한다.

예: 발은 발목의 아래, 발목은 무릎의 아래에 있다.

③ 앞(전, anterior)

몸의 앞쪽을 뜻한다.

예: 젖샘(유선, mammary gland)은 가슴벽의 앞에 있다.

④ 배쪽(복측, ventral)

앞의 뜻으로 쓰일 수 있다. 이는 배(복부)를 뜻한다.

⑤ 뒤(후, posterior)

몸의 뒤쪽을 뜻한다.

예: 척주(vertebral column)는 소화기관의 뒤에, 식도는 기관의 뒤에 있다.

⑥ 등쪽(배측, dorsal)

뒤란 의미로 사용될 수 있다. 이는 등 방향이란 뜻이다.

⑦ 머리쪽(두측향의, cephalad), 머리쪽(두개부, cranial)

머리쪽으로(두측향의, cephalad)나 머리쪽(두개부, cranial)은 머리쪽으로 향하는 것을 뜻하고 위(superior)와 동의어이다.

예: 가슴안은 배골반안(복골반강, abdominopelvic cavity)의 머리쪽(또는 위)에 있다.

⑧ 꼬리쪽(미부, caudal), 아래(하, inferior)

꼬리쪽(미부, caudal)은 아래(하, inferior)와 동의어이며, 꼬리쪽은 말 그대로 꼬리를 뜻하는데 사람에게는 꼬리가 없으므로 꼬리가 있는 쪽을 뜻한다.

⑨ **안쪽(내측, medial)**

안쪽(내측, medial)은 몸의 중앙선 근처를 뜻한다.

예: 코는 얼굴의 중앙에 위치하고 자뼈(척골, ulna)는 아래팔(전완, forearm)의 안쪽에 위치한다.

⑩ **가쪽(외측, lateral)**

몸의 중앙선에서 가장자리로 멀어지는 방향을 뜻한다.

예: 귀는 얼굴의 가쪽에, 노뼈(요골, radius)는 자뼈의 가쪽에 위치한다.

⑪ **몸쪽(근위, proximal)**

부착지점이나 이는곳(기시부, origin)에 가까운 쪽을 뜻한다.

예: 팔꿈치는 손목보다 몸쪽에, 무릎은 발목보다 몸쪽에 있다.

⑫ **먼쪽(원위, distal)**

먼쪽(원위, distal)은 부착지점이나 이는곳에서 멀어짐을 뜻한다.

예: 손목은 팔꿈치보다 먼 쪽에, 발목은 무릎보다 먼 쪽에 있다.

면

신체의 그 내부를 관통해서 통과하는 가상의 기하학적 면(plane)을 가지고 있는 것으로 기술하는 것이 편리하다. 이러한 용어는 신체 기관이나 몸 전체 내부를 들여다보는 절단면을 기술할 때 가장 유용하다.

① **정중시상면(midsagittal plane)**: 정중시상면(midsagittal plane)은 몸의 중심선을 가로질러 신체를 오른쪽과 왼쪽으로 동일하게 수직으로 가른다. 이는 정중면(median plane)과 같은 말이다.

② **시상면(sagittal plane)**: 시상면(sagittal plane)은 정중면에 평행하게 몸을 수직으로 관통하는 면으로 나뉘어 왼쪽과 오른쪽 부분이 서로 다를 수 있다.

③ **수평면(horizontal plane), 가로면(transverse plane)**: 수평면(horizontal plane) 또는 가로면(transverse plane)은 신체를 윗부분과 아랫부분으로 나누는 면이다. 앞면(전두면, frontal plane) 또는 관상면(coronal plane)은 시상면에 직각이 되도록 하며 신체를 앞쪽(배쪽)과 뒤쪽(등쪽) 부분으로 나눈다. 기관들의 내부구조를 보기 위해 절단할 때 두 가지 다른 용어들이 종종 사용된다. 기관의 장축을 따라 자르는 것을 말한다.

④ **세로절단면(종단면, longitudinal section)**: 세로절단면(종단면, longitudinal section), 장축에 수직이 되게 자르는 것은 가로절단면(횡단면, transverse) 또는 단층면(cross section)이라고 한다.

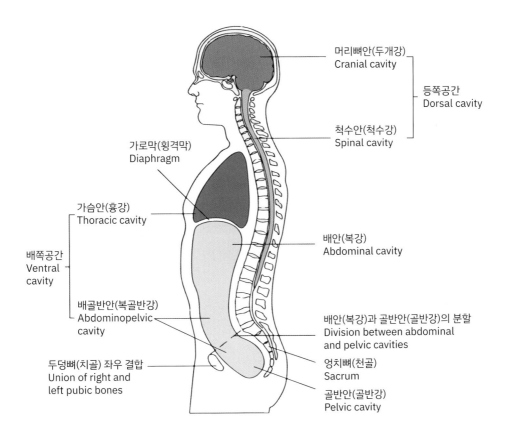

그림 1-2 인체의 주요 공간과 분할

공간

인체에는 두 개의 주요 공간(체강, cavity), 즉 등쪽 공간과 배쪽 공간이 있다. 이들은 각각이 더욱 작은 하부 공간들로 세분된다. 공간에 있는 장기들을 내장(viscera)이라고 부른다.

(1) 등쪽 공간

등쪽 공간에는 신체의 기능을 조화롭게 하는 신경계 장기들이 있다. 이는 뇌를 포함하고 있는 머리뼈안(두개강, cranial cavity)과 척수를 포함하는 척수안(척수강, spinal cavity)으로 나누어진다.

(2) 배쪽 공간

배쪽 공간에는 항상성 또는 내부 환경을 큰 변화 없이 일정하게 유지하는 데 관여하는 장기들이 자리 잡고 있다.

① **가슴안(흉강, horacic cavity)**: 배쪽 공간의 첫 번째 하부단위는 가슴안이다. 이는 갈비뼈(늑골)들로 둘러싸여 있다.

○ 가슴안에는 심장이 심장막안(심막강, pericardial cavity)이라고 불리는 심낭에 싸여서 자리 잡고 있고, 가슴막안(흉막강, pleural cavity)이라고 불리는 가슴막에 각각 싸인 두 개의 허파(폐)가 존재한다.

○ 가슴세로칸(종격, mediastinum)으로 불리는 공간이 두 가슴막안 사이에 존재한다. 여기에 심장, 가슴샘(흉선), 림프관과 혈관, 장기, 식도와 신경들이 분포한다. 가로막(횡격막) 근육은 가슴안(흉강)과 배골반안(복골반강)을 분리한다.

② **배골반안(복골반강, abdominopelvic cavity)**: 배쪽 공간의 두 번째 하부단위이다. 배골반안에는 콩팥(신장), 위, 간과 쓸개(담낭), 작은창자(소장)와 큰창자(대장), 지라(비장), 이자(췌장), 그리고 여자의 자궁과 난소가 위치한다.

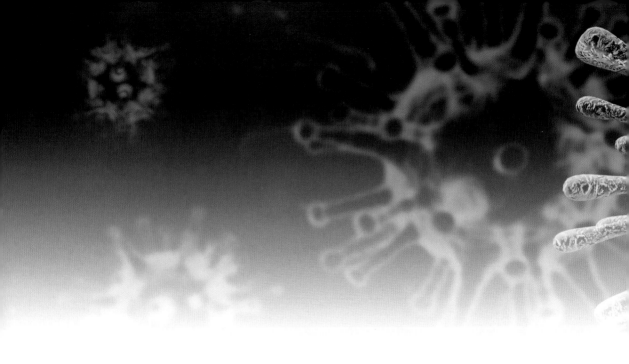

세포와 조직
Cell and Tissue

2

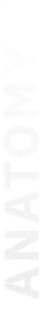

인간의 몸을 이루는 해부학적, 생리학적 기본 단위는 세포(cell)이다. 인체는 수조 개의 세포로 구성되어 있으며, 세포는 신체 내에서 각각의 다른 기능을 수행하게 되지만 구조적인 부분에서 공통적 속성을 가지고 있다.

세포는 세포막으로 둘러싸인 세포질로 구성되어 있다. 세포는 단백질 및 핵산과 같은 많은 생체분자를 포함하고 있다. 생물은 단세포 생물과 다세포 생물(식물과 동물 포함)로 분류할 수 있다. 식물과 동물의 세포 수는 생물 종마다 다르며, 사람은 약 60조 개의 세포를 가지고 있는 것으로 알려졌다. 대부분의 식물 세포와 동물 세포는 현미경으로 관찰할 수 있다.

조직(tissue)의 기본적 단위는 세포(cell)이며, 이 세포들은 비슷한 기능과 구조를 가진다. 즉 구조와 기능이 비슷한 세포들이 모여 조직이 된다. 세포의 배열과 더불어 세포 사이에 있는 물질의 종류와 양에 따라 조직은 분류된다. 세포들은 세포사이물질(세포간질, interstitial material)에 의해 둘러싸여 있거나 분리되어 있다. 조직을 연구하는 학문을 조직학(histology)이라고 한다.

조직의 4가지 기본 형태는 상피(epithelial), 결합(connective), 근육(muscle), 신경(nerve)이다. 조직은 기관(organ)을 만들며 다양한 기관이 모여서 신체 계통(system)을 만든다.

CHAPTER 02
세포와 조직
Cell and Tissue

세포이론의 역사

세포들은 육안으로 관찰하기에는 매우 작기 때문에, 17세기 중반에 처음 현미경이 개발되기까지는 관찰할 수 없었다.

① **로버트 훅(현미경을 통한 세포 관찰)**: Robert Hooke는 1665년에 처음으로 세포를 묘사한 영국 과학자이다. 세포라는 이름은 1665년 로버트 훅이 『마이크로그라피아(Micrographia)』라는 책에서 처음으로 사용한 단어이다. 로버트 훅은 코르크가 물에 뜨는 이유를 밝히기 위해서 현미경을 이용하여 코르크를 관찰하였다. 훅은 코르크의 단면을 현미경으로 관찰했을 때 보이는 엄청난 수의 작은 구멍을 세포, 'cell'이라고 불렀다. 'cell'은 라틴어로 작은 방을 뜻하는 'cellua'에 그 어원이 있다. 이러한 세포들은 작은 방과 같았으므로 그는 라틴어에서 유래한 'cellulae(작은 방)'라 불렀고 그때로부터 'cell'이란 용어가 사용되고 있다.

② **안톤 판 레빈후크(살아있는 세포 관찰)**: 네덜란드의 자연학자 Anton Von Leeuven-hoek는 살아있는 미생물을 관찰하였다. 레벤후크는 식물 세포와 치아 속의 박테리아, 연못에 사는 작은 생물들을 관찰하였다. 레빈후크는 연못의 물을 현미경하에서 관찰했는데 순수한 물이라고 믿었던 것과는 달리 놀랄 만한 것들을 보았다. 그는 물속의 미세한 생물체를 'animalcules(작은 동물)'이라고 명명하였다.

③ **마티아스 슐라이덴, 테오드로 슈반(식물세포, 동물세포 발견)**: 1838년에 생태학자인 슐라이덴은 식물 조직을 연구하여 모든 식물의 조직은 세포로 되어 있으며, 세포는 세포로부터 생성된다는 식물 세포설을 발표하였다. 동물학자인 슈반은 모든 동물도 또한 세포라는 독립적 단위로 존재한다고 주장했다. 슐라이덴과 슈반에 의해 현대의 세포이론의 토대가 형성되었다.

현대의 세포이론의 원칙

1. 세포들은 가장 작은 완성된 생명체이다. 모든 생물체의 최소 단위의 구성요소이다.
2. 모든 생물체는 하나 내지 그 이상의 세포로 구성되어 있으며 여기에서 생명현상이 일어난다.
3. 세포들은 이미 존재하는 세포로부터 세포분열 과정을 통해 발생한다.
4. 오늘날 존재하는 모든 세포는 지구상의 진화과정에서 형성된 초기 세포로부터 유래한다.

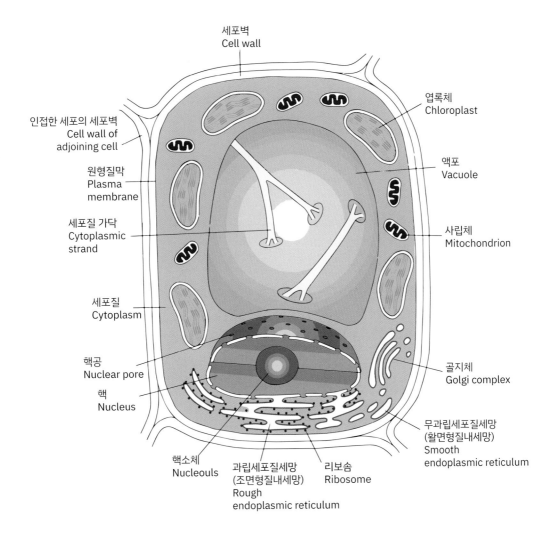

그림 2-1 **식물세포의 구조**

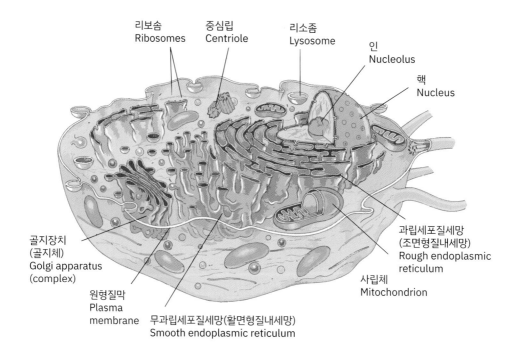

리보솜
Ribosomes

중심립
Centriole

리소좀
Lysosome

인
Nucleolus

핵
Nucleus

골지장치
(골지체)
Golgi apparatus
(complex)

원형질막
Plasma
membrane

무과립세포질세망(활면형질내세망)
Smooth endoplasmic reticulum

사립체
Mitochondrion

과립세포질세망
(조면형질내세망)
Rough endoplasmic
reticulum

그림 2-2 **동물세포의 구조**

세포의 종류

세포는 식물세포와 동물세포로 구성된다. 식물 세포와 동물 세포의 주요 차이점은 식물 세포에는 세포벽이 있고 동물 세포에는 세포벽이 없다는 것이다. 식물 세포와 동물 세포의 또 다른 점은 모양이다. 동물 세포는 모양이 명확하지 않은 반면 식물 세포는 명확한 직사각형 모양을 가지고 있다.

(1) 식물세포의 특징

① 단단한 세포벽이 있으며 모양이 일정하다.

② 세포벽을 가지고 있으며 여러 기관을 포함하는 세포질이 있다.

③ 세포를 통제하는 핵이 있으며, 에너지를 생성하는 미토콘드리아(사립체)가 있다.

④ 배설기관이 없어 영양분을 저장하는 액포가 있다.

⑤ 엽록체를 통해 광합성을 한다.

(2) 동물세포의 특징

① 세포막이 있으며 모양이 다양하다.

② 세포막 내에는 세포질, 핵, 미토콘드리아(사립체) 등이 존재한다.

③ 배설기관이 발달하여 액포가 거의 존재하지 않고, 광합성을 하지 않으므로 엽록체가 없다.

동물세포의 구조

1) 세포막

모든 세포들은 세포막(cell membrane)으로 둘러싸여 있다.

(1) 구성

세포막은 인지질층에 단백질이 박혀 있는 지질이중층으로 구성되어 있다. 인지질은 끈 달린 풍선과 같다. 둥근 풍선 같은 부분은 친수성(물을 당김)이고 이중꼬리는 소수성이다(물을 밀어냄). 이러한 형태는 삼투에 의한 물 분자의 세포막 투과를 용이하게 한다.

(2) 기능

이중지질층에 박힌 단백질들은 분자들과 이온들을 세포막으로 이동하게 한다. 세포막을 통한 물질이동은 확산, 삼투, 능동 수송 등의 다양한 기전이 활용한다.

2) 세포질

세포 내부를 채우고 있는 균일하고, 일반적으로는 투명한 점액 형태의 물질이다. 세포질은 세포핵을 제외한 세포액과 세포소기관으로 이루어진다. 세포액은 수분, 염분, 세포소기관을 이루는 분자, 그리고 반응 촉매로 작용하는 효소로 구성된다.

(1) 구성

세포질의 주요 구성성분은 물이다. 하지만 물은 물 분자 중에 분포된 다양한 종류의 화학물질을 포함하고 있다. 액체와 교질상의 용질들은 물 중에 균등히 분포되어 있다. 용액 중에는 개개의 원자나 이온들은 물 중에 균등하게 분포된다.

(2) 기능

세포의 모양 및 항상성을 유지하며, 세포소기관을 지탱해주는 역할을 한다. 또한, 대개 물질대사에 사용되면서 생명 유지에 반드시 필요한 화학 물질을 저장하는 장소이기도 하다.

3) 핵

핵(nucleus)은 세포에서 가장 두드러진 구조이며, 광학현미경으로 관찰할 수 있다. 핵의 외피인 핵막(nuclear membrane)에 의해 세포질과 분리된 유동성 구조다.

(1) 구성

① **핵막**: 핵막(nuclear membrane) 또는 핵 외피의 독특한 특징은 2개의 막으로 구성되어 있다는 것이다. 속막(내막)은 핵질과 안의 물질들을 둘러싸고 있다. 바깥막(외막)은 후에 논의할 세포질세망(endoplasmic reticulum: ER)과 연계되어 있다. 전자현미경은 핵공의 존재와 이중 핵막에 대해 밝혔다. 이러한 핵공은 매우 세밀한 구획으로 자유로운 수송을 저해하며 핵질의 물질이 빠지는 것을 방지하지만 핵질에서 세포질로 물질이 이동하는 통로이기도 하다.

② **핵질**: 핵의 유동체는 핵질(nucleoplasm)이라 한다. 핵의 단백질에는 핵산 DNA, 디옥시리보핵산(deoxyribonucleic acid: DNA) 그리고 리보핵산(ribonucleic acid: RNA) 효소 등이 포함된다. 핵질에서는 많은 화학적 반응이 발생하며 세포기능, 생존, 세포 재생산에 필수적인 역할을 한다.

③ **염색질**: 세포가 염색되면 세밀한 짙은 가닥들이 핵에 나타난다. 이것은 염색질(chromatin)로서 세포의 유전물질이다. 사람의 세포는 46개의 염색체를 가진다(22쌍의 상염색체 및 한 쌍의 성염색체-염색체 한 쌍의 한 가닥은 아버지로부터, 한 가닥은 어머니로부터). 난자와 정자는 23개의 염색체, 즉 반수를 가진다. 염색체는 DNA 분자와 단백질로 되어 있다. DNA 분자는 세포분열 시 복제되며, 짧고 두꺼워져 보이는데 이때의 DNA를 염색체라 일컫는다. 세포가 분열하지 않을 때, DNA 분자는 염색질처럼 길고 가늘게 보인다.

④ **핵소체**: 핵소체(nucleolus)는 핵질 내에 있는 구형의 입자이며 막으로 덮여 있지는 않다. 주로 DNA, RNA 그리고 단백질로 구성되어 있다. 세포에는 하나 이상의 핵소체가 있다. 이 구조는 리보솜의 합성부위이기도 하다. 리보솜을 만들기 때문에 단백질 합성에도 관여하며 리보솜은 단백질의 합성부위이다.

(2) 기능

핵은 세포의 통제센터이다. 핵이 제거된 세포는 기능을 상실한다. 다른 세포의 핵을 이식한 세포는 그 핵이 유래하는 세포의 특징을 가진다. 핵은 유전자가 변형되지 않게 유지하고 유전자 발현을 조절함으로써 세포의 활성을 조절하는 역할을 하며 세포 분열과 유전에 관여한다.

4) 미토콘드리아(사립체)

미토콘드리아는 사립체로 불린다.

(1) 구조

미토콘드리아 또는 사립체들(mitochondria)은 2겹의 막으로 구성된 작은 타원형의 구조이다. 미토콘드리아는 캡슐(짚신) 형태다.

(2) 기능

① 세포에서 에너지를 만들어 생명을 유지하는 기능을 한다. 유기물질을 세포가 사용하는 에너지 형태인 ATP로 전환하는 것이다. 몸속으로 들어온 음식물(포도당)을 통해서 에너지원인 ATP를 합성하는 역할이다.

② 미토콘드리아는 칼슘 조절, 활성 산소(reactive oxygen species: ROS) 생성, 세포 사멸(apoptosis)을 조절하는데도 중요한 역할을 한다.

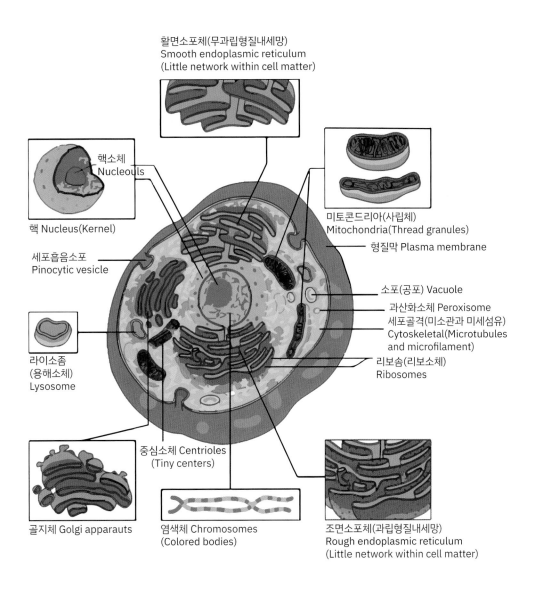

활면소포체(무과립형질내세망)
Smooth endoplasmic reticulum
(Little network within cell matter)

핵소체
Nucleouls

핵 Nucleus(Kernel)

세포흡음소포
Pinocytic vesicle

라이소좀
(용해소체)
Lysosome

골지체 Golgi apparauts

중심소체 Centrioles
(Tiny centers)

염색체 Chromosomes
(Colored bodies)

미토콘드리아(사립체)
Mitochondria(Thread granules)

형질막 Plasma membrane

소포(공포) Vacuole

과산화소체 Peroxisome
세포골격(미소관과 미세섬유)
Cytoskeletal(Microtubules
and microfilament)

리보솜(리보소체)
Ribosomes

조면소포체(과립형질내세망)
Rough endoplasmic reticulum
(Little network within cell matter)

그림 2-3 **동물세포의 내부구조**

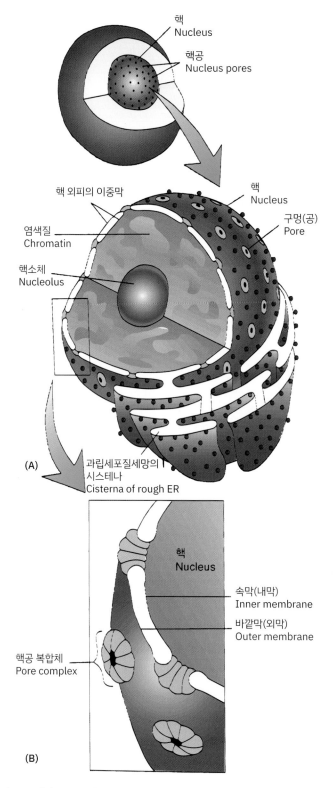

핵
Nucleus

핵공
Nucleus pores

핵 외피의 이중막

핵
Nucleus

구멍(공)
Pore

염색질
Chromatin

핵소체
Nucleolus

(A)

과립세포질세망의
시스테나
Cisterna of rough ER

핵
Nucleus

속막(내막)
Inner membrane

바깥막(외막)
Outer membrane

핵공 복합체
Pore complex

(B)

그림 2-4 **핵막 또는 핵 외피의 구조**
　　　　 (A) 핵의 내부구조 및 세포질세망과 외형막의 연결 모식도   (B) 핵공 복합체의 모식도

미토콘드리아의 악영향

미토콘드리아는 신체에서 항상성 유지를 위한 에너지(ATP)를 형성하는 이외에 그 과정에서 유해 활성산소(산소라디칼, ROS)를 발생시켜 세포에 악영향을 끼치는 기능도 가지고 있다. 유해 활성산소는 DNA나 각종 단백질을 손상하고 세포 소실을 일으켜 각종 질환을 일으키는 원인이 된다.

5) 리소좀(용해소체)

리소좀(lysosomes)은 용해소체라고 한다.

(1) 구성

세포질에 있는 작은 구조체이며 세포 구성요소의 분해를 촉진하는 강력한 소화효소를 함유한다. 리소좀(용해소체)의 구조와 크기는 다양하지만 일반적으로 구형이다.

(2) 기능

리소좀은 세포 내에서 다음과 같은 기능을 한다.

① 영양분을 저장한 액포와 결합 기능: 세포가 에너지를 필요로 할 때, 리소좀은 영양분을 가진 액포와 결합해서 저장된 영양소를 보다 사용 가능한 형태로 분해하여 사립체에서 ATP로 전환한다.

② 세포 구성성분의 유지와 복구: 세포질세망의 일부분이 다시 조성될 때, 리소좀은 이것을 막기 위해 아미노산, 지방산, 글리세롤 등으로 분해하고, 분해된 물질들은 재활용되어 새로운 단백질과 인지질을 만들 수 있다.

③ 오래되고 약해진 세포에서 자멸기구로 작용: 리소좀이 스스로 약하고 오래된 세포를 자멸하는 것을 자가용해(autolysis)라고 한다. 리소좀은 세포질로 모든 효소를 내보내어 세포와 세포소기관을 파괴한다.

6) 리보솜

리보솜(ribosomes)은 세포질에 분포된 미세한 과립이다. 조면 또는 과립세포질세망에 부착되어 있고, 막으로 둘러싸여 있지는 않다. 리보솜은 단백질이 합성되는 부위로서 리보솜 RNA와 단백질로 구성되어 있다. 전령 RNA가 단백질 합성 시 리보솜에 부착된다. 세포에 리보솜의 수가 매우 많은 것은 세포 기능에 필수적이기 때문인데 이곳이 바로 단백질 합성부위이다.

7) 소포체(세포질세망)

소포체는 세포질세망(형질내세망, endoplasmic reticulum: ER)이라고 불리우며 세포질 내에 그물 모양으로 퍼져 있다.

(1) 구조

소포체(세포질세망)는 복잡한 막구조다. 막을 기반으로 한 공간부위로 형성되며 세포질 내의 막에 부착한 통로 체계와 상호 연결된다. 이러한 공간의 형태와 크기는 세포 형태에 따라 다양하다.

① **과립소포체**: 과립세포질세망(조면형질내세망, granular ER)이라고 불리며, 리소좀이 부착되어 있다.

② **무과립소포체**: 무과립세포질세망(활면형질내세망, agranular ER)이라고 불리며, 리소좀이 부착되어 있지 않다.

(2) 기능

과립소포체	무과립소포체
· 조면소포체, 거친소포체로 불림	· 활면소포체, 매끈세포질그물로 불림
· 리소좀(과립)이 붙어있음	· 리보솜이 부착되지 않음
· 과립세포질세망에서 단백질 합성	· 간세포나 콩팥세포에서 해독에 관여
· 과립세포질 그물은 핵막의 바깥막과 연결	· 스테로이드 호르몬 합성하는 세포에 존재
· 소화효소들을 모아 용해소체를 형성	· 자극을 받으면 칼슘 분비하여 근육수축 유발
· 항체생성세포나 소화샘 세포에 다량 존재	

8) 골지체(골지장치)

골지체(Golgi body)는 골지장치(Golgi apparatus) 라고도 한다.

(1) 구성

골지체의 모양은 납작한 낭과 같은 크리스테(납작한 모양의 소낭)들이 조합되어 소시지나 팬케이크를 쌓아 올린 것과 같다. 골지체는 크기와 조밀도가 다양하다.

(2) 기능

세포에서 분비될 물질들이 모이고 농축되는 세포 내의 부위에 위치하고 있어 세포질세망에 붙어 있는 것처럼 보인다. 세포 분비물이 단백질과 탄수화물로 이루어진 화합물인 경우 탄수화물 부분은 골지장치에서 합성되며 탄수화물과 단백질의 복합체가 여기에서 조합된다. 이자(췌장)와 리보솜에서 합성된 효소들은 골지장치의 막에 의해 수집되어 분비된다. 소화효소들이 여기서 수집될 때 골지체에서는 용해소체가 형성된다.

9) 중심소체

(1) 구조

세포의 중심에 있는 2개의 중심소체(centrioles)는 핵막 근처에 서로 직각형태로 존재하며, 동물 세포에서만 발견된다. 이 한 쌍을 중심체(centrosome)라 부른다. 3개의 미세소관이 1조를 이룬 9개의 관으로 구성되어 있다.

(2) 기능

중심소체는 세포분열 시 분열하는 세포면으로 각각 이동하여 세포의 양극에 위치하게 된다. 중심소체는 세포분열 시 작용하는 장치로 보통 한 쌍으로 되어 있다. 중심소체는 염색체가 분열하는 동안 세포의 양극 쪽으로 끌어당기는 역할을 한다.

10) 섬모와 편모

섬모(cilia)와 편모(flagella)는 세포 표면에 있는 세포소기관이다.

(1) 구조

섬모는 세포 표면에 전체적으로 존재하는 미세하고 가늘고 짧은 모발과 같은 구조이다. 편모는 섬모보다 더 길다. 섬모와 편모가 해부학적으로 유사하지만 편모는 섬모보다 뚜렷하게 길다. 섬모를 가진 세포는 여러 열의 섬모열을 가지고 있지만, 편모를 가진 세포는 하나만을 가지거나(정자세포) 몇몇 단일 세포 원형생물에서 2개 혹은 4개를 가진다.

(2) 기능

섬모와 편모의 주요 기능은 움직임이다. 운동뿐만 아니라 호흡, 배설, 순환 등과 같은 다른 과정에도 도움이 된다. 호흡기의 섬모는 분비물을 이동하게 하는 역할을 하고 정자는 편모를 통해서 운동성이 높인다.

세포내 물질이동

1) 세포 내외로의 물질이동

① 세포의 원형질막은 선택적 투과성 막(selectively permeable membrane: 반투막)으로 되어 있어 선택된 물질만이 세포의 출입이 가능하다.

② 세포막 구조상의 화학적 배열 때문에 물은 쉽게 내외부로 출입이 용이하다. 세포는 당과 같은 에너지원, 단백질 제조를 위한 아미노산, 무기염과 같은 영양소가 필요하다. 그러나 이러한 성분은 세포막의 구조상 쉽게 통과할 수 없으므로 물질이동을 위한 방법이 필요하다.

③ 물질은 세 가지 방법으로 세포막을 통과한다. 즉 확산, 삼투와 능동적 수송이다.

2) 확산

(1) 정의

고농도 쪽의 분자들이 매질을 통하여 저농도 쪽으로 이동하는 것이다. 확산속도는 분자의 질량이 작을수록, 온도가 높을수록 빨라지고, 확산은 기체, 액체에서 매우 느리게 일어나며 고체에서도 일어난다.

(2) 확산의 예시

병 안의 향수 분자들은 액체와 기체상태로 존재하며, 마개를 닫은 병 안의 향수 분자들은 일정한 운동을 하고 있다. 실내의 공기 중에는 수증기, 산소, 질소와 이산화탄소처럼 운동하는 분자들도 존재한다. 향수병을 열었을 때 향수 분자는 무질서하게 병 밖으로 나가서 공기 중의 분자들과 계속 충돌한다. 무질서한 충돌로 향수 분자들은 실내 벽에도 부딪치고 결국에는

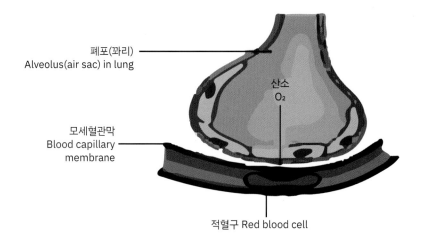

페포(꽈리)
Alveolus(air sac) in lung

산소
O_2

모세혈관막
Blood capillary
membrane

적혈구 Red blood cell

그림 2-5 확산(폐포와 모세혈관에서 확산)

방 전체에 부딪히게 된다. 향수병을 방 한쪽 끝에 놓고 뚜껑을 열면 반대 방향 방 끝에 서 있다고 해도 한 번은 분자들이 부딪치면서 결국 향수 냄새를 맡게 될 것이다. 분자의 운동으로 열려 있는 향수병 가까이에 서 있는 사람은 누구보다 먼저 향수 냄새를 맡게 될 것이다.

(3) 인체 확산의 예시

인체에서 중요한 확산의 예는 허파(폐)에서 혈액에 의해 산소는 흡수되고, 이산화탄소는 혈액에서 허파(폐)로 방출하게 된다. 공기 중에서 호흡할 때 산소를 마시므로 허파에 산소는 많으나 이산화탄소는 거의 없다. 산소는 고농도의 영역(허파)에서 낮은 영역(혈액)으로 확산에 의해 이동하게 된다.

3) 삼투

(1) 정의

삼투(osmosis)는 반투막(semipermeable membrane)을 통하여 용매가 확산하는 현상이다. 반투막을 사이에 두고 두 용액의 농도가 다르면 농도가 낮은 쪽에서 높은 쪽으로 용매가 이동하게 되는 것이 삼투의 원리다.

(2) 삼투압

삼투압(osmotic pressure)이란 삼투에 의해 반투막이 받는 압력을 말한다. 삼투압은 용액의 농도가 높고 온도가 높을수록 커지며, 용질이 세포막을 통해 확산하지 못할 때만 생기게 된다.

(3) 삼투압의 예시

삼투는 반투막을 사이에 두고 분리된 순수한 증류수와 3% 식염수 용액으로 간단하게 설명할 수 있다. 이때 용질이 있는 쪽의 물의 높이가 상승할 것이고 순수한 물 쪽의 물의 높이는 하강할 것이다. 끝부분이 열린 플라스크 내의 물은 대기압과 중력의 대립으로 결국 더 이상 상승하지 않는다. 이러한 평형상태에서, 용질 쪽으로 들어가는 물 분자의 수는 용질 쪽에서 빠져나오는 물 분자의 수와 같아진다. 삼투를 멈추게 하는 압력의 크기가 삼투압을 측정하는 것이다. 관 속의 무게가 삼투압과 같아질 때 용액은 더 이상 상승하지 않는다.

(4) 인체 삼투의 예시

인체의 세포막 반투막으로 구성되어 있다. 인체에서 삼투압의 예는 다음과 같다.

① 등장액에 적혈구가 있다면 적혈구 외부의 식염수 농도와 적혈구 내부의 식염수 농도가 같아서 물 분자는 적혈구 내부와 외부를 같은 비율로 통과하므로 적혈구 형태의 변화를 관찰하지 못할 것이다.

② 적혈구가 저장액에 존재한다면 적혈구 외부는 물 분자가 고농도로 존재하므로 물이 세포 내부로 이동할 것이고 적혈구는 팽창하여 파열될 것이다. 이러한 현상을 삼투적 용혈(osmotic hemolysis)라고 한다.

③ 적혈구가 고장액에 존재한다면 용액보다 적혈구 내부에 물이 더 많으므로 적혈구는 용액 쪽으로 물이 빠지게 되어 주름이 지거나 톱니 모양이 된다.

용액의 구분

① 등장액(isotonic solution): 적혈구의 농도 0.9% 용액과 같은 농도의 삼투질 용액으로, 일반적으로 생리식염수라고 한다.

② 저장액(hypotonic solution): 적혈구의 농도 0.9% 용액보다 낮은 농도의 삼투질 용액을 말한다.

③ 고장액(hypertonic solution): 적혈구의 농도 0.9% 용액보다 높은 농도의 삼투질 용액이다.

| 등장성 용액 | 낮은 삼투압 용액 | 높은 삼투압 용액 |

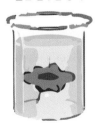

물분자
Water molecules

등장액(사람의 혈청)
Isotonic solution(human blood serum)
세포를 출입하는 물분자의 움직임이 같으므로 적혈구가 변하지 않고 그대로 유지된다.

저장액(신선한 물)
Hypotonic solution(freshwater)
물분자가 세포안으로 이동하기 때문에 적혈구가 팽창하면서 터진다.

고장액(바닷물)
Hypertonic solution(seawater)
물분자가 세포에서 나오므로 적혈구가 줄면서 쪼그라든다.

그림 2-6 **삼투압에서 물분자의 이동**

4) 능동수송

(1) 정의

물질이 농도 기울기에 역행하여 선택적으로 이동하는 현상으로 능동수송은 삼투와 확산의 장벽을 넘기 위하여 ATP 형태의 에너지가 필요하다.

(2) 능동수송의 예시

세포를 기준으로 세포외액, 세포내액으로 구분된다. 세포외액이 세포내액보다 14배 이상 많게 분포되어있다. 농도 기울기만으로 생각하면 일방적으로 확산하여 세포 안으로 들어가야 한다. 하지만 세포외액의 분포가 언제나 일정한 값을 유지하는 것으로 보아 세포외액에서 세포내액으로 확산하여 들어가는 것 이상으로 내부에서 외부로 이동한다는 것이다. 내부에서 외부로 이동하는 메커니즘이 능동수송이다.

상피조직

(1) 기능

① 보호 기능(protection): 피부의 상피세포는 태양이나 화학물질로부터 신체를 보호하며 소화기계의 상피세포는 음식이 지나갈 때 마찰(abrasion)로부터 조직을 보호한다.

② 흡수 기능(absorption): 작은창자(소장) 안의 혈액과 모세혈관으로 영양분을 흡수하며 우리 몸의 세포로 운반한다.

③ 분비 기능(secretion): 상피조직의 모든 샘(선, gland)에 있으며 내분비샘에서 호르몬의 분비와 소화기계의 점액샘에서 점액(mucus)의 분비, 이자(췌장, pancreas)와 간(liver)에서 소화효소를 분비한다.

④ 배출 기능(excretion): 땀샘(한선, sweat gland)에서 요소와 같은 노폐물을 배출한다. 상피조직은 보호나 흡수기능을 하며, 피부의 표면이나 소화계관 내측면에서 볼 수 있으며 분비기능은 샘 조직의 표면에서 볼 수 있다.

(2) 형태에 따른 분류

① **편평상피(squamous epithelial) 세포**: 편평상피 세포는 납작하고 불규칙한 형태다. 주로 보호기능층이며 입, 림프관, 콩팥 세관의 일부분, 목구멍과 식도, 항문과 피부에서 볼 수 있다.

② **입방상피(cuboidal epithelial) 세포**: 입방상피는 작은 입방형이다. 땀샘과 침샘(타액선)의 도관과 난소를 덮고 있는 종자상피(배상피, germinal epithelium), 눈의 망막의 색소층에서 볼 수 있으며 분비와 보호기능을 한다. 콩팥의 세관에서도 볼 수 있으며 흡수기능을 한다.

③ **원주상피(columnar epithelial) 세포**: 원주상피 세포는 기둥 모양이며 직사각형이다. 젖샘(유선, mammary gland)의 도관, 간의 담관에서 볼 수 있으며 위의 점막 같은 점액 분비, 작은창자(소장, small intestine)와 자궁관(oviduct), 상부 호흡기계의 융모(villus)에서 볼 수 있다. 많은 세포가 섬모(cilia)를 가지고 있다.

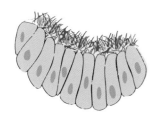

원주상피
(Columnar epithelium)

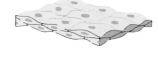

편평상피
(Squamous epithelium)

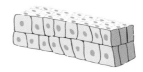

입방상피
(Cuboidal epithelium)

그림 2-7 상피조직

(3) 배열에 따른 분류

상피세포는 형태와 배열에 따른 분류를 조합하여 명명한다.

① **단층상피(simple epithelium)**: 한 층의 두꺼운 편평세포가 연결된 것으로, 모세혈관, 허파 (폐)의 꽈리(폐포), 콩팥세뇨관의 헨레고리(Henle's loop)에서 볼 수 있다.

② **중층상피(stratified epithelium)**: 몇 개의 두꺼운 층으로 겹쳐 있는 것으로, 입과 목구멍의 내 표면과 피부의 바깥 표면에서 볼 수 있는 단층편평상피(simple squamous epithelial)가 있 다. 중층입방상피는 땀샘과 침샘의 도관에서 볼 수 있으며 중층원주상피는 젖샘의 도관과 남 성의 요도에서 볼 수 있다.

③ **거짓중층상피(pseudostratified epithelium)**: 핵의 다양한 위치 때문에 몇 개의 층으로 겹쳐 있으며 바닥막으로부터 세포의 바깥 표면까지 나타난다. 주로 원주세포에서 볼 수 있다. 원주 상피의 거짓중층섬모는 목구멍 내측 조직과 폐의 기관 및 기관지에서 볼 수 있다.

④ **이행상피(transitional epithelium)**: 여러 층으로 배열되어 있고 세포를 가깝게 싸고 있으며 유연하고 잘 늘어난다. 방광이 차게 되면 세포의 표면은 늘어나면서 편평하고 납작해지며, 방 광이 비워지면 세포는 거친 톱니처럼 보인다. 콩팥, 요관, 방광과 요도의 내표면에서 볼 수 있 다.

(4) 기능에 따른 분류

① **점막(mucous membrane)**: 소화기계, 호흡기계, 비뇨기계, 생식기계에서 볼 수 있다. 모든 몸안(체강, body cavity)은 바깥으로 열려 있으며 섬모가 있는 경우가 많다. 점액의 생산기 능은 쓸개(담낭)에 담즙이 모이는 것과 같다. 소화기계는 음식의 영양분을 흡수하기 전에 소 화효소를 분비한다. 점막은 장기벽의 보호, 영양분의 흡수 그리고 점액과 효소, 담즙을 분비 한다.

② **샘상피(선상피, glandular epithelium)**: 형태는 샘(선, glands)이다. 상피세포로 말려들어간 샘은 특별한 복합물질을 만들어낸다. 신체에는 외분비샘과 내분비샘이라는 2가지 형태의 다

세포샘이 있다. 먼저, 외분비샘(외분비선, exocrine glands)은 도관으로 분비하는 역할을 하는데, 피부의 표면으로 샘을 통하여 분비물을 배출한다. 여기에는 단순외분비샘과 복합외분비샘이 있다.

- ㉠ **단순외분비샘(simple exocrine glands)**: 하나의 가지도관을 가지고 있으며 땀샘, 소화계통의 샘, 기름샘(피지선)에서 볼 수 있다.
- ㉡ **복합외분비샘(compound exocrine glands)**: 여러 개의 엽으로 구성되어 있으며, 다른 도관과 연결되어 가지를 이룬다. 이것은 젖샘(유선)과 침샘(타액선)에서 볼 수 있다.
- ㉢ **내분비샘(endocrine glands)**: 내분비샘은 외분비샘과는 다르게 도관(duct)이 없으며 호르몬을 분비한다. 내분비샘의 예로는 갑상샘, 뇌하수체, 남자의 고환, 여자의 난소 등이 있다.
- ㉣ **잔세포(배세포, goblet cells)**: 단세포샘으로서 점액(mucus)을 분비한다. 상피세포들 사이에 흩어져 있어서 점막(mucous membranes)을 이룬다.

③ **내피(endothelium)**: 순환기계의 내부를 덮고 있는 상피세포의 특별한 이름이다. 순환계통의 내면은 한 층의 편평세포층다. 내피가 혈관과 림프관의 내면을 싸고 있다. 심장의 내피를 다른 말로 심장내막(endocardium)이라 한다. 모세혈관은 한 층의 내피로 구성되어 있다. 이러한 단층구조로 인하여 산소, 이산화탄소, 영양분, 노폐물이 혈액세포에 의해 인체의 여러 세포로 전달될 수 있다.

④ **중피(mesothelium)**: 장막조직(serous tissue)이라 부르며 신체 체강의 내면을 덮으며 외부와 연결되지는 않는다. 장막은 단층편평세포로 결합조직을 덮고 있다. 가슴막(흉막, pleura)은 장막 또는 중피조직으로 가슴안(흉강, thoracic cage)에 있다. 심장을 싸고 있는 장막을 심장막(심막, pericardium)이라 하며 배안(복강, abdominal cavity)의 장막을 복막(peritoneum)이라 한다. 이들의 기능은 내부 장기를 보호하고, 기관과 분비물 사이에서 마찰을 감소시킨다. 벽쪽(벽측, parietal)은 체강의 벽쪽을 지칭하고 내장쪽(장측, visceral)은 기관을 싸고 있는 것을 말한다.

결합조직

결합조직(connective tissue)은 각종 조직과 기관의 사이를 결합하거나 틈새를 채우며 인체의 몸 형태를 유지하고 각 장기의 윤곽을 유지할 수 있도록 지지하는 역할을 한다. 상피조직과는 달리 이 조직은 세포사이물질인 바탕질(바탕질, matrix)이 많이 있다. 바탕질은 형태와 양이 다양하며 아교질(교원질, collagen)과 탄력(elastin) 섬유가 있다. 때로는 현미경하에서 힘줄(건, tendon)같은 섬유는 보이나 연골 같은 섬유는 보이지 않을 때가 있다.

(1) 구성

① **성긴결합조직**: 이름이 말해주듯이 이들 성긴결합조직의 섬유는 서로 단단하게 결합하여 있지 않다. 3가지의 성긴결합조직(areolar), 지방조직(adipose), 그물조직(reticular)이 있다.

ⓐ 성긴결합조직은 기관의 사이를 채우고 기관들 사이에 끼워져 들어가 있다.

ⓑ 지방조직은 성긴결합조직의 두 번째 형태로서 지방세포를 가지고 있다. 지방조직의 특성은 다음과 같다.

ⓐ 지방세포에는 저장지방이 꽉 차 있어서 핵과 세포질이 세포막 부근까지 밀려나 있다.

ⓑ 지방조직은 현미경하에서 조직의 단면을 보면 커다란 비눗방울처럼 보여 쉽게 식별할 수 있다.

ⓒ 지방조직은 기관들과 근섬유다발 및 신경 주위를 단단히 감싸는 보호물 작용을 하며 혈관을 지지한다.

ⓓ 콩팥은 지방조직층으로 둘러싸여 있어 강한 충격으로부터 보호한다.

ⓔ 지방은 열전도율이 낮으므로 과도한 열손실이나 급격한 열상승으로부터 인체를 보호한다.

ⓒ 그물조직은 가느다란 그물 모양을 하고 있다. 주로 림프절, 간, 기타 내장 장기에 존재한다.

② **치밀결합조직**: 치밀결합조직(dense connective tissue)은 치밀하게 쌓인 단백섬유로 되어 있으며 단단한 교원섬유(collagen)와 유연한 탄력섬유(elastin)의 배열과 구성비율에 따라 2개의 군으로 나눈다. 치밀결합조직은 규칙적인 배열을 가지고 있으며 근육과 뼈를 부착하는 힘줄(건, tendons)과 뼈와 뼈를 부착하는 인대(ligaments), 힘줄을 넓게 펼쳐 근육과 근육을 연결하는 널힘줄(건막, aponeuroses)이 있다. 힘줄은 대부분 단단한 교원섬유이며, 인대는 교원섬유와 탄력섬유가 섞여 있다. 또한, 치밀결합조직은 불규칙한 배열도 가지고 있는데 근육집(근초, muscle sheaths)과 피부의 진피층, 동맥에 있다. 관절구조의 피막과 전체 근육을 덮고 있는 결합조직인 근막(fascia)도 불규칙한 치밀결합조직이다.

③ **특수결합조직**: 연골(cartilage)은 결합조직의 특수한 종류로 유리(hyaline), 섬유(fibrous), 탄력(elastin) 3가지 형태가 있다. 연골의 세포를 연골세포(chondrocytes)라 하며 구형 핵을 가진 큰 원형세포다. 현미경하에서 연골을 보면 연골공간(lacunae)이라는 강에서 연골세포가 발견된다. 연골공간은 단백질과 다당류의 바탕질로 구성되어 있다. 연골의 유형에 따라 바탕질에 함유되어 있는 교원섬유와 탄력섬유의 양이 달라져서 연골의 유연성과 강도가 결정된다.

ⓐ **유리연골(hyaline cartilage)**: 현미경으로 볼 때 바탕질의 섬유가 관찰되지 않는 것으로 유리란 투명하다는 의미이다. 자궁에서 태아가 형성될 때 뼈대계통은 모두 유리연골로 만들어지며 임신 3개월 이후에 볼 수 있다. 대부분의 유리연골은 6개월이 지나면서 뼈로 대치되는데 이것을 뼈발생(골화, ossification)이라고 한다. 그러나 어떤 유리연골은 관절뼈의 표면을 덮으면서 남아 있기도 하다. 복장뼈(흉골, sternum)에 붙어 있는 7쌍의 갈비뼈연골은 유리연골이다. 그 밖에 기관과 기관지, 코의 사이막(비중격, nasal septum)에서 볼 수 있다.

ⓑ **섬유연골(fibrocatilage)**: 단단한 교원섬유가 바탕질 내에 많이 채워져 있다. 이 섬유들은 섬유연골이 치밀하고 잘 신장하지 않도록 한다. 척수를 싸고 있으며 척추 사이의 충격을

흡수하는 척추사이원반(추간원판, intervertebral disk)이 강한 연골이다. 두덩뼈결합(치밀결합, dense connective tissue)의 골반뼈(관골, pelvic bone)에서도 볼 수 있다. 임신 중에는 최소로 팽창되어 있으나 아기를 출산할 때는 섬유연골인 두덩뼈결합이 변형되어 늘어나게 된다.

ⓒ **탄력연골(elastic cartilage)**: 바탕질 내에 많은 탄력섬유가 채워져 있다. 탄력연골섬유는 염색하여 현미경으로 볼 수 있다. 탄력연골은 쉽게 늘어나며 원래의 형태로 되돌아가는 유연성이 유지되는 귓바퀴(이개)나 바깥귀길(외이도), 귀인두관(이관), 후두덮개(후두개)에서 볼 수 있다.

ⓔ **뼈(골, bone)**: 매우 단단한 특수결합조직이다. 뼈 조직은 두 가지로 구성되는데 뼈의 바깥층은 고체같이 보이며 치밀뼈(치밀골, compact bone)라 하고, 치밀뼈 아래의 스펀지같은 내면은 해면뼈(해면골, cancellous bone)라 한다. 뼈의 세포를 뼈세포(골세포, osteocytes)라 하며 연골의 공간이나 안(강)에서 발견된다. 뼈 바탕질(matrix)은 무바탕질, 칼슘, 인을 함유하고 있으며 뼈를 단단하고 견고하게 한다.

ⓜ **상아질(치질, dentin)**: 치아의 특수한 결합조직인 상아질은 뼈의 구조와 비슷하지만 뼈보다 단단하고 조밀하다. 치관(crown)은 흰색의 사바탕질(법랑질, enamel)로 싸여 있으며 상아질은 밝은 갈색이다. 특수한 상피세포가 치아의 상아질 표면에 사바탕질 성분을 분비하여 사바탕질 기관을 만든다. 이러한 분비는 치아가 잇몸을 뚫고 나오기 전에 발생한다.

ⓗ **혈액(blood), 조혈조직(hematopietic tissue)**: 특수한 결합세포인 혈액은 결합조직이며 액상성분(혈장, plasma)으로 구성되어 있다. 혈액의 성분으로는 붉은색의 혈액세포인 적혈구(erythrocytes)와 백색의 혈액세포인 백혈구(leukocytes)가 있다. 혈액세포는 적골수에서 만들어지고 백혈구는 림프기관에서 만들어진다. 골수와 림프기관은 조혈조직과 관련이 있다. 혈액은 액상조직으로 순환기계를 통하여 전신으로 이동한다. 혈액은 산소, 영양분, 효소, 이산화탄소와 요소 같은 노폐물을 운반한다. 백혈구는 몸을 보호하고 체온을 조절하는 역할을 한다.

ⓢ **림프조직(lymphoid tissue)**: 림프조직은 특수한 결합조직이다. 림프샘, 림프절, 가슴샘(흉선, thymus), 지라(비장, spleen), 편도(tonsil)와 아데노이드(adenoid)에서 발견된다. 림프조직은 B 림프세포 같은 혈장(plasma)을 만든다. 또한 항체를 생산하고 질병과 이물질, 미생물로부터 몸을 보호한다.

(2) 기능

① **지지 기능(support)**: 뼈는 몸의 다른 조직을 지지한다. 뼈 주위에서는 근육, 신경, 혈관, 지방, 피부를 볼 수 있으며, 연골은 코를 지지하고 귀의 크기를 결정한다.

② **영양분 기능(nourishment)**: 혈액은 전신에 영양분을 운반한다. 관절주머니의 윤활막은 뼈 끝부분의 연골에 영양분을 공급한다.

③ **운반 기능(transportation)**: 혈액은 가스, 효소, 호르몬을 세포로 운반한다.

④ **연결 기능(connection)**: 힘줄(건)은 근육과 뼈를, 인대는 뼈와 뼈를 연결한다.

⑤ 운동 기능(movement): 근육은 뼈를 싸고 있으며, 뼈는 외부환경을 통해서 몸을 움직이게 한다.

⑥ 보호 기능(protection): 뼈는 심장, 허파, 뇌, 척추 등과 같은 기관을 보호한다. 특히 백혈구는 외부 미생물이나 조직손상으로부터 보호한다.

⑦ 차단 기능(insulation): 지방조직은 과도한 열이 소실되거나 체온이 상승하는 것을 방지한다.

⑧ 저장 기능(storage): 뼈는 무바탕질, 칼슘, 인을 저장하며, 지방조직(adipose tissue)은 지방의 고에너지 분자를 저장하여 필요로 할 때 아데노신삼인산염으로 전환한다.

⑨ 부착 기능(attachment), 분리기능(separation): 결합조직은 피부를 그 아래의 근육에 부착하고, 기관 사이와 주위에 층을 형성한다.

근육조직

(1) 특징

근육조직(근조직, muscle tissue)의 특징은 짧아지고 두꺼워지는, 즉 수축하는 능력을 가지고 있다. 근육세포는 2개의 액틴(actin)과 미오신(myosin)이라는 단백질로 상호작용을 한다. 근육세포는 넓이보다 길이가 길기 때문에 근육섬유(근섬유, muscle fiber)라 한다.

(2) 구성

근육조직은 3가지 형태로 분류되는데 민무늬근육(평활근, smooth)과 가로무늬근육(횡문근, striated) 또는 뼈대근육(skeletal), 심장근육(심근, cardiac)이다.

① **민무늬근육(평활근, smooth muscle)**: 민무늬근육 세포는 방추형 세포로 1개의 핵을 가지고 있다. 가로무늬가 없고 또한 불수의근으로 수축을 마음대로 조절할 수 없다. 자율신경계의 지배를 받으며 소화기계와 동맥, 정맥의 벽에서 볼 수 있다. 민무늬근육세포는 바깥은 수직층으로 배열되며 안쪽은 원형층으로 배열되어 있다. 속이 빈 기관을 한 방향으로 밀면 두 층은 동시에 수축한다. 소화기관에서 민무늬근육의 수축으로 음식이 밀려 나가는 것을 연동(peristalsis)이라고 한다. 혈액은 동맥과 정맥을 통해 밀려 나가고, 소변은 민무늬근육의 수축에 의해 콩팥에서 요관으로 밀려 나가게 된다.

② **가로무늬근육(횡문근, striated muscle) 또는 뼈대근육(골격근, skeletal muscle)**: 우리가 근육을 말할 때 일반적으로 생각하는 근육이다. 뼈대에 고정되어 있고 운동을 유발하기 때문에 뼈대근육이라고 한다. 뼈대근육은 길고 얇으며 하나의 세포는 여러 개의 핵을 가지며 가로무늬가 있다. 밝은띠에는 얇은 단백실 섬유인 액틴(actin)이 있고, 어두운띠에는 두꺼운 단백질 섬유인 미오신(myosin)이 있다. 우리가 육류와 생선을 먹을 때 먹는 것이 액틴, 미오신 부분이며, 우리 몸의 체중과 부피의 40%를 가로무늬근육이 차지한다. 가로무늬근육은 수의근이며 중추신경의 지배를 받는다.

③ **심장근육(심근, cardiac muscle)**: 심장근육은 심장에서만 발견된다. 가로무늬근육이지만 민무 늬근육처럼 한 개의 핵을 가지고 있으며 자율신경계의 지배를 받는다. 각 세포는 가지를 내어 서로 그물처럼 연결되어 있는 것이 특징이며, 이 연결부분을 사이원반(개재판, intercalated disks)이라고 한다. 심장근육세포는 뼈대근육세포나 민무늬근육의 근육세포보다는 짧다. 심 장근육은 심장을 수축 시켜 혈액을 몸으로 보내는 펌프작용을 한다. 특히 심장근육세포의 사 이원반 구조는 심장의 펌프작용을 보장한다.

신경조직

신경조직(nervous tissue)의 기본이 되는 단위를 신경세포 또는 신경원(neuron)이라고 한다. 신경 원은 전달세포이며 신경세포를 지지하는 것을 신경아교(신경교, neuroglia)라고 한다.

(1) 특성

신경조직은 뇌와 척추, 신체의 다양한 신경들을 만드는 매우 중요한 신체 조직기관이다. 신경조 직은 신체의 활동을 조정하고 지배할 뿐만 아니라 환경과 변화하는 상황을 감지하며 뼈대근육을 조정한다. 시각, 미각, 후각, 청각을 지각하는 감각능력을 포함하며, 감정을 지배하고, 합리적으 로 할 수 있도록 해준다. 또한 기억과정을 통하여 배울 수 있도록 한다.

(2) 구성

신경원은 근육세포처럼 긴 세포로 신경섬유(nerve fiber)라 한다. 세포체(cell body)는 핵을 가 지고 있다. 뿌리처럼 펼쳐진 것을 가지돌기(수상돌기, dendrites)라 하며 자극을 받아 세포체에 전달한다. 축삭돌기(axon)는 길고 얇게 뻗어 나온 것으로 세포체의 흥분을 축삭돌기말초(axon ending)에 전달한다. 신경원의 구성은 다음과 같다.

① **세포체(cell body)**: 세포체는 'soma'라고도 한다.

② **세포핵(nucleus)**: 세포핵의 핵막에는 염색체를 2중으로 보호하고 있으며 아주 작은 구멍으로 mRNA와 단백질이 드나든다.

③ **가지돌기(dendrites)**: 가지돌기(수상돌기)는 뉴런으로부터 신호를 수용한다. 끝으로 갈 수록 얇아지며 다른 많은 축삭들과 연결되어 있다.

④ **축삭(axon)**: 뉴런에서 신호를 내보내는 부분이다.

⑤ **축삭 말단(axon ending)**: 다른 뉴런과 연접하는 말단 부분이다.

⑥ **말이집(myelin sheath)**: 일종의 절연체로 다른 곳으로 전기신호가 새나가는 것을 막는 역할 을 한다.

⑦ **랑비에 결절(nodes of Ranvier)**: 위의 말이집과 말이집 사이에 절연되지 않는 노출된 축삭이 다.

⑧ **시냅스(synapse)**: 시냅스는 신경세포의 부분 중 자극을 세포 밖으로 전도시키는 돌기인 축삭 의 끝부분과 신경전달물질이 오가는 다음 뉴런 사이의 공간(틈)을 말한다.

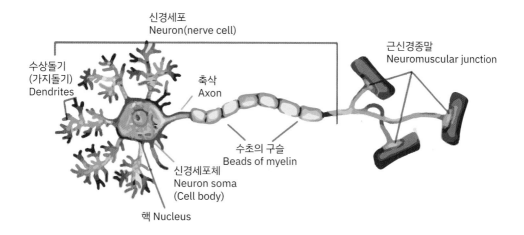

그림 2-8 **뉴런의 구조**

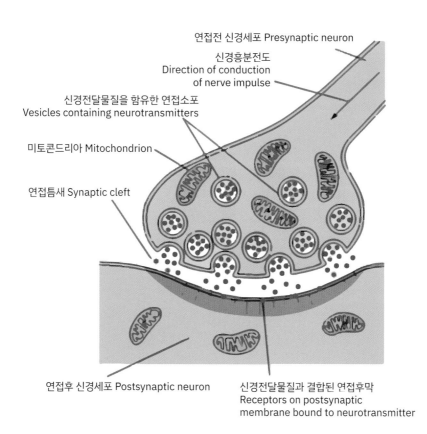

그림 2-9 **시냅스에서의 신경전달 물질 이동**

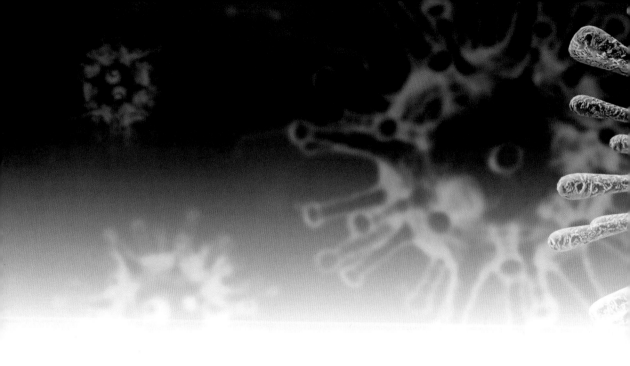

외피계통

Integumentary System

3

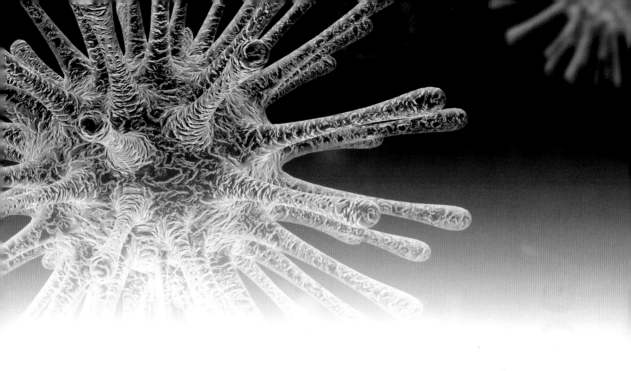

　　외피계통(integumentary system)은 피부와 피부의 부속기관으로 이루어져 있다. 외피계통은 신체의 전체 표면을 덮고 있으며 신체를 보호하고 체온을 조절하며, 물질대사, 지방분저장 등의 역할을 담당한다. 외피계통에는 감각기가 있으며 감각기에는 다양한 신경세포가 존재한다.

　　외피계통의 부속기관으로 털(hair), 손·발톱(nail), 기름샘(피지선, sebaceous), 귀지샘(ceruminous)과 땀샘(한선, sweat gland) 등이 있다. 피부의 전체면적은 어른을 기준으로 약1.6제곱미터이며, 무게는 약 4.0kg이다.

　　피부의 주요 기능은 신체보호, 체온조절, 수분 및 지방질 등의 물질 배설, 감각(촉감, 온각, 냉각, 통각 등) 수용, 약물 등 흡수, 비타민 D 저장 등이다. 피부에는 케라토하일알린, 멜라닌 등의 세포와 모세혈관의 분포 정도와, 인종, 성별, 연령, 생활상태 등에 따라 피부의 색이 달라진다.

CHAPTER 03
외피계통
Integumentary System

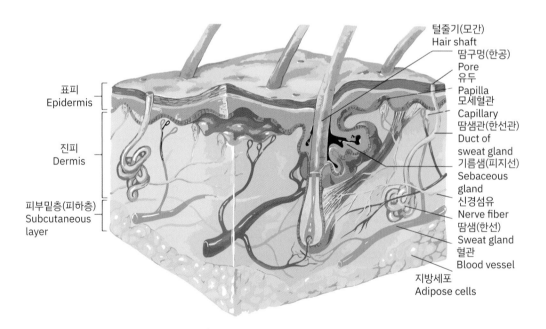

표피
Epidermis

진피
Dermis

피부밑층(피하층)
Subcutaneous
layer

털줄기(모간)
Hair shaft
땀구멍(한공)
Pore
유두
Papilla
모세혈관
Capillary
땀샘관(한선관)
Duct of
sweat gland
기름샘(피지선)
Sebaceous
gland
신경섬유
Nerve fiber
땀샘(한선)
Sweat gland
혈관
Blood vessel
지방세포
Adipose cells

그림 3-1 피부층과 부속기관

피부의 층

피부(skin)는 표피와 진피라는 2개의 층으로 구성되어 있다. 그 중 표피(epidermis)는 여러 층으로 더 나누어질 수 있는 상피조직층이다. 피부의 두 번째 층인 진피(dermis)는 치밀결합조직으로 피부와 지방, 근육 같은 조직을 연결한다. 진피 아래에는 피부밑층(피하층, subcutaneous layer)이 있다.

1) 표피

표피(epidermis)는 피부의 가장 바깥층으로 중층(stratified), 편평(squamous), 각질(keratinized) 상피세포로 구성되어 있다. 표피는 회선 형태로 연결된 세포인 결합체(desmosomes)를 가지고 있다. 이 결합체는 유연하며 피부구조를 연결한다. 손의 손바닥과 발의 발바닥 등의 표피는 마찰과 무게를 받게 되기 때문에 가장 두꺼운 층으로 되어 있다. 표피에는 혈관이 없으며 바닥막(기저막, basement membrane)에 놓여 있다. 표피의 가장 아래층의 세포들은 유사분열에 의하여 분열하는데 새로 형성된 세포들이 성장하면서 오래된 세포들을 피부의 표면으로 밀려 나가게 한다. 이 세포들은 수분이 부족해지기 때문에 형태와 화학적 조성이 변화하게 되는데, 이 과정을 각질화(keratinization)라고 하며 세포들은 각질(케라틴, keratin)이라는 단백질 물질로 채워진다. 가장 바깥층의 세포들은 죽게 되어 각질층을 형성하며 피부를 관통하거나 마찰에 대항하는 효과적인 방어물질이 된다. 각질화 과정은 표피의 특이한 구조인 층(strata, stratum)을 만든다. 표피는 5개의 층으로 나누어지는데 각질을 함유하는 각질층(stratum corneum), 투명층(stratum lucidum), 과립을 함유하는 과립층(stratum granulosum), 가시 모양의 층인 가시층(유극층, stratum spinosum)과 가장 안쪽의 재생층인 종자층(배아층, stratum germinativum)이 있다.

(1) 각질층

각질층(stratum corneum)은 표피의 가장 바깥층으로 단백질로 전환된 죽은 세포로 구성되어 있다. 각질층은 수분이 거의 소실되기 때문에 각질세포라고도 한다. 각질세포 안에는 각질(케라틴, keratin)이라는 단백질로 채워져 있다. 각질세포는 지방으로 둘러싸여 있으며 수분이 통과하는 것을 방지한다. 세포들이 각질층에 도달하면 결합체는 깨어지며 세포들이 떨어져 나가게 된다. 각질층은 또한 빛과 열선, 미생물, 화학물질에 대한 방어벽을 만든다.

(2) 투명층

투명층(stratum lucidum)은 각질층 바로 아래에 위치하며 얇은 층이어서 보기가 어렵다. 투명층은 하나 또는 두 개의 세포층으로 되어 있으며 투명하고 납작하다.

(3) 과립층

과립층(stratum granulosum)은 2~3개의 납작한 세포층으로 구성되어 있다. 이 세포에는 알갱이들이 군집을 이루려는 경향이 있기 때문에 이 층을 과립층이라 한다. 과립층은 피부색소를 가지고 있지 않으며 활발한 각질화가 일어난다. 과립층은 세포들이 핵을 잃고 밀도가 높아져서 부서지기 쉬운 상태가 된다.

(4) 가시층

가시층(유극층, stratum spinosum)은 가시 모양의 층으로 구성되어 있으며 다면형의 구조를 가지고 있다. 가시층에서는 결합체(교소체, desmosome)가 발견된다. 다면형의 형태가 이루는 윤곽 때문에 세포의 표면에 가시가 돋은 것으로 보이므로 가시층이라고 부른다. 이 층은 종자층에 포함된다.

(5) 종자층

종자층(배아층, stratum germinativum)은 피부의 가장 깊은 층으로, 유사분열에 의해 분열할 수 있는 표피세포이기 때문에 매우 중요한 피부층이다. 세포들은 밑에 있는 세포들로부터 분열되어 위로 올라오면서 형태와 핵의 변화를 받는다. 이 세포들은 표피의 다른 층으로 올라오게 된다. 표피는 종자층에 의해 계속 재생되게 된다. 종자층은 바닥층(기저층, stratum basale)이라고도 하며 바닥막에 접촉되어 있다.

> **멜라닌세포**
>
> 종자층은 멜라닌세포(melanocytes)를 가지고 있으며 피부의 색깔과 관련이 있다. 멜라닌세포는 불규칙한 형태의 긴 돌기를 가지고 있으며, 종자층의 다른 상피세포 사이에 뻗어 있다. 멜라닌(melanin)이라는 색소를 생산하며 피부 색소의 다양한 색상과 관련이 있다. 모든 인종은 같은 수의 멜라닌세포를 가지고 있지만 인종에 따라서 멜라닌을 생성하는 유전자의 차이로 멜라닌세포에서 생산되는 멜라닌의 양이 다르다. 흑인은 멜라닌세포에서 멜라닌이 좀 더 많이 생산된다. 멜라닌세포는 태양광선에 노출되면 멜라닌 생산이 더욱 활발해진다. 태양에 노출되었을 때 피부가 검게 되며 태양에 오랜 시간 노출되었을 때는 피부가 훨씬 검게 되는데 이것을 볕에 그을림(suntan)이라고 한다.
>
> 멜라닌의 양에 따라 신체의 색깔이 달라지는데 양이 많은 곳으로는 유두의 젖꽃판(유륜, areola)과 주근깨 및 점이 있으며, 멜라닌의 양이 적은 곳은 손바닥과 발바닥이다. 또한 피부의 색깔은 많은 유전적 변이를 일으키는데 멜라닌 생산의 양이 부족해서 발생하는 것을 백색증(백피증, albinism)이라고 한다. 백색증은 멜라닌의 부족으로 발생하는 열성유전질환이다. 흰둥이(albinos)는 전신의 피부와 피부 부속기에 색소가 없는 상태이다. 그들의 머리카락은 흰색이며, 눈은 분홍색, 피부는 매우 창백하다. 이러한 사람들은 태양에 과다 노출되는 것을 피해야 한다.

2) 진피

진피(dermis)는 corium(진피)이라고도 한다. 표피의 바로 아래에 위치하며 진정한 의미의 피부이다. 진피는 소성결합조직(loose connective tissue)으로 구성되어 있으며 흰색의 교원섬유와 노란색의 탄력섬유로 이루어져 있다. 혈관(blood vessels), 신경(nerves), 림프관(lymph vessels), 민무늬근육(평활근, smooth muscles), 땀샘(한선, sweat glands), 털주머니(모낭, hair follicles), 기름샘(피지선, sebaceous glands)이 진피에 포함된다. 진피는 표피에 인접하고 있는 유두층(papillary portion),이 유두층 피하지방 사이에 있는 그물층(세망층, reticular portion)의 2부분으로 나누어진다. 지방을 함유한 성긴조직의 얇은 층을 피하조직 또는 표재

성근막이라 하며 진피를 뼈와 근육에 부착 시켜 준다. 피부밑조직(피하조직, subcutaneous tissue)은 피부밑(피하, hypodermis)이라고도 한다. 이곳이 피부밑 주사를 놓는 곳이다. 피부가 옅은 밝은 분홍색으로 보이는 이유는 진피에 혈관이 있기 때문이다(표피에는 혈관이 없다). 곤란한 일을 당했을 때 얼굴빛이 옅은 빨간색으로 변하는데 이것은 진피의 혈관이 이완되어 나타나는 현상으로 홍조(blushing)라고 한다. 질식하거나 익사하였을 때 혈액 내의 이산화탄소로 인하여 피부는 옅은 파란색으로 변한다. 피부의 색깔이 파란색으로 변하는 것을 청색증(cyanosis)이라 하며, 이는 혈액 속에 산소가 부족해서 나타나는 현상이다.

피부의 부속기관

피부의 부속기관은 털(hair), 손·발톱(nail), 기름샘(피지선, sebaceous gland), 귀 안에 있는 귀지샘(귀지선, cerumious gland, wax gland)과 땀샘(한선, sweat gland)이다.

1) 털

털은 온몸의 체표면에 있는 표피의 각화물이다. 털은 체표를 보호하고 체온을 보존하며, 촉각의 감각을 가지고 있다. 털은 부위에 따라 머리털, 눈썹, 속눈썹, 수염, 귀털, 코털, 겨드랑이털(액모), 음모 등이 있다. 털 중에서 피부 밖으로 나와 있는 부분을 털줄기(모간), 피부 속에 있는 부분을 털뿌리(모근)라고 한다.

(1) 구조

털은 껍질(각피, cuticle), 겉질(피질, cortex), 속질(수질, medulla)의 3부분으로 구성되어 있다.

① **껍질**: 털의 가장 바깥쪽 부위로서 비늘 같은 세포로 덮여 있는 몇 개의 층으로 구성되어 있다.

② **겉질**: 털의 가장 중요한 부분으로 겉질의 세포들이 가늘고 긴 하나의 납작한 섬유를 이룬다. 검은 털을 가지고 있는 사람은 이 섬유에 색소 과립을 포함하고 있다.

③ **속질**: 털의 가운데 부분을 속질이라고 하는데 많은 면을 가지고 있는 세포로 구성되어 있다. 이 세포는 공기주머니를 포함하고 있다.

모낭

털의 볼 수 있는 부분을 털줄기(모간, shaft)라고 한다. 털의 안쪽에 털주머니(모낭, hair follicle)라고 하는 표피관 안에는 털뿌리(모근, root)가 있다. 털주머니의 바깥쪽은 결합조직으로 이루어져 있으며 안쪽은 종자층의 상피막으로 이루어져 있다.

털주머니는 민무늬근육 섬유가지에 붙어 있으며 털세움근(입모근, arrector pili muscle)이 부착되어 있다. 털세움근은 우리가 춥거나 놀랐을 때 닭살이 돋게 한다. 이 근육은 불수의근으로 털주머니를 당기는 역할을 하고 털을 똑바로 서게 만든다. 이러한 것은 털세움근의 수축으로 발생하는 결과다.

(2) 털의 성장

털의 성장(hair growth)은 표피의 성장과 비슷하다. 털주머니는 표피가 퇴축된 것이다. 털주머니의 가장 깊은 세포층의 바닥은 유사분열에 의해서 새로운 세포를 만든다. 털주머니의 상피세포는 유사분열에 의하여 나누어지며 바닥막 때문에 위로 밀려 올라가게 된다. 털의 세포들은 위로 올라가면서 각질화되며 털줄기층의 형태로 된다. 털의 성장은 털망울(bulb)로 시작된다. 털망울의 혈관은 털에 영양을 공급한다. 털의 성장은 주기를 가지고 있다. 이 주기는 모발마다 독립적이다. 머리카락은 3년이 성장기이고, 1~2년이 휴식기이다. 털이 빠진다는 것은 털의 교체를 의미하는데 새로운 털이 생김으로 인해 오래된 털은 털주머니에서 빠져나가게 된다. 어떤 사람들은 특히 남자 중에서 유전적인 질병 소인으로 대머리(baldness)를 가지게 되는데, 이것은 털주머니의 소실로 인하여 털이 나지 않는 경우다. 이러한 현상은 남성호르몬이 털주머니에 영향을 끼침으로써 나타나는 것으로 유전적 특징을 가진 남성이 대머리가 되는 것이다.

(3) 털의 결

털의 결(hair texture)은 직모(straight)와 곱슬머리(curly)로 분류한다. 이것은 유전적 요인에 의하며 털의 각질(keratin)의 상태에 의해 지배된다. 털의 겉질의 각질은 중합반응(polymerized)과 교차결합에 의하여 알파 케라틴(α-keratin)이라는 특징적인 구조를 이루며 탄성을 갖게 한다.

(4) 털의 색깔

털의 색깔(hair color)은 복합적인 유전요인에 의하여 결정된다. 예를 들어, 어떤 사람은 젊은 나이에 머리가 희게 되는 경우도 있지만, 어떤 이들은 40대, 50대 심지어는 60대 후반에 이르러서야 머리가 하얘진다. 회색 털은 겉질의 색소가 결핍되었을 때 발생한다. 흰색 털은 겉질의 색소결핍과 털줄기 내에 기포가 형성함으로써 발생한다. 유전과 기타 불확실한 요인에 의해 백발이 생성된다. 흥미로운 연구일 뿐이고, 여전히 검정색 털의 고양이를 판토텐산(pantothenic acid)이 결핍된 식이요법을 시켰을 때 털의 색깔이 회색으로 변한다는 것이다. 하지만 이것은 고양이에 관한 연구일 뿐이고, 여전히 머리 염색제의 산업이 아직 호황을 누리고 있다. 사람들이 심한 공포, 교통사고나 비행기 사고를 당했을 때 털의 색깔이 회색이나 흰색으로 변한다. 이러한 경험들 외에 어떤 요인들이 모발을 희게 하는 생리적 과정을 조절하는지는 아직 밝혀져 있지 않다.

2) 손·발톱

손가락과 발가락의 끝에는 손톱과 발톱이 있다. 손·발톱(nails)은 표피세포의 변형된 각질(horny)이며 경케라틴(hard keratin)으로 구성되어 있다. 손·발톱 근위부위의 각질 바탕질(keratin matrix) 안에 공기와 섞여서 흰색의 반달 모양을 형성하는데 이를 손톱반달(조반월, lunula)이라 한다. 손톱반달의 크기는 유전적 요인 때문에 사람마다 매우 다양하다. 손·발톱의 보이는 부분을 손·발톱 몸통(조체, nail body)이라고 한다. 손·발톱 뿌리(조근, nail root)는 손·

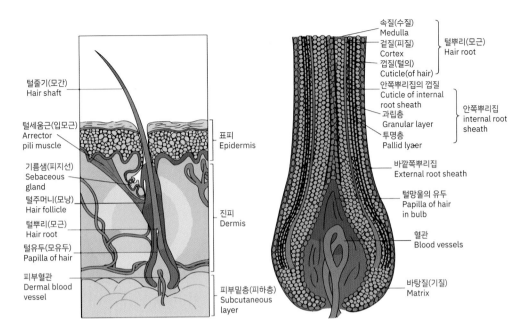

그림 3-2 **털(hair)의 구조**

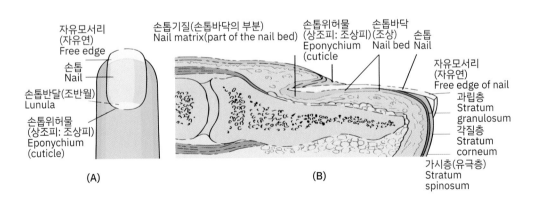

그림 3-3 **손·발톱(nail)의 구조** (A) 손가락의 뒷면 (B) 손톱구조

발톱 몸통의 한 부분으로 손·발톱 바닥(조상, nail bed)과 붙어 있으며 1주일에 1mm씩 자란다. 손·발톱 몸통의 가까운 쪽 끝부분을 덮고 뻗어 있는 것을 손·발톱위허물(상조피, eponychium)이라 하며 각질층이다. 손톱은 발톱보다 빨리 자라는데 손톱이 빠지면 3개월 반에서 5개월 반이면 재생되나 발톱은 6개월에서 8개월이 되어야 재생된다.

3) 기름샘

기름샘(피지선, sebaceous glands)은 기름(피지, sebum)을 생산하며 털주머니에 연결되어 있다. 기름샘은 기름 물질로 피부를 매끄럽게 하며 윤이 나게 보이도록 한다. 기름샘의 분비는 전분비 방식이다. 분비된 기름은 피부 표면의 털줄기를 따라서 이동하며 윤기(gloss)를 발생시킨다. 머리를 빗으면 기름이 머리카락의 털줄기를 덮으면서 머리카락에 윤기가 나게 해준다. 기름 분비는 내분비계통(endocrine system)에 의해 조절된다. 사춘기가 되면 기름 분비가 증가하여 여드름이 생기며 노년기가 되면 기름 분비가 감소하여 피부가 건조하게 된다. 임신 말기에도 기름 분비가 증가한다.

4) 땀샘

땀샘(한선, sweat glands)은 단층의 관상샘으로 신체의 대부분에서 볼 수 있다. 입술의 가장자리와 귀두에는 없으며 손바닥과 발바닥에는 밀집되어 있다. 긴장되었을 때 가장 먼저 땀이 나는 곳은 바로 손이다. 땀샘은 분비부위와 외분비관(excretory duct)으로 구성되어 있다. 분비부위는 진피의 깊은 층 또는 피부 밑 조직 내에 위치하며 코일 모양으로 꼬인 맹관(blind tube)이다. 관은 1개에 하나의 구멍을 가지고 있으며 코일 모양의 분비부위는 땀을 만들고, 외분비관은 진피를 통해 표피로, 마지막에 피부의 표면을 통해 땀을 배출한다.

(1) 땀의 특성

땀은 혈액과 같은 무기물이지만 그 농도는 훨씬 낮다. 땀이 짠맛을 내는 이유는 염화나트륨을 가지고 있기 때문이다. 또한, 땀은 요소, 요산, 아미노산, 암모니아, 당, 젖산, 아스코르빈산(ascorbic acid) 등을 가지고 있다. 순수한 땀은 냄새가 없으며 운동 후에 땀 냄새가 나는 것은 땀이 다른 물질과 혼합하여 세균의 작용이나 기타 요인으로 변질하여 나는 것이다.

(2) 땀의 기능

땀의 중요한 생리적 기능은 신체를 차갑게 해주는 것이다. 땀에 있는 수분을 증발시키기 위하여 열이 소모되기 때문에 땀은 열을 빼앗는다. 따라서 땀은 체온을 내리는 데 도움을 주는 역할을 한다. 선천적으로 태어날 때부터 땀샘이 없는 사람도 있다. 이런 사람들은 짧은 기간 동안 고온에 노출되더라도 열의 자극에 의해 쉽게 죽게 된다. 또한 어떤 사람들은 땀샘의 과도한 반응으로 땀을 유난히 많이 흘리는데, 이런 경우는 강한 탈취제와 발한억제제를 사용하여야 한다.

(3) 땀샘의 구분

땀샘에는 에크린샘(eccrine gland)과 아포크린샘(apocrine gland)으로 나뉜다. 일반적으로 말하는 땀은 '에크린샘'에서 배출되는 땀이다. 아포크린 땀샘은 외부 피부 표면으로 간접적으로 물질을 분비하는 반면 에크린 땀샘은 관(duct)를 통해 피부 표면으로 액체를 직접 분비한다.

① **아포크린샘**: 아포크린샘(apocrine gland)에서 나는 땀은 에크린샘에서 나는 땀보다 지방, 단백질과 같은 유기물이 많이 함유돼 있어 불쾌한 냄새를 유발하기 쉽다. 아포크린샘은 에크린샘보다 소수이며 액와부와 비뇨생식기부위에 위치해있다. 사춘기에 활성화 되고 끈적끈적한 점액을 분비하며 아드레날린성 신경섬유에 의해서 조절을 받는다. 아포크린 땀샘에서 나오는 땀 자체는 무색무취로 세균에 의해 암모니아로 분해되면서 불쾌한 냄새가 발생하게 되는데 이를 액취증이라고 한다.

② **에크린샘**: 에크린샘은 생체 내 온도의 항상성 유지에 관여하는 체온 조절 땀샘이라고 할 수 있다. 에크린샘(eccrine gland)는 맑고 얇은 액체인 땀을 분비한다. 땀을 흘리면 땀 증발로 인해 몸을 냉각시키는 액체로서 몸에서 배설물이 제거된다. 이것은 신체에 과도한 열이 축적되면 중화하는 데 도움된다. 항상성의 맥락에서 이것은 매우 중요하다.

외피계통의 기능

피부(skin)의 기능은 감각(sensation), 보호(protection), 체온조절(thermoregulation), 분비(secretion), 비타민 D 합성 추가다.

1) 감각

피부는 온도와 압력의 외적 환경 변화를 탐지하는 수용체(receptor)이다. 수용부위는 감각 신경원(neurons)과 접촉되어 있어 자극을 뇌와 척수로 전달한다. 온도(temperature) 수용체는 뜨겁고 차가운 감각을 감지한다. 압력(pressure) 수용체는 과도한 압력을 받았을 때 통증 감각을 느끼고 경미한 압력, 즉 마사지나 포옹을 받았을 때는 즐거운 감각을 느끼게 된다. 이러한 다양한 자극을 종합하여 수용체는 화상이나 가려움 같은 감각을 느끼게 된다. 이러한 수용체는 외부 자극에 반응하여 외부 세계에서 일어나는 미세한 변화까지 감지하게 된다.

2) 보호

피부는 탄력성이 있으며 신체를 보호하고 있다. 물리적으로나 화학적으로 인체에 유해한 물질이 침투하는 것을 예방한다. 멜라닌(melanin)은 종자층의 멜라닌세포에 의해서 생성되며 피부를 검게 만들어 태양의 자외선으로부터 피부를 보호한다. 대부분의 화학적 물질들은 피부를 통해서 신체로 들어갈 수 없다. 그러나 일부 식물과 나무의 독은 방어벽을 뚫고 침입하기도 한다.

지질(lipid)은 피부를 통한 물과 전해질의 과도한 소실을 억제한다. 정상적인 피부는 물이나 탄수화물, 단백질이 스며들지 않게 한다. 그러나 유기농약 같은 휘발성 물질은 표피를 통해 침입하며 털주머니의 구멍으로 흡수된다.

피부는 산성 보호막(acid mantle)을 가지고 있다. 이 산도(acidity)는 피부와 접촉하는 세균이나 미생물을 죽인다. 비누와 샴푸를 보면 pH 균형이라고 제품에 표기되어 있는데 이것은 피부를 깨끗하게 세척해 줄 뿐이지 피부의 산성 보호막을 파괴하지는 않는다는 의미이다. 어떤 피부질환은 피부의 산도를 파괴하는데 이는 자가 살균능력을 약화해 세균에 감염되기 쉽다.

손·발톱

손·발톱은 손가락과 발가락을 보호한다. 손톱은 외부의 공격으로부터 자신을 방어하는 데 사용되는 데 반하여, 머리카락은 열의 소실을 예방하는 단열재로 사용된다. 또한, 콧털은 이물질을 걸러주는 역할을 하고, 속눈썹은 이물질로부터 눈을 보호하는 역할을 한다.

3) 체온조절

우리 몸의 정상적인 체온은 37.8℃(98.68℉)다. 체온조절은 효소의 기능에 영향을 끼쳐서 체온을 변화시키기 때문에 생존을 위해서는 매우 중요한 기능이다. 효소는 세포에 정상적인 화학적 반응을 일으키는 중요한 존재다. 사람들은 간혹 고열로 인하여 생명을 잃을 수도 있는데 이는 화학적 구조가 깨어짐으로써 효소를 파괴하기 때문이다. 효소가 없다면 화학적 반응은 일어나지 않으며 세포의 구조가 깨어짐으로써 결국 죽게 된다.

(1) 외부온도 상승 시

피부 온도가 상승하면 진피의 혈관은 이완되어 조직 아래 깊은 곳으로부터 신체 표면의 혈액 흐름이 증가하게 된다. 피부 내의 혈액은 온도를 가지고 있으며, 방사선이나 전달, 전도, 증발에 의하여 열을 소실한다. 땀이 날 때 땀은 수분을 발산하며 에너지를 요구하게 되어 열을 빼앗아 체온을 저하시킨다.

(2) 외부온도 저하 시

피부 온도가 저하되면 처음에는 진피의 혈관이 이완되어 사지를 따뜻하게 하기 위해 표면으로 열을 가져가게 된다. 이런 이유로 밝은 피부의 사람들은 차가운 곳에 나가면 뺨의 색깔이 붉게 변화되는 것을 볼 수 있다. 그러나 차가운 곳에 과도하게 노출되면, 혈관은 수축하게되며 신체의 기본 장기를 보호하기 위하여 열을 가져가게 된다. 따라서 진피의 혈관은 더욱 수축하여 사지에 혈액을 공급할 수 없게 되어 동상에 걸리게 된다. 이런 경우 사지의 조직들은 죽게 되며, 죽은 조직은 검은색으로 변하게 된다.

4) 분비

피부에는 기름(피지, sebum)과 땀(sweat)이라는 2가지의 분비물질이 있다. 그 중 기름은 기름샘(피지선, sebaceous gland)에서 분비된다. 기름은 피부를 윤이 나고 촉촉하게 해 주며 항진균성과 항세균성 특징을 가지고 있다. 또한, 감염을 예방하고 피부의 형태를 유지한다. 이에 반하여 땀은 땀샘에서 만들어지며 신체를 차갑게 해 준다. 또한 요소와 암모니아, 요산 등과 같은 노폐물을 체외로 배설한다. 분비(secretion)가 인체에 유용한 물질을 방출하는 것이라면, 배설 (excretion)은 우리 몸에 필요 없는 것이거나 해로운 것을 내보내는 것을 가리키는 말이다.

5) 비타민 D 합성

피부는 비타민 D의 생산활동에 관여한다. 태양의 자외선에 노출되었을 때 피부는 비타민 D의 전구물질 분자를 생산하며 간과 콩팥에서 비타민 D를 성숙하게 만든다. 비타민 D는 칼슘과 인을 창자에서 흡수하도록 자극하기 때문에 우리 몸에 필요한 물질이다. 칼슘은 근육 수축과 뼈가 성장하는 데 필요한 물질이고, 인은 아데노신 삼중인산(adenosine triphosphate의 필수물질이다. 우리는 실내에서 많이 활동하며 추운 기후에 사는 사람은 옷을 두껍게 입음으로 인해 태양에 노출되는 시간이 적어 인체에 필요한 충분한 비타민 D를 생산하지 못 할 수도 있다. 이 경우 사람들은 주로 음식물, 즉 우유나 생선의 기름에서 불충분한 비타민 D를 보충하게 된다.

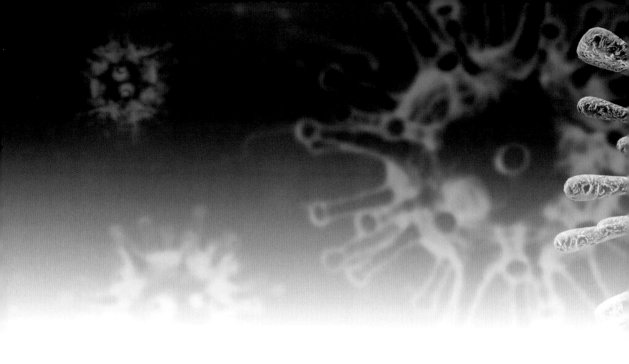

골격관절계통
Skeletal Joint System

4

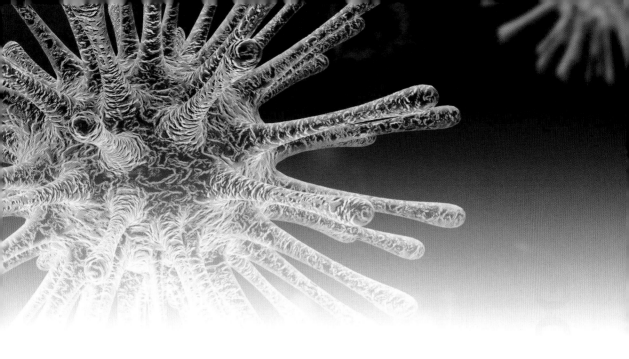

성인은 206개의 뼈를 가지고 있으며, 뼈 주변에는 관절 및 인대가 존재한다. 뼈는 신체에서 몸의 움직임에 관여하고, 장기를 보호하고, 몸을 지지하며, 운동의 중심이 되는 역할을 한다.

뼈는 위치적으로 상호 연관된 인체 골격을 지탱하는 근골격계와 관절 등에서 아주 밀접한 관계를 맺고 있으며 부분적으로 그 부위의 역할을 완수하기 위해 형태를 갖추고 있다.

인체골격을 이루는 뼈를 두 집단으로 나누면 몸통뼈대와 팔다리뼈대로 나눌 수 있다. 몸통뼈대는 신체 가운데에 있는 뼈와 머리, 목, 척추, 갈비뼈, 복장뼈로 구성된다. 팔다리뼈대는 빗장뼈, 어깨뼈, 팔의 뼈, 골반의 뼈, 다리의 뼈로 구성된다.

관절은 뼈와 뼈가 만나는 부위이다. 관절은 뼈와 뼈 사이가 부드럽게 운동할 수 있도록 연골, 관절낭, 활막, 인대, 힘줄, 근육 등으로 구성되어 있다. 관절은 움직임에 따라 발생하는 충격을 흡수하는 역할을 한다.

CHAPTER 04
골격관절계통
Skeletal Joint System

뼈대계통의 기능

① 지지: 근육, 혈관, 신경, 지방과 피부 등 주변의 조직들을 지탱하고 안정감 있게 한다.

② 보호: 뇌, 척수, 심장, 허파와 같은 중요한 기관과 그 외의 몸의 부드러운 조직들을 보호한다.

③ 움직임: 뼈를 움직이는 근육들을 연결해 줌으로써 몸의 움직임에 도움을 준다.

④ 조혈: 혈구세포를 만든다. 이 과정을 조혈(hematopoiesis)작용이라고 하는데 주로 적색골수(적골수, red bone marrow)에서 일어난다.

⑤ 저장: 무기염류, 특히 인, 칼슘 그리고 지방의 저장공간이다.

연골, 인대, 힘줄

① 연골(cartilage): 성인의 특정 뼈의 끝과 관절에서 찾아볼 수 있고 인접한 뼈들이 서로 부드럽게 움직일 수 있도록 한다.

② 인대(ligament): 질긴 결합조직으로 넙다리뼈(대퇴골)의 윗부분을 골반뼈의 절구오목(관골구)에 연결하는 인대처럼 뼈와 뼈를 연결하는 역할을 한다.

③ 힘줄(건, tendon): 인대와 비슷한 구조로써 근육을 뼈에 연결한다.

뼈의 성장과 생성

① 성장하고 있는 태아의 뼈대는 임신 3개월 말에 완벽하게 생성된다. 하지만 이 시기의 뼈대는 주로 연골로 이루어져 있다. 임신 기간에 태아는 골화(뼈발생), 즉 뼈가 생성되고 성장한다. 뼈모세포(골아세포)가 연골에 침입하면서 뼈가 형성되기 시작하며, 여자의 뼈대는 15살까지 그리고 남자의 뼈대는 16살 때까지 성장한다. 이런 뼈대의 성장은 뼈의 뼈끝(골단) 또는 성장판에서 이루어진다. 뼈대의 성숙분열과 리모델링은 남녀 모두에게 21살 때까지 지속한다.

② 단백질의 바탕질에 함유된 칼슘은 뼈의 강도를 높이는 데 기여하여 뼈에 힘이 가해졌을 때 부러지지 않게 하는 역할을 한다.

뼈세포의 종류와 침착

① **뼈모세포(골아세포, osteoblast)**: 뼈가 성장하는 곳이다. 골수(bone marrow), 골수 공간(골수강, bone marrow cavity)을 구분하는 뼈속막(골내막, endosteum)에서도 찾을 수 있다.
② **뼈파괴세포(파골세포, osteoclasts)**: 면역 시스템에서 파생되고 뼈의 재흡수를 담당한다.
③ **뼈의 침착(deposition)**: 긴장 상태 또는 압력의 강도에 영향을 받는다. 긴장상태가 심할수록 뼈의 침착이 일어난다.

뼈발생의 종류

뼈발생(ossification: 뼈모세포를 통한 뼈의 생성)에는 두 종류가 있다. 이 두 가지의 뼈발생에 의해 치밀뼈와 해면뼈가 만들어진다.
① **막뼈발생(막내골화, intramembranous ossification)**: 고농도의 결합조직 세포막이 무기질 칼슘 침전물로 대치되어서 뼈가 생성되는 것이다.
② **연골뼈발생(연골내골화, endochondral ossification)**: 연골 내에서 뼈가 생산된다. 유기 기질이 합성되면서 뼈모세포는 뼈세포 기질에 의해 완전히 뒤덮이고 뼈모세포는 성숙한 뼈세포가 된다.

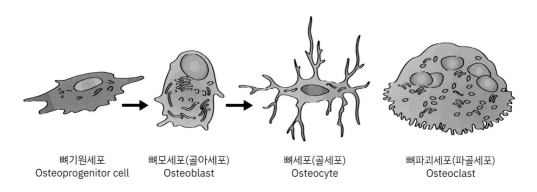

뼈기원세포   뼈모세포(골아세포)   뼈세포(골세포)   뼈파괴세포(파골세포)
Osteoprogenitor cell   Osteoblast   Osteocyte   Osteoclast

그림 4-1 **뼈세포의 유형**

뼈의 유지

① 건강한 신체를 위해서는 뼈와 혈액 내에 적당량의 칼슘이 있어야 하며, 콩팥(신장)과 소화계통에서 칼슘 배설량의 조화가 있어야 한다.

② 칼시토닌(calcitonin)과 부갑상샘호르몬(parathyroid hormone)이 신체 내의 칼슘 농도를 조절한다. 칼시토닌은 신체 내의 칼슘을 뼛 속에 저장되게 하며 부갑상샘호르몬은 칼슘을 혈관으로 내보내는 역할을 한다.

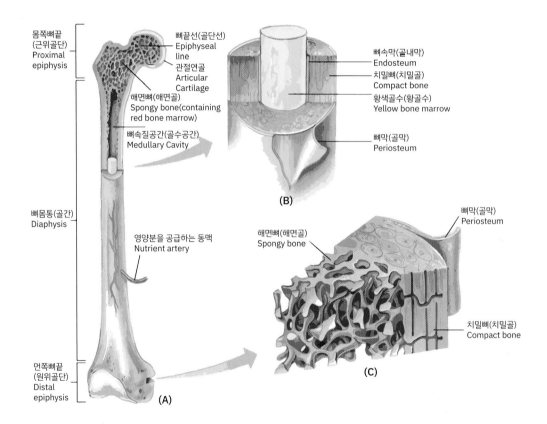

그림 4-2 **긴뼈(장골)의 구조**
(A) 뼈끝과 뼈몸통 그리고 뼈속질공간 (B) 뼈속질공간의 황색골수를 둘러싸고 있는 치밀뼈
(C) 뼈끝의 해면뼈와 치밀뼈

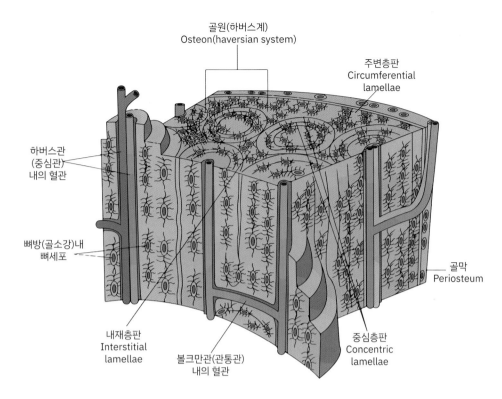

그림 4-3 **치밀뼈 내부의 구조**

치밀뼈의 하버스계

① **하버스관(haversian canal)**: 골원(osteon)이라고도 부르며 치밀뼈의 대표적인 특징이다. 이 시스템은 미네랄염(mineral salt) 고리에 둘러싸인 뼈세포의 신진대사를 도운다. 뼈의 표면과 평행하게 달리고 있는 혈관(모세혈관, 세동맥, 세정맥)을 함유하는 작은 도관들이 있는데 이것은 산소와 영양분을 들여오고 이산화탄소와 불순물을 제거한다. 여러 층의 뼈의 동심원으로 둘러싸여 있고 이 각층을 얇은판(lamella)이라고 부른다. 이 두 층의 얇은 판마다 몇 개의 작은 공간(골소강, lacunae)이 있다. 각 공간에는 뼈세포가 있는데 조직액층에 부유되어 있다. 이들 공간은 모두 연결되어 있으며 끝에는 세관(canaliculi)이라고 하는 작은 도관으로 서로 연결되어 큰 하버스도관이 된다.

② **볼크만관(volkmann's canal)**: 하버스관(중심관)에 수평으로 흐르는 도관으로 관통관(perforating canal)이라고 한다. 조직액이 이 모든 도관을 통과하고 뼈세포를 적시면서 산소와 영양소를 공급하고 이산화탄소와 불순물을 제거하여 뼈세포를 건강하게 유지한다.

해면뼈(해면골, cancellous bone, spongy bone)는 긴뼈(장골) 끝에 있으며 다른 모든 뼈의 중심을 형성한다. 이것은 상호 연결된 그물 모양의 뼈, 잔기둥으로 이루어져 외관상 스펀지와 같은 해면뼈의 모양이다. 잔기둥(소주, trabeculae)은 무게는 나가지 않으면서 뼈에 강도를 부여한다. 각 잔기둥은 치밀뼈와 같이 뼈세포가 사이사이 낀 여러 개의 층판으로 이루어졌으며 기둥 사이에 있는 빈곳들은 골수로 채워져 있다. 영양소는 골수에 있는 혈관에서 빠져나와 뼈세포 공간 속에 있는 층판세관으로 확산하여 나간다.

골수

① **적색골수(적골수, red bone marrow)**: 해면뼈 내에 있는 많은 빈 곳을 재우고 있으며 다량의 혈액공급을 받고 혈구와 그 전구물질(precursors)로 이루어져 있다. 조혈 또는 적혈구와 백혈구 그리고 혈소판을 생성한다. 성인의 경우 갈비뼈(늑골, rib), 척추뼈(추골, vertebra), 복장뼈(흉골, sternum) 그리고 골반뼈(pelvis)들의 해면조직에는 적색골수가 내재하여 있다. 위팔뼈(상완골, humerus) 그리고 넙다리뼈(대퇴골, femur)의 끝부분에 있는 적색골수는 출생 시에는 풍부하지만 나이를 먹으면서 점차 줄어든다.

② **황색골수(황골수, yellow bone marrow)**: 결합조직이며, 대부분 지방세포로 이루어져 있다. 보통 긴뼈의 골수공간(골수강), 뼈대의 중간 부분에서 찾을 수 있다. 황색골수는 골원(osteon) 또는 하버스관(haversian systems)으로 연결되며 적색골수가 고갈되었을 때 대체된다.

모양에 따른 뼈의 구분

몸의 뼈는 모양에 따라 5가지로 구분할 수 있다. 긴 것, 짧은 것, 납작한 것, 불규칙한 것, 종자뼈 모양 등이다.

① **긴뼈**: 길이가 가로 폭보다 큰 것을 말하며, 주로 치밀뼈로 구성된 뼈몸통(골간, diaphysis), 뼈몸통의 양 끝부분으로서 주로 해면뼈로 구성된 뼈몸통끝(골간단, metaphysis), 양쪽 극단 부분으로서 뼈 길이의 성장이 일어나는 뼈끝선(골단선, epiphyseal line)에 의해 구분 지어지는 뼈끝(골단, epiphysis)으로 이루어져 있다. 긴뼈의 뼈대는 대부분 치밀뼈로 이루어져 있다. 중간부분이 가장 두꺼운데 이것은 그 부분에 압력이 가장 많이 가해지기 때문이다. 뼈의 힘은 약간의 굴곡으로 인해서 더 강화되고 이러한 굴곡이 힘의 분산을 도와준다. 뼈몸통의 안쪽은 황색골수로 채워진 골수공간(골수강, medullary cavity)으로 이루어져 있다. 긴뼈의 뼈끝은 치밀조직으로 얇

게 둘러싸여 있어 적색골수가 포함된 다수의 해면조직으로 이루어져 있다. 뼈끝은 보통 넓고 확장되어 있어 다른 뼈와 관절하며 근육부착을 위한 넓은 표면을 제공한다.

② **짧은뼈(단골, short bone)**: 짧은뼈는 장축이 결여되어 있다. 그리고 불규칙한 모양을 하고 있으며, 다수의 해면뼈 위에 치밀조직으로 둘러싸여 있다.

③ **납작뼈(편평골, flat bones)**: 얇은 뼈로서 많은 근육의 연결이 필요할 때, 또는 연약하고 중요한 몸 부위를 보호하기 위한 곳에서 찾아볼 수 있다. 이 뼈는 보통 구부러져 있으며 두 개의 얇은 치밀조직판이 해면뼈를 둘러싸고 있는 형태다.

④ **불규칙뼈(irregular bones)**: 아주 특이하고 불규칙한 모양을 한 것을 말한다. 이 뼈들은 얇은 치밀뼈로 둘러싸인 해면뼈로 이루어져 있다.

⑤ **종자뼈(종자골, sesamoid bones)**: 작고 둥근 뼈이다. 힘줄(건)과 근막조직으로 둘러싸여 있으며 관절 부근에 있으며, 근육의 기능을 도운다.

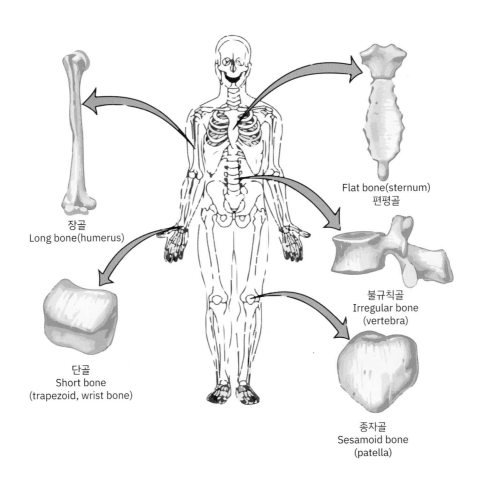

Flat bone(sternum)
편평골

장골
Long bone(humerus)

불규칙골
Irregular bone
(vertebra)

단골
Short bone
(trapezoid, wrist bone)

종자골
Sesamoid bone
(patella)

그림 4-4 **뼈 모양의 분류**

뼈의 특징

모든 뼈의 표면부위에는 특정한 모양의 돌출된 돌기(processes)나 특정한 오목(와, fossae)부위가 나타난다. 이러한 돌기나 오목은 뼈들이 서로 결합하는 것을 도와주고 근육이 붙을 수 있는 표면을 마련해 주거나 뼈 내에 혈관과 신경이 통과할 수 있는 통로를 마련해준다. 다음은 뼈의 부위와 관련된 용어와 뜻을 나열한 것이다.

(1) 돌기(processes)

두드러진 뼈의 융기를 지칭하는 일반적 용어이다. 다음은 돌기의 예들이다.

① **척추(spine)**: 척추의 가시돌기(극돌기)와 같은 뾰족하고 가느다란 돌출부위이다.

② **관절융기(condyle)**: 동그란 또는 손가락관절과 같은 돌출된 곳으로, 대부분 다른 뼈와의 관절 연결 시 연골의 관절융기 부위 또는 중간에서 확인된다.

③ **결절(tubercle)**: 위팔뼈의 작은 결절과 같은 작고 둥근 돌기이다.

④ **도르래(활차, trochlea)**: 위팔뼈(상완골)의 도르래와 같이 도르래 같은 모양을 가진 돌기이다.

⑤ **넙다리돌기(trochanter)**: 넙다리뼈(대퇴골)의 큰돌기와 작은돌기와 같은 큰 돌출부위이다.

⑥ **능선(crest)**: 골반의 장골능선과 뼈의 좁은 능선이다.

⑦ **선(line)**: 능선보다 두드러지지 않은 뼈의 돌출부이다.

⑧ **머리(head)**: 위팔뼈(상완골)와 넙다리뼈(대퇴골)의 뼈의 머리와 같이 확대된 끝부위이다.

⑨ **목(neck)**: 넙다리뼈(대퇴골)의 목과 같이 뼈의 머리를 연결하고 있는 부분이다.

(2) 오목(와, fossae)

뼈가 함몰 또는 움푹하게 패였을 때 일반적으로 쓰이는 이름이다. 다음은 오목의 구체적인 예들이다.

① **봉합(suture)**: 보통 머리뼈(두개골) 사이의 봉합에서 볼 수 있는 정교한 관절을 말한다.

② **구멍(공, foramen)**: 머리뼈(두개골)의 뒤통수뼈(후두골), 큰구멍(대후두공) 또는 골반뼈의 폐쇄구멍과 같이 혈관, 신경 그리고 인대가 통과하는 작은 통로이다.

③ **길(도, meatus) 또는 관(canal)**: 귀길(이도) 또는 도관에서와 같이 튜브와 같은 길이다.

④ **굴(동, sinus) 또는 공동(antrum)**: 코의 공동 또는 이마의 공동과 같이 뼈 안의 빈 공간이다.

⑤ **고랑(구, sulcus)**: 결절간구(intertubercular) 또는 위팔뼈의 절흔과 같은 홈이다.

뼈대계통의 분획

뼈대는 일반적으로 206개의 이름을 가진 뼈로 이루어져 있다. 몸통부분에는 머리뼈(두개골, 28개의 뼈, 머리뼈와 얼굴의 뼈를 포함), 목뿔뼈(설골), 척추뼈(26개의 뼈), 갈비뼈(24개의 뼈), 그리고 복장뼈(흉골)가 있다. 팔다리 부분으로는 팔 부분(64개의 뼈, 견갑대 포함) 그리고 다리 부분(62개의 뼈, 골반대 포함)으로 이루어져있다.

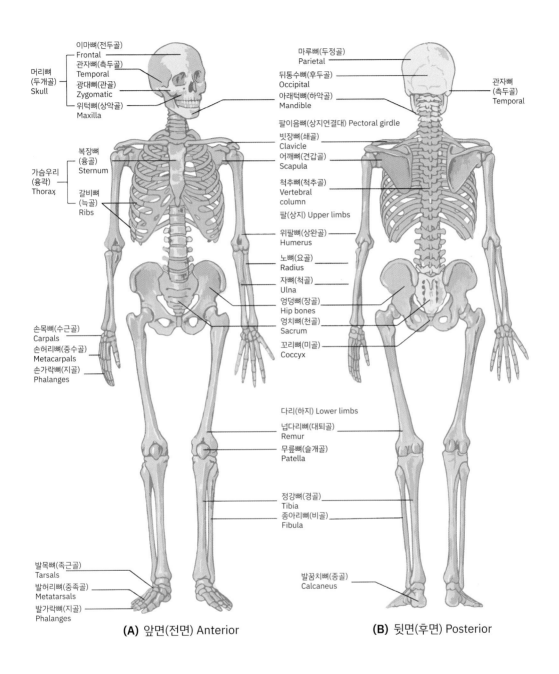

머리뼈
(두개골)
Skull

이마뼈(전두골)
Frontal
관자뼈(측두골)
Temporal
광대뼈(관골)
Zygomatic
위턱뼈(상악골)
Maxilla

마루뼈(두정골)
Parietal
뒤통수뼈(후두골)
Occipital
아래턱뼈(하악골)
Mandible

관자뼈
(측두골)
Temporal

가슴우리
(흉곽)
Thorax

복장뼈
(흉골)
Sternum
갈비뼈
(늑골)
Ribs

팔이음뼈(상지연결대) Pectoral girdle
빗장뼈(쇄골)
Clavicle
어깨뼈(견갑골)
Scapula
척추뼈(척추골)
Vertebral
column

팔(상지) Upper limbs

위팔뼈(상완골)
Humerus
노뼈(요골)
Radius
자뼈(척골)
Ulna
엉덩뼈(장골)
Hip bones
엉치뼈(천골)
Sacrum
꼬리뼈(미골)
Coccyx

손목뼈(수근골)
Carpals
손허리뼈(중수골)
Metacarpals
손가락뼈(지골)
Phalanges

다리(하지) Lower limbs

넙다리뼈(대퇴골)
Remur
무릎뼈(슬개골)
Patella

정강뼈(경골)
Tibia
종아리뼈(비골)
Fibula

발목뼈(족근골)
Tarsals
발허리뼈(중족골)
Metatarsals
발가락뼈(지골)
Phalanges

발꿈치뼈(종골)
Calcaneus

(A) 앞면(전면) Anterior   **(B)** 뒷면(후면) Posterior

그림 4-5 **인체의 뼈대** (A) 앞면 (B) 뒷면

몸통 뼈대	두개골 (머리뼈, skull)	뇌두개(뇌머리뼈) 6종, 8개	전두골(이마뼈) 1개
			두정골(마루뼈) 2개
			측두골(관자뼈) 2개
			후두골(뒤통수뼈) 1개
			접형골(나비뼈) 1개
			사골(벌집뼈) 1개
		안면골(얼굴뼈) 8종, 14개	상악골(위턱뼈) 2개
			구개골(입천장뼈) 2개
			관골(권골, 광대뼈) 2개
			누골(눈물뼈) 2개
			비골(코뼈) 2개
			서골(보습뼈) 1개
			하비갑개(아래코선반) 2개
			하악골(아래턱뼈) 1개
	설골(목뿔뼈, hyoid)		1개
	척주 (척주뼈, vertebra)	경추(목뼈)	C1~C7 7개
		흉추(등뼈)	T1~T12 12개
		요추(허리뼈)	L1~L5 5개
		천추(엉치뼈)	S1~S5 5개 → 1개
		미추(꼬리뼈)	C1~C3 or C5 3~5개 → 1개
	가슴뼈 (thoracic skeleton)	늑골(갈비뼈)	진늑골(참갈비뼈) 7쌍 14개
			가늑골(거짓갈비뼈) 5쌍 10개
		흉골(복장뼈)	1개
팔다리뼈대	체지골격 (팔다리 이음뼈, appendicular skeleton)	상지대(팔이음뼈)	쇄골(빗장뼈) 2개
			견갑골(어깨뼈) 2개
		하지대(다리이음뼈)	관골(볼기뼈) 2개
	상하지골	상지골(팔뼈)	상완골(위팔뼈) 2개
			척골(자뼈) 2개
			요골(노뼈) 2개
			수근골(손목뼈) 8개
			중수골(손허리뼈) 5개
			손가락뼈 14개
		하지골(다리뼈)	대퇴골(넙다리뼈) 2개
			경골(종아리뼈) 2개
			비골(정강이뼈) 2개
			슬개골(무릎뼈) 2개
			족근골(발목뼈) 14개
			중수골 10개
			지골(발가락뼈) 14개

1) 몸통뼈대

몸통뼈대는 두개골(머리뼈), 설골, 척주, 가슴뼈로 구성되어 있다.

(1) 두개골(머리뼈, skull)

두개골(머리뼈, skull)은 뇌, 눈, 귀와 같은 특수 감각기관을 보호하고 감싼다. 씹을 때 사용하는 근육 그리고 머리를 움직이기 위해 필요한 근육은 특정 머리뼈의 뼈와 연결되어 있다. 특정 부분에는 코안(비강)과 연결되는 공기구멍 또는 움푹 팬것을 볼 수 있다. 머리뼈의 모든 뼈는 고정된 접합선인 봉합선으로 연결되어 있다. 두개골은 뇌두개와 안면골로 구성된다. 뇌두개의 종류로는 다음과 같다.

① 뇌두개(cranial bone)

㉠ **전두골(이미뼈, frontal bone)**: 이마, 코안의 윗부분 그리고 눈이 들어 있는 소켓(sockets)과 같은 눈확을 형성하는 한 개의 뼈이다. 중요한 뼈부위로는 눈확 위에 위치한 눈썹이 있는 솟은 부위인 눈확가장자리(orbital margin)와 이마뼈(전두골) 공동에 있으며 이마 가운데에서 만져질 수 있는 눈확위능선(안와능선, supraorbital ridge)이 있다. 관상봉합선(coronal suture)은 이마뼈(전두골)가 두 개의 마루뼈(두정골)와 만나는 위치에 있다.

㉡ **두정골(이마뼈, parietal bone)**: 머리뼈의 윗부분과 꼭대기 부분을 형성한다. 그리고 중간 부분인 시상봉합(sagittal suture)에서 결합한다.

㉢ **후두골(뒷머리뼈, occipital bone)**: 마루뼈와 시옷봉합(인자봉합, lambdoid suture)에서 결합한다.

- **큰구멍(대후두공, foramen magnum)**: 척추와 뇌를 연결해준다. 뒤통수뼈 하단의 양쪽에는 뒤통수뼈관절융기(후두과, occipital condyle)가 있다.
- **뒤통수뼈관절융기**: 목뼈(경추)의 함몰부분과 결합하여 머리뼈가 나머지 척추뼈와 연결되게 한다. 또 다른 중요한 접촉부위로는 바깥뒤통수능선(외후두능, external occipital crest)과 바깥뒤통수융기(외후두융기, external occipital protuberance)가 있는데 이것은 목 부위의 두피에서 느낄 수 있다.

㉣ **측두골(관자뼈, temporal bones)**: 머리뼈(두개골)의 밑부분과 바닥 형성에 도움을 준다. 각각의 관자뼈는 귀를 감싸고 턱 또는 아래턱뼈(하악골)와 관절을 형성하기 위해 오목부위를 가진다. 하나의 관자뼈는 1개의 후두골(뒤통수뼈), 1개의 두정골(마루뼈), 1개의 접형골(나비뼈), 1개의 하악골(아래턱뼈), 1개의 광대뼈(광골)와 연결된다.

- **꼭지돌기(유양돌기, mastoid portion)**: 귓구멍 뒤 밑부분에 있다. 꼭지돌기는 관자뼈에서의 둥근 돌출부위로 귀 뒷부분에서 만질 수 있다.

㉤ **접형골(나비뼈, sphenoid bone)**: 머리뼈의 앞쪽 바닥을 형성한다. 밑에서 보면 나비와 같은 모양이다. 모든 머리뼈를 연결하는 역할을 한다.

㉥ **사골(벌집뼈, ethmoid bone)**: 코안(비강)을 주로 지지하는 구조이며 눈확(안와)의 일부분을 형성한다. 이것은 머리뼈 중에서 가장 가벼운 뼈이다.

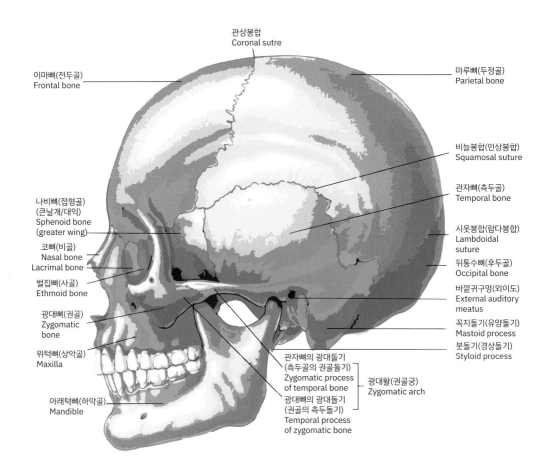

관상봉합
Coronal sutre

이마뼈(전두골)
Frontal bone

마루뼈(두정골)
Parietal bone

비늘봉합(인상봉합)
Squamosal suture

관자뼈(측두골)
Temporal bone

시옷봉합(람다봉합)
Lambdoidal
suture

뒤통수뼈(후두골)
Occipital bone

바깥귀구멍(외이도)
External auditory
meatus

꼭지돌기(유양돌기)
Mastoid process

붓돌기(경상돌기)
Styloid process

나비뼈(접형골)
(큰날개/대익)
Sphenoid bone
(greater wing)

코뼈(비골)
Nasal bone

Lacrimal bone

벌집뼈(사골)
Ethmoid bone

광대뼈(권골)
Zygomatic
bone

위턱뼈(상악골)
Maxilla

아래턱뼈(하악골)
Mandible

관자뼈의 광대돌기
(측두골의 권골돌기)
Zygomatic process
of temporal bone

광대뼈의 광대돌기
(권골의 측두돌기)
Temporal process
of zygomatic bone

광대활(권골궁)
Zygomatic arch

그림 4-6　머리뼈(두개골)

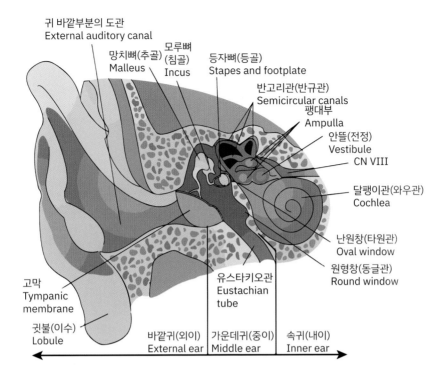

그림 4-7 **이소골**

> **이소골(귓속뼈, auditory ossicles)**
>
> 양쪽 귀에 있는 3개의 뼈인 망치뼈(추골, malleus), 등자뼈(등골, stapes), 모루뼈(침골, incus)이다. 이 작은 뼈들은 구성과 기능적으로 뛰어나며 감각기관인 청각을 자극하기도 한다.

② **안면골(얼굴뼈, facial bone)**

아래턱뼈(하악골)를 제외하고는 운동성이 없는 봉합선으로 합쳐져 있다. 아래턱뼈(하악골)는 여러 방향으로 움직일 수 있는 특징을 가지고 있다. 말할 때는 올라가고 내려가며 앞뒤로 움직이고, 씹을 때와 같이 양옆으로 움직이기도 한다. 안면골(얼굴뼈)의 종류는 다음과 같다.

㉠ **비골(코뼈, nasal bones)**: 얇고 섬세하며 봉합선을 따라 콧대를 형성한다.

㉡ **구개골(입천장뼈, palatine bones)**: 입천장의 뒷부분을 형성한다. 이 부위의 코안(비강)은 바닥부분에 해당한다. 위로 솟은 입천장뼈는 코안의 바깥벽을 형성한다.

㉢ **상악골(위턱뼈, maxillary bones)**: 위턱을 구성한다. 각각의 위턱뼈는 5개의 부분, 즉 몸통부위, 광대돌기(권골돌기), 이마돌기(전두돌기), 입천장돌기(구개돌기), 치조돌기로 이루어져 있다.

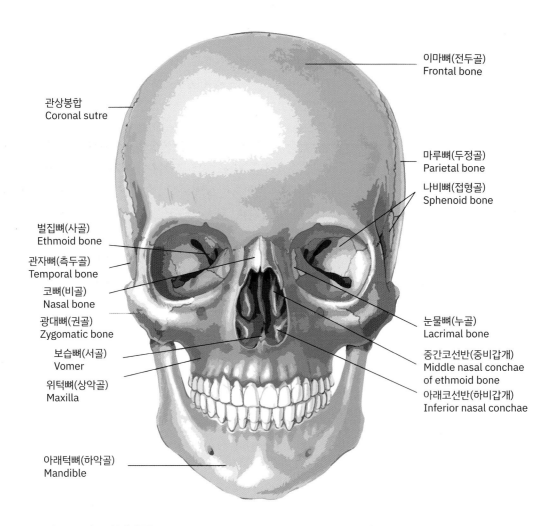

관상봉합
Coronal sutre

이마뼈(전두골)
Frontal bone

마루뼈(두정골)
Parietal bone

나비뼈(접형골)
Sphenoid bone

벌집뼈(사골)
Ethmoid bone

관자뼈(측두골)
Temporal bone

코뼈(비골)
Nasal bone

광대뼈(권골)
Zygomatic bone

보습뼈(서골)
Vomer

위턱뼈(상악골)
Maxilla

눈물뼈(누골)
Lacrimal bone

중간코선반(중비갑개)
Middle nasal conchae
of ethmoid bone

아래코선반(하비갑개)
Inferior nasal conchae

아래턱뼈(하악골)
Mandible

그림 4-8 **얼굴뼈(안면골)**

ⓐ **몸통**: 바닥과 코안(비강)의 바깥벽, 눈확(안와) 밑부분의 대부분, 그리고 관자놀이 밑에 있는 얼굴 앞쪽을 형성한다. 또한 여러 개의 얼굴근육으로 덮여 있고 다수의 위턱굴(상악굴, maxillary sinus)이 코 측면에 있다.

ⓑ **광대돌기**: 측면으로 뻗어 볼 형성에 관여한다.

ⓒ **이마돌기(전두돌기, frontal process)**: 위쪽인 이마뼈(전두골) 또는 이마 쪽으로 뻗는다.

ⓓ **입천장돌기**: 수평판으로 후부를 향해 뻗어 입천장뼈와 합쳐져서 단단입천장(경구개)의 앞부분, 즉 구강의 지붕을 이룬다.

ⓔ **치조(이틀, alveolus)**: 위턱의 이(치아)를 지탱하며, 치아는 소켓에 들어있다.

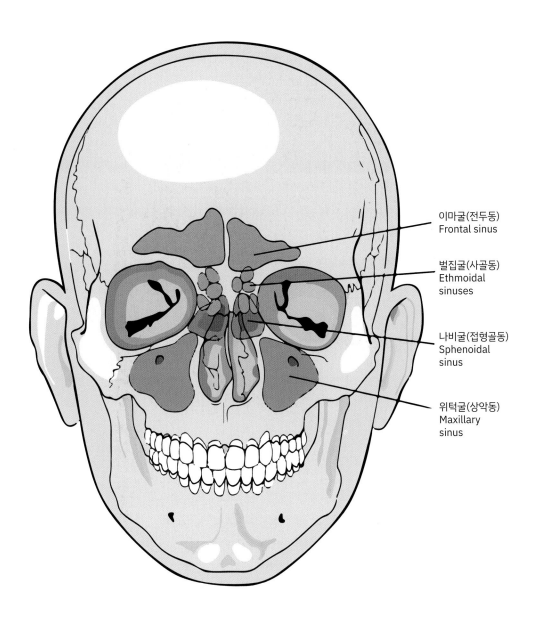

이마굴(전두동)
Frontal sinus

벌집굴(사골동)
Ethmoidal
sinuses

나비굴(접형골동)
Sphenoidal
sinus

위턱굴(상악동)
Maxillary
sinus

그림 4-9 **부비동의 구조**

② 권골(광대뼈, 관골, zygomatic bone): 볼의 형태를 유지하며 위턱뼈 위에 있다. 광대뼈의 위턱뼈돌기는 위턱뼈의 광대돌기와 합쳐지면서 위턱뼈와 결합한다. 각각의 광대뼈는 이마뼈와 결합하기 위해 위로 뻗는 이마뼈돌기가 있고, 관자뼈(측두골)와 뒤쪽에서 결합하는 작은 관자돌기가 있다. 이렇게 하여 광대활(권골궁)이 형성된다.

⑩ 누골(눈물뼈, lacrimal bone): 눈 안쪽에 있으며 눈확을 부분적으로 형성한다. 이곳에 매우 작고 얇은 뼈는 위턱뼈의 이마뼈돌기 바로 뒤에 있다. 뒷부분은 오목하거나 움푹 패 눈물주머니(누낭)를 지탱하여 눈물관이 통과할 수 있는 도관을 마련한다. 눈을 세척하고 정화한 후의 눈물은 이곳을 흘려 코안의 아래쪽 관으로 통과한다.

⑪ 비갑개(코선반뼈, nasal conchae bones): 매우 얇고 약하다. 콧구멍 뒷쪽에 하나씩 있으며 뼈가 있는 코의 격벽까지는 뻗어 있지 않다. 코선반뼈는 코안에서 공기를 촉촉하게 하고, 따뜻하게 하고 정화할 수 있게 하는 연속적인 선반을 형성하게 한다.

⊗ 서골(보습뼈, vomer bone): 납작한 뼈로서 코 격벽의 아래쪽 뒷부분을 형성한다.

⊙ 하악골(아래턱뼈, mandible bone): 두 부분으로 형성된다.

> **연골**
>
> 유아기에 뼈발생(골화)이 일어나며 한 개의 연속적인 연합된 뼈로 구성된다. 이것은 얼굴에서 가장 길고 강한 뼈이다. 그리고 U자 모양으로 이루어져 있으며 아래턱의 치아를 지탱하기 위해 이틀돌기(치조돌기)로 형성된다. 또한 U자 모양의 분지가 위를 향해 뻗어 있다. 각 턱뼈가지는 관절돌기가 있는데 이것은 관자뼈의 관절오목에서 관절하여 아래턱뼈의 운동범위를 넓혀준다.

③ 기타

다음은 머리뼈를 기준으로 다양한 구멍 및 공간에 대해 살펴 보도록 한다.

㉠ 눈 확(안와, orbits): 두 눈을 보호하는 깊은 구멍으로 얼굴의 윗부분에 위치한다. 머리뼈에 있는 많은 수의 뼈들이 눈확 형성에 기여한다.

㉡ 코안(비강): 두 개의 콧구멍을 둘러싸는 코의 구조는 얼굴 중앙에 있으며 아래로는 단단한 입천장, 위로는 이마뼈 사이에 있다.

㉢ 부비동: 부비동이란 콧구멍과 연결되어 얼굴 뼈 안에 있는 빈 공간이다. 머리뼈 안에 있는 뇌를 외부의 충격으로부터 보호해 주는 역할을 한다. 부비동의 종류에는 상악동, 전두동, 사골동 및 접형동이 있다.

㉣ 머리뼈의 구멍: 머리뼈의 아래쪽에서 머리뼈안의 바닥을 관찰하면 가장 큰 구멍인 큰구멍(대후두공)을 볼 수 있다. 또한, 많은 수의 작은 구멍(foramina) 또는 머리뼈에 있는 각각의 뼈를 통과하는 통로를 확인할 수 있다. 이들은 다 명칭이 있으며 머리뼈의 기관을 드나드는 신경과 혈관을 위한 통로를 마련해준다.

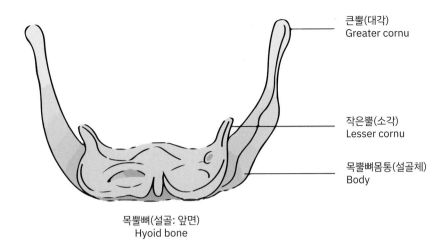

큰뿔(대각)
Greater cornu

작은뿔(소각)
Lesser cornu

목뿔뼈몸통(설골체)
Body

목뿔뼈(설골: 앞면)
Hyoid bone

그림 4-10 목뿔뼈(설골)

(2) 설골(목뿔뼈, hyoid bone)

설골의 모양은 말굽과 같으며 몸체가 있고 뒤로 뻗어 있다. 크게 뻗은 것은 큰뿔(대각, greater cornu), 작게 뻗은 것은 작은뿔(소각, lesser cornu)이다. 목뿔뼈는 혀와 관련 근육을 받치는 역할을 한다. 그리고 말할 때와 삼킬 때 후두를 올리는데 기여한다.

(3) 척주(척추뼈, vertebra)

척주는 딱딱하며 몸을 지탱하는 데 도움을 주며 척추뼈 사이에 있는 섬유성연골판에 의해 유연성을 갖게 한다. 척추뼈는 26개의 불규칙한 뼈로 이루어져 있고 연골로 된 척추사이원반(추간원판)이 쿠션 역할을 하면서 사이에 들어있다. 몸통 부분은 디스크 모양이며 앞부분은 신경과 혈관이 드나들면서 뼈에 영양분을 공급할 수 있게 다수의 작은 구멍이 있다. 척추뼈의 마지막 뼈인 엉치뼈와 꼬리뼈는 고정되어 있다. 척추의 수는 33개가 아닌 26개로 간주한다.

① 경추(목뼈, cervical vertebrae)는 7개의 뼈로 구성되어 있다.

② 흉추(등뼈, thoracic vertebrae)는 12개의 뼈로 구성되어 있다.

③ 요추(허리뼈, lumbar vertebrae)는 5개의 뼈로 구성되어 있다.

④ 천추(엉치뼈, sacral vertebrae)가 있는데 5개로 뼈로 구성되어 있고 이것은 성장하면서 단일 뼈로 천골(sacrum)이 된다.

⑤ 미추(coccygeal vertebrae)는 4개의 뼈로 구성되어 있다. 미추뼈 역시 이것은 하나로 단단하게 합친 단일뼈로 꼬리뼈(미골, coccyx)가 된다.

척수, 추공, 추간판

① 척수: 척수(Spinal cord)는 뇌와 연결되어 있고, 척추 내에 위치하는 중추신경의 일부분으로 감각, 운동신경들이 모두 포함된다.

② 추공: 추공은 척추뼈몸통과 척추뼈고리 사이에 위치하는 구멍이다.

③ 추간판(섬유연골성 추간원판, fibrocartilaginous intervertebral disc): 높은 곳에서 뛰어내린다거나 넘어졌을 때 척추를 보호하여 골절이 일어나지 않도록 쿠션 역할을 한다.

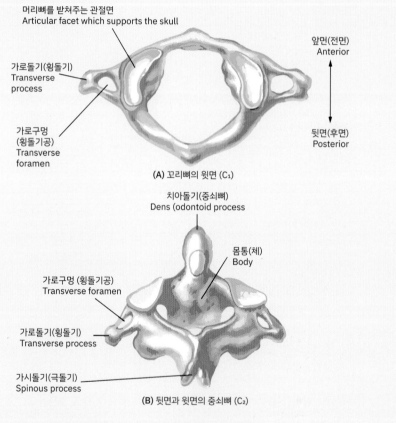

머리뼈를 받쳐주는 관절면
Articular facet which supports the skull

가로돌기(횡돌기)
Transverse
process

가로구멍
(횡돌기공)
Transverse
foramen

앞면(전면)
Anterior

뒷면(후면)
Posterior

(A) 꼬리뼈의 윗면 (C₁)

치아돌기(중쇠뼈)
Dens (odontoid process

몸통(체)
Body

가로구멍 (횡돌기공)
Transverse foramen

가로돌기(횡돌기)
Transverse process

가시돌기(극돌기)
Spinous process

(B) 뒷면과 윗면의 중쇠뼈 (C₂)

그림 4-11 (A) 위에서 내려다 본 꼬리뼈(C₁) (B) 중쇠뼈의 윗면과 뒷면(C₂)

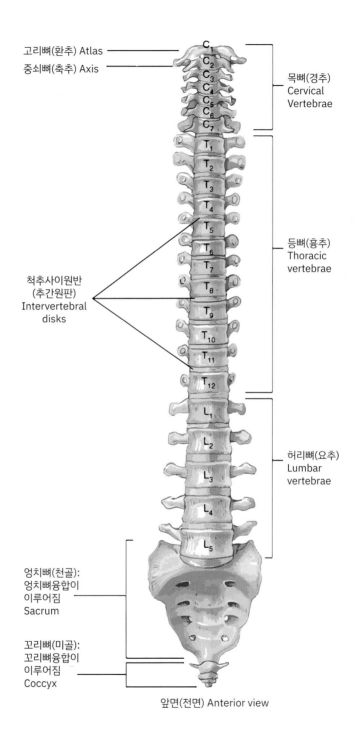

고리뼈(환추) Atlas
중쇠뼈(축추) Axis

목뼈(경추)
Cervical
Vertebrae

척추사이원반
(추간원판)
Intervertebral
disks

등뼈(흉추)
Thoracic
vertebrae

허리뼈(요추)
Lumbar
vertebrae

엉치뼈(천골):
엉치뼈융합이
이루어짐
Sacrum

꼬리뼈(미골):
꼬리뼈융합이
이루어짐
Coccyx

앞면(전면) Anterior view

그림 4-12 척주(vetebrae)

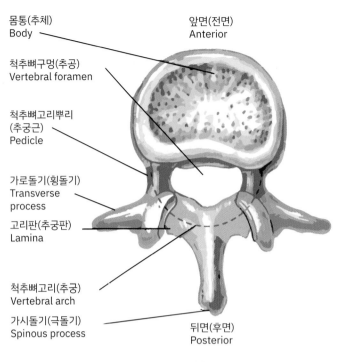

몸통(추체)
Body

앞면(전면)
Anterior

척추뼈구멍(추공)
Vertebral foramen

척추뼈고리뿌리
(추궁근)
Pedicle

가로돌기(횡돌기)
Transverse
process

고리판(추궁판)
Lamina

척추뼈고리(추궁)
Vertebral arch

가시돌기(극돌기)
Spinous process

뒤면(후면)
Posterior

위면(상면) Superior view

그림 4-13 척추의 전형적 특징

(4) 늑골(갈비뼈, rib)

12쌍으로 이루어져 있다. 이 뼈들은 연결 순서대로 이름이 붙여져 있다. 첫 7쌍은 복장뼈와 직접 연결되어 있기 때문에 참갈비뼈(진늑골, true ribs)라고 불린다. 그 아래의 5쌍은 거짓 갈비뼈(가늑골, false ribs)라고 불린다. 이어서 8번, 9번, 10번쌍의 연골부는 7번째 갈비뼈의 연결부에 붙어 있기 때문에 복장뼈와 간접적으로 연결된 상태이다. 11번과 12번의 갈비뼈는 연골부가 없고 앞부분에서는 따로 연결되지 않았기 때문에 거짓갈비뼈이며 뜬갈비뼈(부유늑골, floating ribs)라고도 한다. 물론 모든 갈비뼈의 뒷부분은 척추뼈와 연결된다.

(5) 가슴우리(흉곽, thorax)

가슴우리(흉곽)은 깔대기 모양을 하며 12개의 복장뼈(흉골), 12쌍의 갈비뼈(늑골) 및 1개의 복장뼈로 이루어져 있다. 이들로 둘러싸인 내부의 공간이 가슴안(흉강)이며 심장, 폐, 식도, 기관 및 주요 혈관을 보호하고 있다. 또한 팔이음부위와 팔의 뼈를 지탱해준다. 흉골(복장뼈, sternum)의 외형은 칼의 모양과 비슷하다(복장뼈자루는 손잡이, 몸통은 칼날 그리고 칼돌기는 칼끝). 칼돌기에는 갈비뼈와 직접 연결되어 있지 않고 자루와 몸통 양쪽에 첫 7개의 갈비뼈 연골부와 연결되어 있다. 흉골에는 복장뼈자루(흉골병, manubrium), 복장뼈몸통(흉골체, gladiolus), 칼돌기(검상돌기, xiphoid process)의 세 부분으로 이루어져 있다.

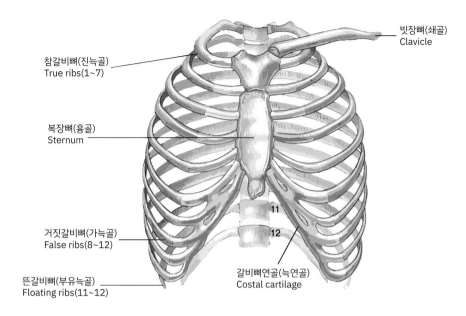

빗장뼈(쇄골)
Clavicle

참갈비뼈(진늑골)
True ribs(1~7)

복장뼈(흉골)
Sternum

11

12

거짓갈비뼈(가늑골)
False ribs(8~12)

뜬갈비뼈(부유늑골)
Floating ribs(11~12)

갈비뼈연골(늑연골)
Costal cartilage

그림 4-14 갈비뼈(늑골)의 앞면

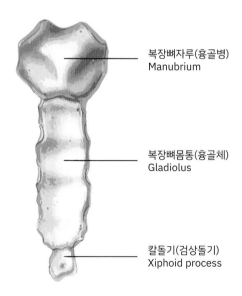

복장뼈자루(흉골병)
Manubrium

복장뼈몸통(흉골체)
Gladiolus

칼돌기(검상돌기)
Xiphoid process

그림 4-15 복장뼈(흉골)의 앞면

2) 팔다리뼈대

팔다리뼈대에는 상지대, 하지대, 상지골, 하지골로 구성된다. 팔(상지)의 뼈(bones of the upper extremites)에는 팔이음뼈(견갑대), 팔, 아래팔, 손목, 손 그리고 손가락뼈로 이루어져 있다.

(1) 상지대(팔이음뼈)

상지대(팔이음뼈)에는 팔빗장뼈(쇄골, clavicle)와 어깨뼈(견갑골, scapula)로서, 그중 빗장뼈는 길고 가느다란 뼈로 목의 시작부와 첫번째갈비뼈 위에 있다. 안쪽의 끝은 복장뼈자루와 관절을 이루고 있고 바깥쪽의 끝은 어깨뼈의 봉우리돌기(견봉돌기, acromial process)와 연결된다.

① **팔빗장뼈(쇄골, clavicle)**: 쇄골은 목덜미 밑에서 어깨와 연결되는 뼈를 말한다. 개정된 의학용어로는 빗장뼈(clavicle)라고 한다. 또 어깨를 구성하는 뼈 중 하나이다.

② **어깨뼈(견갑골, scapula)**: 가슴 척추부분에 위치한 2~7번 갈비뼈를 커버하는 크고 납작한 삼각형의 뼈이다. 견갑골(어깨뼈)에 있는 두 개의 두드러진 돌기부는 부리돌기(오훼돌기, coracoid process)와 관절오목(관절와, glenoid fossa)으로서, 이들은 각각 팔을 움직이는 근육의 연결부와 위팔뼈의 머리를 받아들여 어깨관절을 이루는 역할을 한다.

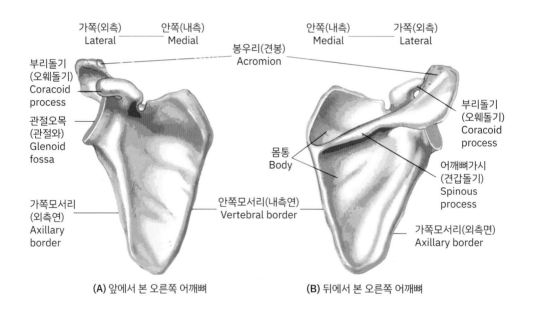

그림 4-16 **어깨뼈(견갑골, scapula)** (A) 앞면 (B) 뒷면

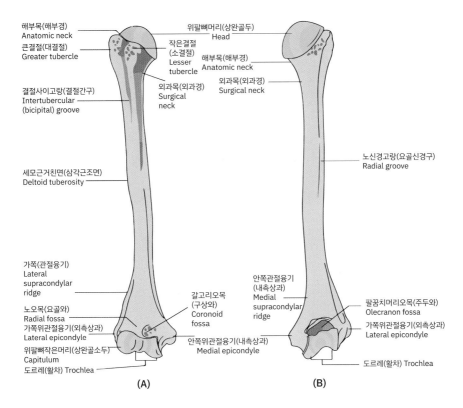

그림 4-17 **오른쪽 위팔뼈(상완골, humerus)** (A) 앞면 (B) 뒷면

(2) 상지골

① **상완골(위팔뼈, humerus)**: 상완골은 위팔부분에서 가장 길고 가장 큰 뼈이다. 상완골의 머리 부분은 둥글고 목부위를 시작으로 나머지 부분들과 연결되어 있다. 위팔뼈 위쪽에는 두 개의 돌출부가 있는데, 이는 여러 팔 근육의 부착부 역할을 한다.

② **척골(자뼈, ulna)**: 아래팔의 안쪽에 있는 뼈이다. 척골의 뼈몸통(골간, shaft)은 삼각형 이고 하단의 말단부는 머리 부분이라 불린다. 위쪽 말단부는 팔꿈치머리돌기(주두돌기, olecranon process)라 한다.

③ **요골(노뼈, radius)**: 아래팔 가쪽에 위치한 상대적으로 짧은뼈(단골)이다. 척골과 요골 두 뼈의 사이 공간을 가로지르는 골간연막에 의해 자뼈와 연결되어 있다. 이 둘은 하나로 움 직인다.

④ **수근골(손목뼈, carpals)**: 두 줄에 각각 4개씩의 뼈로 이루어져 있다. 손가락 쪽에 있는 줄 에서, 새끼손가락 쪽부터 차례로 뼈들의 명칭을 알아보면 갈고리뼈(유구골, hamate), 알머리뼈(유두골, capitate), 작은마름뼈(소능형골, trapezoid), 그리고 큰마름뼈(대

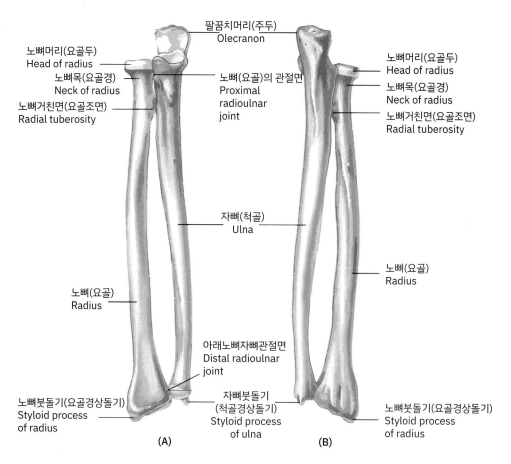

노뼈머리(요골두)
Head of radius

노뼈목(요골경)
Neck of radius

노뼈거친면(요골조면)
Radial tuberosity

팔꿈치머리(주두)
Olecranon

노뼈(요골)의 관절면
Proximal
radioulnar
joint

노뼈머리(요골두)
Head of radius

노뼈목(요골경)
Neck of radius

노뼈거친면(요골조면)
Radial tuberosity

자뼈(척골)
Ulna

노뼈(요골)
Radius

노뼈(요골)
Radius

아래노뼈자뼈관절면
Distal radioulnar
joint

노뼈붓돌기(요골경상돌기)
Styloid process
of radius

자뼈붓돌기
(척골경상돌기)
Styloid process
of ulna

노뼈붓돌기(요골경상돌기)
Styloid process
of radius

(A)   (B)

그림 4-18 팔의 노뼈(요골, radius)와 자뼈(척골, ulna) (A) 앞면 (B) 뒷면

능형골, trapezium)다. 그 순서로 손목 쪽 줄의 뼈 명칭을 알아보면 콩알뼈(두상골, pisiform), 세모뼈(삼각골, triquetral), 반달뼈(월상골, lunate) 그리고 손배뼈(주상골, navicular, scaphoid)가 있다.

⑤ **중수골(손허리뼈, metacarpal bones)**: 작은 긴 뼈(장골)로서 바닥(base), 대(shaft), 머리(head)로 구성되어 있다. 손목뼈에서 마치 자전거 바큇살처럼 부챗살모양으로 배열되어 있고 각각 손가락의 마디뼈(phalanges)와 관절을 이룬다.

⑥ **손가락뼈(지절골, phalanges)**: 손가락뼈는 총 14개로 구성되어있다. 엄지손가락을 제외한 나머지 손가락에는 3개의 손가락뼈(지절골, phalanx)가 있다. 기부와 가까운 첫마디뼈(기절골, proximal), 중간마디뼈(중절골, middle) 그리고 말단인 끝마디뼈(말절골, distal)가 있으며, 엄지손가락에는 첫마디뼈와 끝마디뼈만이 있다.

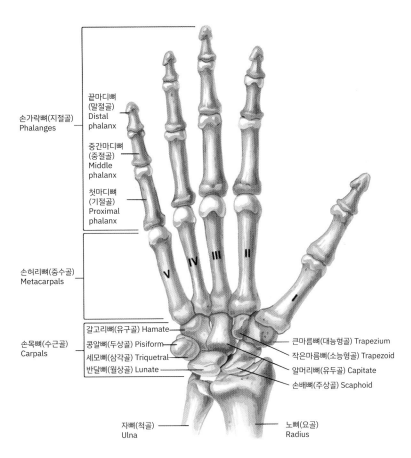

손가락뼈(지절골)
Phalanges

끝마디뼈
(말절골)
Distal
phalanx

중간마디뼈
(중절골)
Middle
phalanx

첫마디뼈
(기절골)
Proximal
phalanx

손허리뼈(중수골)
Metacarpals

손목뼈(수근골)
Carpals

갈고리뼈(유구골) Hamate
콩알뼈(두상골) Pisiform
세모뼈(삼각골) Triquetral
반달뼈(월상골) Lunate

큰마름뼈(대능형골) Trapezium
작은마름뼈(소능형골) Trapezoid
알머리뼈(유두골) Capitate
손배뼈(주상골) Scaphoid

자뼈(척골)
Ulna

노뼈(요골)
Radius

그림 4-19 손목뼈(수근골, carpals), 중수골(metacarpals), 손가락뼈(phalanges)

(3) 하지대

하지대는 몸통을 지지하고 다리가 부착된다. 이는 한 쌍의 볼기뼈(관골, hip bone)로 이루어져 있다. 볼기뼈는 엉덩뼈(장골, ilium), 궁둥뼈(좌골, ischium), 두덩뼈(치골, pubis)라는 3개의 뼈가 하나로 융합된 형태로 이루어져 있다. 골반대(하지대, pelvic girdle)는 두 개의 볼기뼈로 이루어지는데 이것은 앞쪽으로는 두덩뼈를 통해 서로 관절을 이루고 뒤쪽으로는 엉치뼈(천골, sacrum)를 통해 관절을 이룬다. 이 환형뼈를 골반(pelvis)이라 한다.

① **두덩뼈(치골, pubis)**: 치골은 골반을 구성하는 세 뼈 중의 하나이다. 좌우 두 개가 존재하는데 가운데에서 두덩결합이라는 섬유성 연골판으로 형성된 관절을 이루면서 이어져있다.

② **엉덩뼈(장골, ilium)**: 볼기뼈(관골)의 가장 위쪽이고 가장 많은 면적을 차지한다. 이는 엉덩이 위쪽의 넓은 부분을 이룬다. 그 모서리는 전단상위 엉덩뼈척추와 전단하위 엉덩뼈 척추로 뻗어 있다.

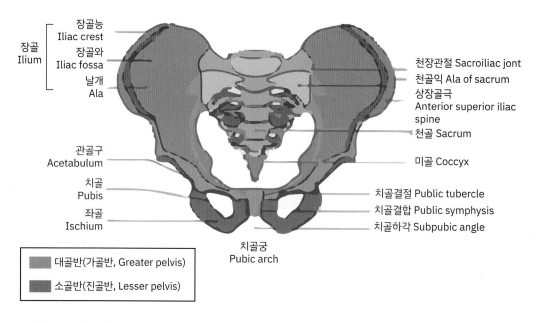

장골
Ilium
- 장골능 Iliac crest
- 장골와 Iliac fossa
- 날개 Ala

천장관절 Sacroiliac jont
천골익 Ala of sacrum
상장골극 Anterior superior iliac spine
천골 Sacrum
미골 Coccyx

관골구 Acetabulum
치골 Pubis
좌골 Ischium

치골결절 Public tubercle
치골결합 Public symphysis
치골하각 Subpubic angle

치골궁 Pubic arch

■ 대골반(가골반, Greater pelvis)
■ 소골반(진골반, Lesser pelvis)

그림 4-20 하지대

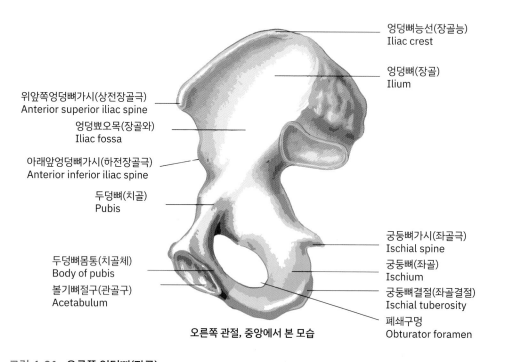

엉덩뼈능선(장골능) Iliac crest
엉덩뼈(장골) Ilium

위앞쪽엉덩뼈가시(상전장골극) Anterior superior iliac spine
엉덩뽀오목(장골와) Iliac fossa
아래앞엉덩뼈가시(하전장골극) Anterior inferior iliac spine
두덩뼈(치골) Pubis

궁둥뼈가시(좌골극) Ischial spine
궁둥뼈(좌골) Ischium
궁둥뼈결절(좌골결절) Ischial tuberosity
폐쇄구멍 Obturator foramen

두덩뼈몸통(치골체) Body of pubis
볼기뼈절구(관골구) Acetabulum

오른쪽 관절, 중앙에서 본 모습

그림 4-21 오른쪽 엉덩뼈(장골)

③ **궁둥뼈(좌골, ischium)**: 볼기뼈(관골)에서 가장 강한 부분이고 이는 약간 전단으로 지향되어 있다. 그 곡선 외곽은 정면에서 보았을 때 골반의 하반부 가장자리로 보인다. 여기에는 앉을 때 몸무게를 지탱할 수 있도록 둥글고 굵은 융기가 있다.

④ **두덩뼈(치골, pubis)**: 상위이고 궁둥뼈(좌골)보다 약간 앞쪽으로 나와 있다. 두덩뼈와 궁둥뼈 사이에는 큰 폐쇄구멍(폐쇄공, obturator foramen)이 있다. 이는 인체에서 가장 큰 구멍이며, 그 사이를 신경, 혈관, 힘줄(건)이 지나간다. 엉덩이의 측면 부분의 폐쇄구멍 바로 위로는 볼기뼈절구(관골구, acetabulum)가 있다. 골반을 이루는 3가지 뼈들은 이 볼기뼈절구에서 만나 모인다. 이는 또 넙다리뼈(대퇴골)의 머리 부분을 받아들여 엉덩관절을 이룬다.

(4) 하지골

하지골은 다리의 다른 뼈들로는 넙다리뼈(대퇴골), 무릎뼈(슬개골), 정강뼈(경골), 종아리뼈(비골), 발목뼈(족근골), 발배뼈 그리고 발가락뼈 등이 있다. 다음은 하지골에 속한다.

① **넙다리뼈(대퇴골, femur)**: 대퇴골은 신체에서 가장 크고 가장 무거운 뼈이다. 독특한 인체 공학적 설계로 체중을 효과적으로 분산시킬 수 있도록 신체 중심부 안쪽으로 휘어 들어온 각도로 서 있다. 대퇴골의 위부위에는 골반의 볼기뼈절구(관골구)에 삽입되는 뼈머리(두,

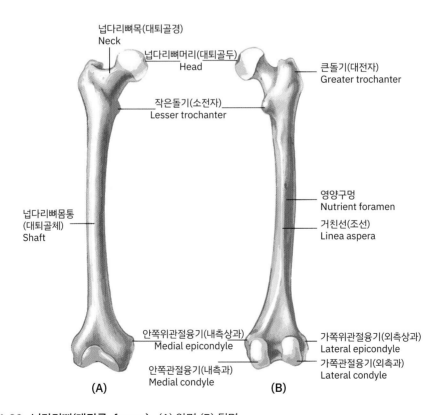

그림 4-22 **넙다리뼈(대퇴골, femur)** (A) 앞면 (B) 뒷면

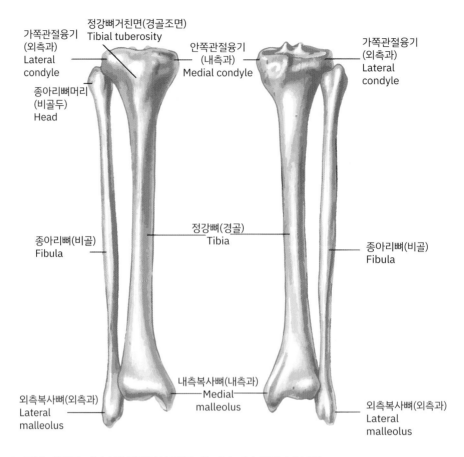

정강뼈거친면(경골조면)
Tibial tuberosity

가쪽관절융기
(외측과)
Lateral
condyle

종아리뼈머리
(비골두)
Head

안쪽관절융기
(내측과)
Medial condyle

가쪽관절융기
(외측과)
Lateral
condyle

종아리뼈(비골)
Fibula

정강뼈(경골)
Tibia

종아리뼈(비골)
Fibula

외측복사뼈(외측과)
Lateral
malleolus

내측복사뼈(내측과)
Medial
malleolus

외측복사뼈(외측과)
Lateral
malleolus

그림 4-23 **정강뼈(경골, tibia)와 종아리뼈(비골, fibula)** (A) 앞면 (B) 뒷면

head)가 있다. 대퇴골의 아래부위는 넓은 측면 관절융기와 더 넓은 중앙 관절융기로 이루어져 있고 이는 정강뼈(경골)의 말초부와 관절을 형성한다.

② **슬개골(무릎뼈, patella)**: 슬개골(종자뼈)는 종자(씨앗)과 같은 모양을 하고 있다. 종자뼈는 이는 어느 정도 납작하며, 삼각형이다. 슬개골은 무릎관절 바로 앞에 위치하며 넙다리네갈래근(대퇴사두근)의 힘줄로 둘러싸여 있다. 슬개골은 넙다리뼈(대퇴골)만 연결되어 있고 움직이는 뼈이며 무릎을 펴게 하는 근육의 지레 힘을 증가시킨다.

③ **경골(정강이뼈, tibia)**: 경골은 다리의 아래 부위를 이루는 두 개의 뼈 중 큰 뼈의 명칭이다. 경골과 평형하게 위치한 뼈가 비골이다.

④ **비골(종아리뼈, fibula)**: 비골은 다리의 아래 부위의 두 개 중 작은 뼈이다. 비골의 길이와의 비례를 보았을 때 인체에서 가장 가는 뼈이다. 비골은 대퇴골과 연동하지 않고 정강뼈 위부위 끝에 연결된다.

⑤ **족근골(발목뼈, tarsal bone)**: 족근골은 손목에 있는 수근골과 뼈와 비슷하나 크기는 더 크다. 족근골에는 거골(목발뼈, talus), 종골(발꿈치뼈, calcaneus), 주상골(발배뼈, navicular bone), 3개의 쐐기뼈(cuneiform bone) 및 입방골(입방뼈, cuboid bone) 로 구성된다.

   ㉠ **거골(목발뼈)**: 족근골 위에 얹혀 있으며, 족근골 중 가장 위에 위치하여 비골과 경골과 연결된다. 거골은 발목을 이루며 체중을 발뒤꿈치로 전달하는 역할을 한다.

   ㉡ **종골(발꿈치뼈)**: 보행 시 체중을 부담해야 하므로 발목뼈 중 가장 큰 뼈이다.

   ㉢ **주상골(발배뼈)**: 발의 안쪽에 있는 배 모양의 뼈이다.

   ㉣ **쐐기뼈(cuneiform bone)**: 먼쪽 발목뼈로 쐐기 모양을 하고 있다.

   ㉤ **입방뼈(입방골)**: 발의 가쪽에 있는 입방형의 뼈이다.

⑥ **중족골(발허리뼈, metatarsal bone)**: 발허리뼈는 발바닥과 발등을 이루는 5개의 뼈이다.

⑦ **지골(발가락뼈, phalanges)**: 길이가 매우 짧지만 바닥(base), 대(shaft), 머리(head)로 구성되어 있기 때문에 긴뼈(장골)로 분류된다. 이들은 손가락뼈(지골)와 동일하게 구성되어 있다. 엄지발가락을 제외한 네 발가락에는 첫마디뼈(기절골, proximal phalanx), 중간마디뼈(중절골, middle phalanx), 끝마디뼈(말절골, distal phalanx)라는 3개의 발가락뼈가 있고 엄지발가락에는 중간마디뼈는 없고 첫 마디뼈와 끝마디뼈만 있다. 엄지발가락의 상단 첫마디뼈는 보행 시 체중을 지탱해야하므로 끝마디뼈보다 크다.

발의 아치

서 있을 때 무게를 지탱해주고 보행 시 도움을 주기 위해 발을 이루는 뼈는 두 개의 세로발바닥활 (종족궁, longitudinal arch)과 한 개의 가로발바닥활(횡족궁, transverse arch)이 있다.

① **안쪽세로발바닥활**: 발꿈치뼈(종골), 목말뼈(거골), 발배뼈(주상골), 세 개의 쐐기뼈(설상골) 그리고 세 개의 중간발허리뼈로 구성되어 있다. 이것은 발에서 가장 높은 발바닥활(족궁)로 쉽게 구별 가능하다.

② **가쪽세로발바닥활**: 훨씬 낮은 편이고 발꿈치뼈(종골), 입방뼈(입방골) 그리고 두 개의 발허리뼈로 구성되어 있다.

③ **가로발바닥활**: 세로발바닥활과 직각을 이루며 발허리뼈의 바닥에 가장 두드러지게 나타난다.

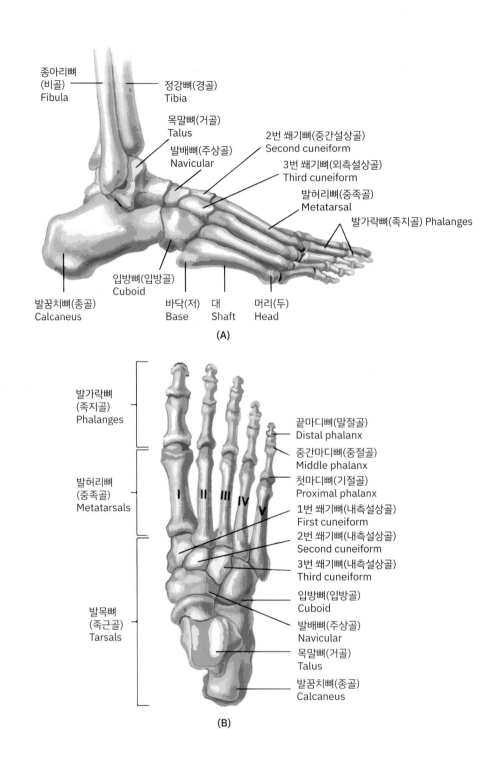

종아리뼈
(비골)
Fibula

정강뼈(경골)
Tibia

목말뼈(거골)
Talus

2번 쐐기뼈(중간설상골)
Second cuneiform

발배뼈(주상골)
Navicular

3번 쐐기뼈(외측설상골)
Third cuneiform

발허리뼈(중족골)
Metatarsal

발가락뼈(족지골) Phalanges

입방뼈(입방골)
Cuboid

발꿈치뼈(종골)
Calcaneus

바닥(저)
Base

대
Shaft

머리(두)
Head

(A)

발가락뼈
(족지골)
Phalanges

발허리뼈
(중족골)
Metatarsals

발목뼈
(족근골)
Tarsals

끝마디뼈(말절골)
Distal phalanx

중간마디뼈(중절골)
Middle phalanx

첫마디뼈(기절골)
Proximal phalanx

1번 쐐기뼈(내측설상골)
First cuneiform

2번 쐐기뼈(내측설상골)
Second cuneiform

3번 쐐기뼈(내측설상골)
Third cuneiform

입방뼈(입방골)
Cuboid

발배뼈(주상골)
Navicular

목말뼈(거골)
Talus

발꿈치뼈(종골)
Calcaneus

(B)

그림 4-24 **발목뼈(tarsals), 발허리뼈(metatarsals), 발가락뼈(phalanges)**
(A) 옆면에서 본 오른쪽 발목과 발 (B) 윗면에서 본 오른쪽 발목과 발

관절(joint)

뼈 간의 접합 또는 연결 장소이다. 보통 관절이라고 하면 어깨관절(견관절)이나 엉덩관절(고관절)의 경우처럼 자유로이 움직이는 관절을 생각하는 경향이 있으나 어떤 종류의 관절들은 그 위치에서 움직임이 제한되거나 아예 움직임이 없는 경우도 있다.

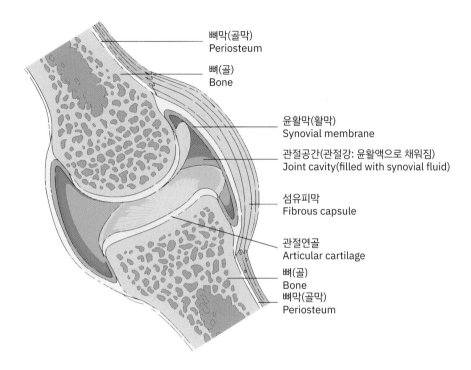

뼈막(골막)
Periosteum

뼈(골)
Bone

윤활막(활막)
Synovial membrane

관절공간(관절강: 윤활액으로 채워짐)
Joint cavity(filled with synovial fluid)

섬유피막
Fibrous capsule

관절연골
Articular cartilage

뼈(골)
Bone
뼈막(골막)
Periosteum

그림 4-25 윤활관절의 구조

관절의 분류

관절(joint)은 허용되는 움직임의 정도(기능)와 관절의 뼈를 서로 지탱하는 물질의 종류(구조)에 따라 크게 다음 세 가지의 그룹으로 분류된다.

(1) 섬유관절(부동관절, synarthroses)

섬유관절 움직임이 허용되지 않는 뼈들 사이의 관절 또는 접합부이다. 섬유관절 또는 움직일 수 없는 관절에는 세 가지 종류가 있다.

① **봉합(suture)**: 섬유조직의 얇은 층에 의해 연결된 뼈들에 의한 관절이다.

② **인대결합(syndesmosis)**: 뼈와 뼈 사이가 섬유조직에 의해 연결된 상태이다.

③ **못박이관절(정식관절, gomphosis)**: 원추형 돌기가 오목구조에 끼워져 들어가고 섬유조직에 의해 지지가 된 상태이다.

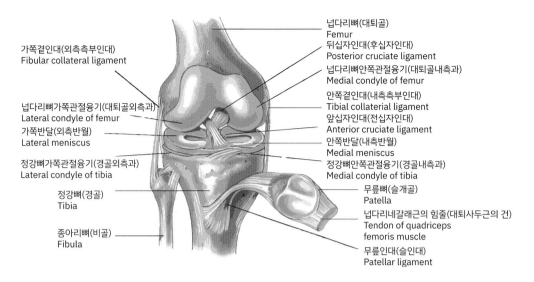

가쪽곁인대(외측측부인대)
Fibular collateral ligament

넙다리뼈가쪽관절융기(대퇴골외측과)
Lateral condyle of femur

가쪽반달(외측반월)
Lateral meniscus

정강뼈가쪽관절융기(경골외측과)
Lateral condyle of tibia

정강뼈(경골)
Tibia

종아리뼈(비골)
Fibula

넙다리뼈(대퇴골)
Femur

뒤십자인대(후십자인대)
Posterior cruciate ligament

넙다리뼈안쪽관절융기(대퇴골내측과)
Medial condyle of femur

안쪽곁인대(내측측부인대)
Tibial collaterial ligament

앞십자인대(전십자인대)
Anterior cruciate ligament

안쪽반달(내측반월)
Medial meniscus

정강뼈안쪽관절융기(경골내측과)
Medial condyle of tibia

무릎뼈(슬개골)
Patella

넙다리네갈래근의 힘줄(대퇴사두근의 건)
Tendon of quadriceps
femoris muscle

무릎인대(슬인대)
Patellar ligament

그림 4-26 무릎의 홑경첩관절의 구조

(2) 반관절(긴밀관절, amphiarthroses)

반관절 약간의 움직임만 허용되는 관절로서, 두 가지 종류가 있다.

① **섬유연골결합(symphysis)**: 섬유연골의 판에 의해 뼈가 연결된 형태이다. 분만 시 산도(자궁목)를 확장해주기 위하여 두덩뼈가 약간 이동을 할 수 있도록 해준다.

② **유리연골결합(초자연골결합, synchondrosis)**: 두 개의 뼈가 만나는 부위가 유리질연골에 의하여 결합한 관절이다. 이러한 연골은 나이가 들면서 영구적인 뼈로 바뀐다.

(3) 가동관절(윤활관절, diarthroses, synovial joints)

자유스럽게 움직일 수 있는 관절이다. 보통 피막에 감싸진 상태로 공동(비어 있는 공간)에 있다.

① **인대**: 연골을 지지해 주는 섬유조직이다.

② **연골**: 반대쪽 뼈 끝부분을 덮는 역할을 한다. 이러한 피막은 윤활막을 함유한 상태로 안쪽(내측)에 정렬되어 있고, 윤활막은 윤활액을 생산한다. 대부분의 팔과 다리를 연결하는 관절은 이러한 윤활관절로 이루어져 있다. 관절연골은 제한적으로 혈액공급을 받는데 이는 관절피막과 연골이 만나는 곳에 있는 아래 윤활조직의 혈관 또는 윤활액으로부터 공급된다.

③ **윤활액**: 윤활액은 반대쪽 뼈에 부드럽게 미끄러질 수 있는 표면을 제공해 주고 관절연골에 영양소를 제공해주는 두 가지 기능을 가지고 있다. 연골은 또한 척추뼈 사이의 체중의 압력과 달리거나 걷거나 뛸 때의 충격을 최소화하는 완충제로 작용한다.

④ **아교섬유(collagenous fibers)**: 윤활관절에 있어서 뼈와 뼈 사이를 연결하며 관절을 감싸는 피막을 형성한다.

⑤ **힘줄(건)**: 건은 피막의 가장 바깥층에 있다. 이들은 윤활관절이 안정적으로 유지되도록 중요한 기능을 제공한다. 또한 이들은 이완과 수축 하는 동안에 관절의 모든 부분에서 공고히 결합하

여 관절을 유지해주기 때문에 인대보다 더욱더 많은 장점이 있다.

⑥ **윤활관절의 기능**: 다양한 기능을 가지고 있는데 첫째 체중을 견디고 운동성을 허용한다. 둘째로 인대, 힘줄, 근육과 관절연골로 구성된 피막이 형성하는 구조물은 안정성을 준다. 셋째로 윤활액은 관절을 매끄럽게 하고 연골에 영양분을 제공한다.

종류	설명
굽힘(굴곡, flexion)	뼈 사이의 각도를 굽히거나 줄이는 행위
폄(신전, extension)	뼈 사이의 각도를 증가시키는 행위이고 굽힘의 반대작용
과다젖힘(hyperextension)	해부학적 위치를 넘어서서 관절 각도를 증가시키는 것
벌림(외전, abduction)	몸의 중심선으로부터 팔이 멀어지는 것
모음(내전, adduction)	몸의 중심쪽으로 팔이 움직이는 것
돌림(회전, rotation)	머리를 돌릴 때처럼 중심축 주위로 뼈를 움직이는 운동
휘돌림(회선, circumduction)	팔다리가 허공에서 원을 그리듯이 움직이는 것
뒤침(회외, supination)	노뼈(요골, radius)와 자뼈(척골, ulna)가 평행하도록 아래팔뼈(전완골)를 움직이는 것
엎침(회내, pronation)	손바닥을 뒤쪽을 향하거나 아래쪽을 향하게 하는 것
가쪽번짐(외번, eversion)	발목의 바깥쪽으로 발을 움직이는 것
내밈(돌출, protraction)	땅과 평행인 면을 기준으로 몸을 앞쪽으로 움직이는 것
후퇴(퇴축, retraction)	내밈의 반대 움직임
올림(상전, elevation)	어깨를 위로 올리는 것
내림(하전, depression)	어깨를 아래로 내리는 것
맞섬(대립, opposition)	엄지손가락에만 일어나며 영장류에만 있는 독특한 운동으로 엄지손가락 끝과 다른 손가락들을 모을 때 일어남
위치복원(재배치, reposition)	손가락이 원래 위치로 돌아갈 때 일어남
발등굽힘 (배측굴곡, dorsiflexion)	걸어갈 때 발목관절에서 발을 올리는 것
발바닥쪽굽힘 (족저굴곡, plantar flexion)	발을 내리는 것

⑦ **윤활관절의 형태**
   ⊙ **절구관절(구상관절, ball-and-socket or spheroidal joint)**: 공 모양의 뼈머리가 오목하게 들어간 구멍 모양의 뼈에 들어가진 형태이다.

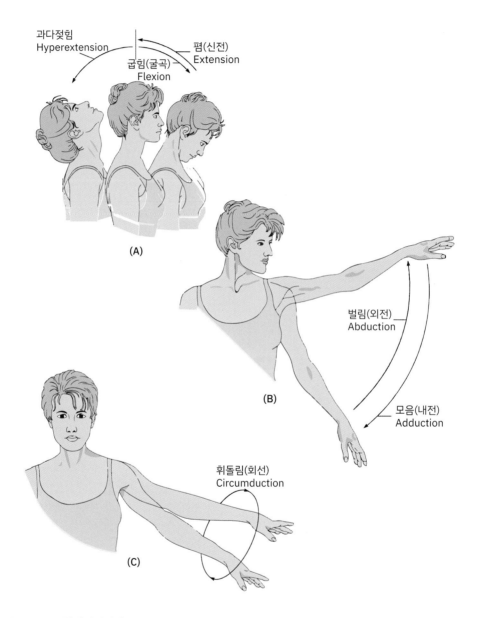

그림 4-27 **윤활관절에서의 운동** (A) 굽힘/폄과 과다젖힘 (B) 벌림/모음 (C) 휘돌림

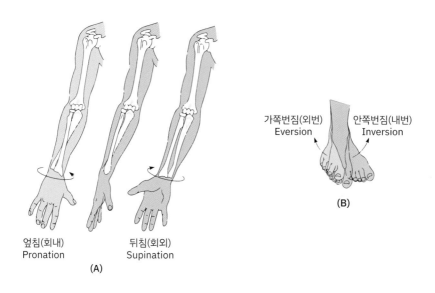

가쪽번짐(외번)
Eversion

안쪽번짐(내번)
Inversion

(B)

엎침(회내)
Pronation

뒤침(회외)
Supination

(A)

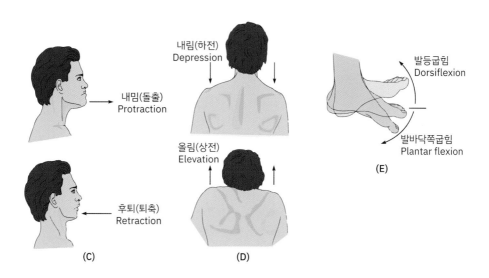

내림(하전)
Depression

내밈(돌출)
Protraction

올림(상전)
Elevation

후퇴(퇴축)
Retraction

(C)

(D)

발등굽힘
Dorsiflexion

발바닥쪽굽힘
Plantar flexion

(E)

그림 4-28 **윤활관절에서의 운동** (A) 엎침/뒤침 (B) 가쪽번짐/안쪽번짐 (C) 내밈/후퇴 (D) 내림/올림
　　　　　(E) 발등굽힘/발바닥쪽

ⓛ **경첩관절(접번관절, hinge or ginglymus joint)**: 볼록한 표면이 오목한 표면과 만나서 이루어지는 관절구조이다. 이러한 형태의 관절에서는 운동성이 굽힘(굴곡)과 폄(신전)으로 제한을 받고 운동평면도 단면일 수밖에 없다. 운동성이 단면으로 움직일 수 없기 때문에 홑경첩관절이라 부르기도 한다.

ⓒ **중쇠관절(차축관절, pivot or trochoid joint)**: 단일 면에서 제한된 움직임을 보이기 때문에 또 다른 홑축관절이라 볼 수 있다. 이러한 관절의 모양은 세로축에 형성된 오목한 뼈에 축모양의 돌기가 회전하는 구조로 되어 있다.

ⓔ **융기관절(과상관절, condyloid joint)**: 타원 모양의 관절융기가 타원형의 공동에 꼭 맞는 형태다. 운동성은 상호 간에 직각으로 두 평면에서 움직일 수 있다. 손은 마치 멈추라는 표시를 하는 것처럼 한쪽 면으로 들어 올리거나 반대로 내릴 수 있도록 굽히거나 펼 수 있다. 또한 잘 가라는 인사를 할 때처럼 벌림과 모음을 통해 손을 흔들 수도 있다.

ⓜ **안장관절(안상관절, saddle joint)**: 한쪽 관절 표면이 한 방향은 오목하게 들어가 있고 다른 쪽(큰마름뼈, 손목의 손목뼈)은 볼록하게 나와 있다. 한편 다른 관절의 표면은 상대적으로 볼록하거나 오목하다(엄지손가락에 있는 손허리뼈). 결국 두 개의 뼈들이 잘 맞게 되어 있다. 굽힘(굴곡)과 폄(신전)뿐만 아니라 모음과 벌림이 가능하다.

ⓗ **미끄럼관절(활주관절, gliding joint)**: 서로 표면이 평평하거나 또는 약간 오목하고 볼록한 표면이 서로 마주 보는 구조로 미끄러지는 운동성을 가지고 있다.

(4) 윤활주머니(윤활낭, bursae)

윤활막이 붙어 있는 밀폐된 주머니 모양이다. 힘줄, 인대, 뼈 사이의 결합조직 사이에서 볼 수 있다. 뼈인대 표면을 덮고 있는 힘줄과 근육을 덮고 있는 또 다른 근육들이 서로 간에 잘 미끄러질 수 있도록 도움을 준다. 윤활주머니는 이들이 발견되는 장소에 의해 세 가지로 분류할 수 있다.

① **피부밑윤활주머니(피하윤활낭, subcutaneous bursae)**: 피부밑에 있는 뼈돌기가 존재하는 상태이다.

② **근막밑윤활주머니(근막하윤활낭, subfascial bursae)**: 근육 사이에 존재하고 한쪽 근육의 근막(fascia) 위쪽과 반대쪽 근육의 근막 아래쪽에서 발견된다.

③ **힘줄밑윤활주머니(건하윤활낭, subtendinous bursae)**: 힘줄이 다른 힘줄 위쪽에 자리하고 있거나 한 힘줄이 일부 뼈돌기 위쪽을 덮고 있는 어깨의 경우에서 발견할 수 있다.

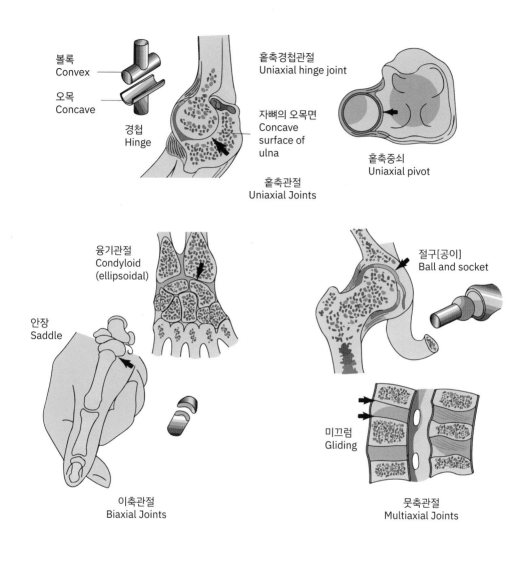

볼록
Convex

오목
Concave

경첩
Hinge

홑축경첩관절
Uniaxial hinge joint

자뼈의 오목면
Concave surface of ulna

홑축중쇠
Uniaxial pivot

홑축관절
Uniaxial Joints

융기관절
Condyloid (ellipsoidal)

안장
Saddle

이축관절
Biaxial Joints

절구[공이]
Ball and socket

미끄럼
Gliding

뭇축관절
Multiaxial Joints

그림 4-29 자유로이 움직이는 윤활관절의 6가지 형태

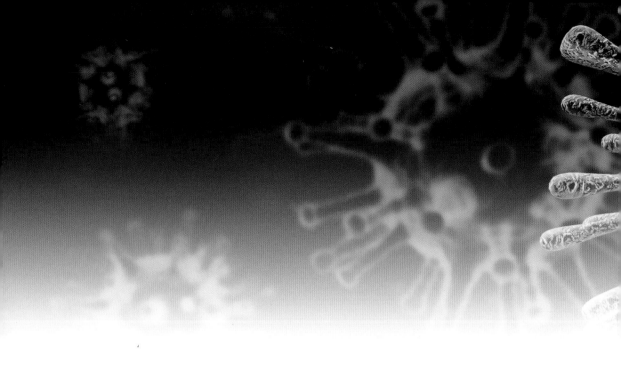

근육계통
Muscular System

05

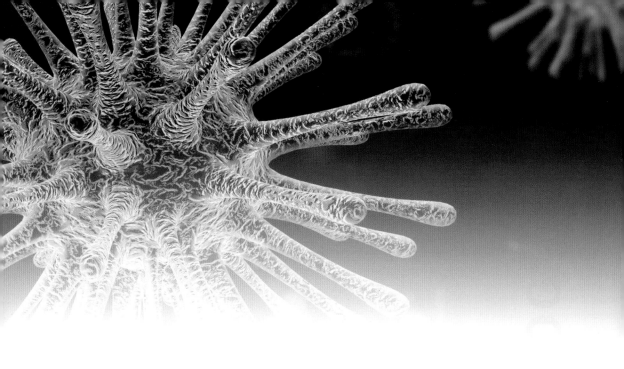

우리 몸의 근육은 약 650개 정도 존재하며 체중의 40~50%를 차지한다. 모든 행동은 인간이 주위의 환경에 반응하게 하는 것이다. 민무늬근육(평활근, smooth muscle)은 정맥과 동맥으로 혈액을 함유하고 있으며, 심장근육(심근, cardiac muscle)은 혈액을 펌프질하며 산소와 영양분을 조직에 공급하고 노폐물을 제거한다.

우리는 근육을 이용해서 지구력을 필요로 하는 몸을 자유롭게 움직이게 된다. 근육이 수축할 때, 신체가 전체적으로 움직이며 인체 내 기관들이 적절하게 기능하도록 한다. 가로막근육은 가슴과 복부가 호흡하도록 한다.

CHAPTER 05
근육계통
Muscular System

근육의 기능

우리 몸의 근육은 다음과 같은 기능을 한다.

① 몸의 지지: 골격근육은 우리의 몸을 지탱한다. 골격근육 수축은 중력의 힘에 맞서게 하며, 몸을 꼿꼿이 세우게 한다.

② 몸의 운동: 골격근육은 뼈를 움직이게 한다. 근육 수축은 팔과 다리를 움직이게 하며, 얼굴의 표정, 호흡 등의 운동을 가능하게 한다.

③ 체온 유지: 골격근육은 우리 몸을 일정한 체온을 유지하도록 돕는다. 근육의 수축에는 ATP의 분해로 야기되며, 이때 발생하는 열이 우리 몸에 분산된다.

④ 심장혈관과 림프관 운동을 도움: 골격근육의 수축은 심장혈관과 림프관의 운동을 돕는다. 골격근육은 수축의 압력이 심장혈관에서 혈액 이동과 림프관에서 림프액 이동을 유지시킨다.

⑤ 내장기관 보호: 골격근육은 우리 몸의 내장기관을 보호하고 관절이 고정되게 한다. 근육은 기관을 보호하는 뼈를 감싸며, 근육의 힘줄은 관절에서 뼈를 지탱한다.

근육의 유형

근육은 뼈대근육 또는 가로무늬근육, 민무늬근육 또는 내장근육, 심장근육, 뼈대근육(골격근, skeletal muscle)은 수축을 조절할 수 있는 맘대로근(수의근, voluntary muscle)이 있다. 현미경으로 보면 뼈대근육세포는 다핵이며 가로무늬가 있다. 반면 민무늬근육은 제대로근(불수의근, involuntary muscle)이며 단핵이고 가로무늬가 없다. 심장근육(심근, cardiac muscle)은 제대로근이며 가로무늬이고 단핵이며 오직 심장에만 존재한다.

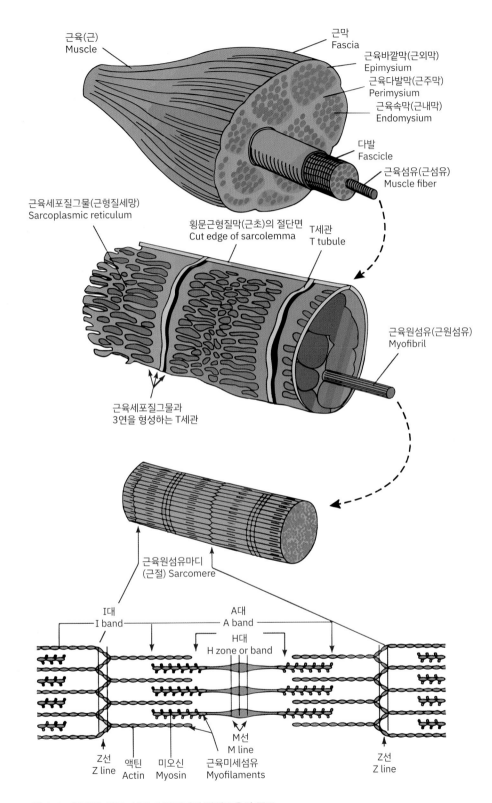

그림 5-1 **현미경, 세포, 분자 수준에서의 뼈대근육의 구조**

1) 뼈대근육 또는 가로무늬근육

(1) 구조

성숙한 뼈대근육 또는 가로무늬근육은 길고 가는 근육섬유들로 구성된다. 세포의 이러한 독특한 구조, 즉 폭보다 길이가 길기 때문에 종종 뼈대근육세포들을 뼈대근육섬유라 한다.

각각의 근육세포 또는 섬유들은 다핵이며 특이한 세포막으로 둘러싸여 있다. 이 세포막은 전기적으로 분극상태이며 횡문근형질막(근초, sarcolemma)이라 한다. 근육들은 근육다발(근속, fasciculi)이라 하는 많은 근육의 다발로 구성되어 있다. 근육세포들의 각각의 개별적인 다발, 즉 다발(섬유속, fascicle)은 근육다발막(근주막, perimysium)이라 하는 결합조직의 또 다른 층에 의해 둘러싸여 있으며 맨눈으로 볼 수 있다. 이 근육다발막은 근육바깥막(근외막, epimysium)이라 하는 전체 근육을 싸고 있는 거칠고 불규칙한 결합조직과 연결되어 있다. 이러한 결합조직의 3층은 근육세포들과 다발 모두를 함께 묶어주는 시멘트 역할을 한다. 성긴결합조직층은 근막(fascia)이라 하며 근육바깥막 표면에서 근육 전체를 덮고 있다.

(2) 근육수축의 생리

근육수축(muscle contraction)은 근육의 근원섬유들을 이루는 미오신 단백질의 결합체인 굵은 필라멘트(myosin filament)와 액틴 단백질로 구성된 가는 필라멘트(actin filament) 간 교차결합으로 이루어진다.

① 자극 단계

ㄱ 운동신경의 활동전압은 신경근연접의 공간으로 아세틸콜린을 방출시킨다.

ㄴ 아세틸콜린은 운동말판의 수용체와 결합하여 탈분극을 유도하고 탈분극이 일어나면 근형질세망으로부터 칼슘이온이 방출된다.

② 수축단계

ㄱ **신경, 근육 이음부**: 신경, 근육이음부에서는 운동신경의 아세틸콜린(ACh) 신호가 근육섬유 안으로 전달되면서 전기신호로 바뀌게 된다. 신경의 끝에서 아세틸콜린이 분비되어 연접 틈새로 유출되고, 아세틸콜린이 근육 세포막의 끝에 도달하면 아세틸콜린 수용체와 결합하게 된다. 이 결합은 근육세포막의 나트륨 이온(Na^+) 통로에 변화를 주어 막을 탈분극 시키고(Na^+ 유입), 근육은 활동전위를 시작하게 된다. 칼슘 이온 방출 통로(Ca^{2+} release channel)를 열고, 저장되었던 칼슘 이온(Ca^{2+})은 전기화학적 기울기에 따라 근육세포의 세포질로 방출된다. 칼슘 이온의 양이 증가하면 트로포닌과 결합하면서 수축을 시작하게 된다.

ㄴ **근육의 흥분, 수축**: 근육의 활동전위가 칼슘 신호를 시작하게 하는 과정이다. 근육의 끝에서 발생한 활동전위는 근육섬유의 근형질세망에 있는 칼슘 이온 방출 통로(Ca^{2+} release channel)를 열고, 저장되었던 칼슘 이온(Ca^{2+})은 전기화학적 기울기에 따라 근육세포의 세포질로 방출된다. 칼슘 이온의 양이 증가하면 트로포닌과 결합하면서 수축을 시작하게 된다.

ㄷ **근육의 수축 주기**: 쉬고 있을 때 가는잔섬유의 트로포미오신은 액틴 필라멘트를 감고

있어 액틴·미오신 결합을 부분적으로 방해한다. 칼슘 이온(Ca^{2+})이 트로포닌과 결합하게 되면, 이들의 모양이 바뀌면서 액틴과 미오신이 결합 할 수 있게 된다. 이 때 미오신 머리는 많은 양의 ATP(에너지)를 사용하여 치기동작을 하면서 수축하게 되는 것이다.

ⓔ **근육의 이완 주기**: 그 후 세포질 내의 칼슘 이온 양이 감소하여 칼슘 이온의 평형이 깨지면서 트로포닌으로부터 칼슘 이온이 방출된다. 트로포미오신은 다시 미오신 결합자리를 막으면서 근육섬유는 이완된다. 이러한 수축-이완의 동작은 잔섬유들이 서로 미끄러지듯이 일어나기 때문에 '활주설'이라는 이름을 가지게 되었다.

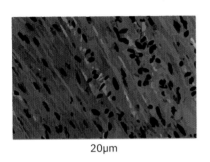

핵
Nucleus

방추형세포
Spindle-shaped cell

서로 나누어진 세포들
Cells separated from each other

20μm

그림 5-2 **불수의근 또는 평활근세포**

2) 민무늬근육

(1) 구조

민무늬근육(평활근, smooth muscle)은 장, 혈관, 방광 같은 속이 빈 구조에서 발견된다. 민무늬근(smooth muscle) 또는 평활근은 가로무늬가 없는 근육이다. 세포는 긴 방추형이고 양끝은 가늘며, 핵은 중심부에 하나 있다. 각 민무늬근육세포는 커다란 단핵을 가지고 있고 뼈대근육보다 근육섬유가 섬세하기 때문에 미오신과 액틴 배열의 가로무늬는 볼 수 없다. 세포들은 하나의 세포에서 인접 세포까지 늘어나는 원섬유에 의해 연결된다. 민무늬근육에서 액틴과 미오신의 배열은 뼈대근육만큼 규칙적으로 배열되어 있지 않다. 그러므로 수축이 유사한 방법으로 일어나지만 근육원섬유의 규칙적인 재배열은 없다. 근육원섬유들은 함께 활주하고 율동적으로 세포가 짧아지나, 신경 충동이 세포에 도달함에 따라 느린 수축파동이 전체 근육에 퍼지고 나머지 섬유들에 전달된다.

(2) 특징

민무늬근은 자율신경계 조절하에 있고 호르몬의 자극을 받기 때문에 의지로 조절할 수 없다. 민무늬근육세포의 수축은 뼈대근육보다 느리나 근육의 연장성이 크다. 민무늬근육 중, 작은 창자(소장)같은 속이 빈 구조들에 있어서, 민무늬근육은 2층으로 배열되는데, 바깥쪽 세로층과 안쪽 돌림층이다. 먼저 돌림층의 수축이 발생하는데, 이 두 층의 수축은 관의 길이와 직경을 감소시킨다. 이 수축은 관 내에 있는 모든 것을 앞쪽으로 민다.

3) 심장근육

(1) 구조

심장근육(심근, cardiac muscle)은 심장벽의 주된 구성 성분인 심장근육층(심근층, myocardium)을 이룬다. 민무늬근육과 유사하게 단핵이다. 그러나 뼈대근육처럼 무늬가 있다.

(2) 특징

심장근육은 근육세포 하나가 자극을 받으면 모든 근육세포가 자극을 받아서 함께 수축하는 특징을 가진다. 또한, 가장 먼저 수축했던 근육세포가 다른 근육세포의 속도를 조절하여 좀 더 빠른 속도로 모든 근육세포가 수축하게 된다. 심장근육의 빠른 리듬은 자극, 수축, 즉각적인 이완, 그런 다음 또 다른 자극을 받아들이는 특별한 특성 때문에 나타난다. 이러한 일련의 과정은 1분에 75회 정도 발생하며 개별적인 수축은 뼈대근육(0.09초)에 비해 심장이 좀 더 느리다(약 0.8초). 심장에 빠르고 조절할 수 없는 수축이 발생한다면 이를 잔떨림(세동, fibrillation)이라 한다.

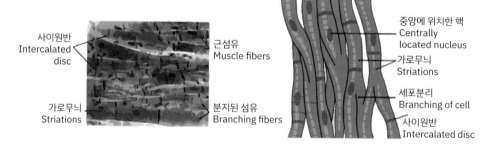

그림 5-3 심근세포

신체의 각 부위 근육

1) 근육의 활동에 따른 구분

근육들은 그들의 활동(모음근, 굽힘근, 폄근)에 따라, 형태(네모근, 세모근)에 따라, 이는곳과 닿는 곳(목빗근)에 따라, 위치(이마근, 정강근, 노근)에 따라, 갈래에 따라(두갈래근, 세갈래근, 네 갈래근), 근육섬유의 방향(가로근, 빗근)에 따라 각각 이름을 붙일 수 있다.

2) 근육의 고정 부위에 따른 구분

활동의 토대로서 조작하는 근육의 좀 더 고정된 부위를 이는 곳(기시부, origin)이라 한다. 움직일 수 있는 부위, 수축의 영향을 받는 곳을 닿는 곳(정지부, insertion)이라 한다. 이는 곳은 몸쪽(근위: 체간에 가까운 쪽)부위며, 닿는 곳은 먼쪽(원위: 체간에 먼 부위)부이다. 대부분의 맘대로근(수의근) 또는 뼈대근육은 직접 뼈에 정지하지 않으나, 힘줄(건, tendon)이라 부르는 강하고 질기며, 탄력성이 없고 백색의 교원섬유를 통해 정지한다. 힘줄은 길이에 있어서 수분의 2.5cm에서 다리의 발꿈치 힘줄처럼 약 30cm 이상인 것 등 다양하다. 힘줄이 넓고 편평하면 널힘줄(건막, aponeurosis)이라 한다.

3) 근육의 운동에 따른 구분

(1) 굴근, 신근

관절부에서 사지를 구부리는 근육을 굽힘근(굴근, flexor)이라 한다. 관절부에서 사지를 펴는 근육을 폄근(신근, extensor)이라 한다.

(2) 외전근, 내전근

사지가 몸 중심부에서 먼쪽으로 움직인다면 벌림근(외전근, abductor)이 기능하는 것이다. 그러나 사지가 몸 중심부에서 가까운 쪽으로 움직인다면 모음근(내전근, adductor)이 기능하는 것이다.

(3) 회전근

팔다리를 회전하는 근육은 돌림근(회전근, rotator)이다.

(4) 족배굴근, 족저굴근

발목의 움직임에 있어서 발등굽힘근(족배굴근, dorsiflexion)은 발을 위쪽으로 향하게 하며 발바닥쪽굽힘근(족저굴근, plantarflexion)은 발이 땅을 향하게 한다.

(5) 회내, 회외

손의 움직임에 있어서 손바닥이 아래를 향하게 아래팔을 돌리면 엎침(회내, pronation)이며, 반면 손바닥이 위를 향하게 아래팔을 돌리면 뒤침(회외, supination)이다. 올림근은 신체의 일부를 올리며, 내림근은 신체의 일부를 내린다.

(5) 회전(돌림)

팔다리 또는 몸통을 그 긴 축에 따라 안팎의 방향으로 돌리는 움직임이 회전(rotation)이다.

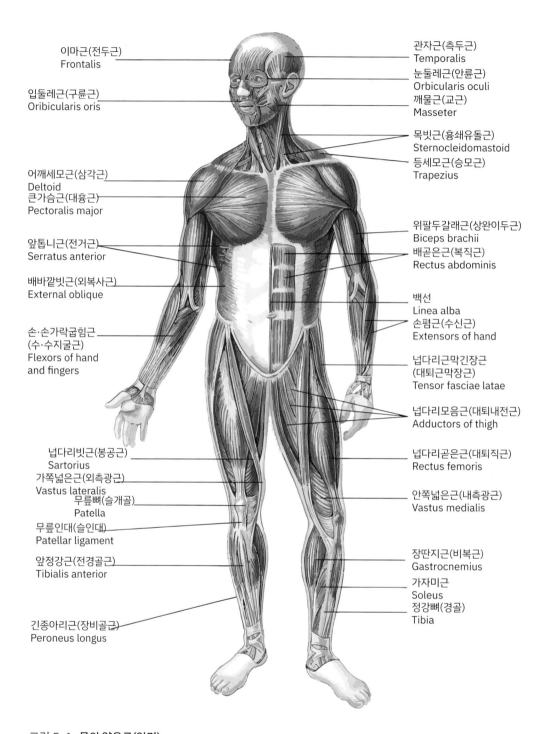

이마근(전두근)
Frontalis

입둘레근(구륜근)
Oribicularis oris

어깨세모근(삼각근)
Deltoid
큰가슴근(대흉근)
Pectoralis major

앞톱니근(전거근)
Serratus anterior

배바깥빗근(외복사근)
External oblique

손·손가락굽힘근
(수·수지굴근)
Flexors of hand
and fingers

넙다리빗근(봉공근)
Sartorius
가쪽넓은근(외측광근)
Vastus lateralis
무릎뼈(슬개골)
Patella
무릎인대(슬인대)
Patellar ligament

앞정강근(전경골근)
Tibialis anterior

긴종아리근(장비골근)
Peroneus longus

관자근(측두근)
Temporalis
눈둘레근(안륜근)
Orbicularis oculi
깨물근(교근)
Masseter

목빗근(흉쇄유돌근)
Sternocleidomastoid
등세모근(승모근)
Trapezius

위팔두갈래근(상완이두근)
Biceps brachii
배곧은근(복직근)
Rectus abdominis

백선
Linea alba
손폄근(수신근)
Extensors of hand

넙다리근막긴장근
(대퇴근막장근)
Tensor fasciae latae

넙다리모음근(대퇴내전근)
Adductors of thigh

넙다리곧은근(대퇴직근)
Rectus femoris

안쪽넓은근(내측광근)
Vastus medialis

장딴지근(비복근)
Gastrocnemius
가자미근
Soleus
정강뼈(경골)
Tibia

그림 5-4 몸의 얕은근(앞면)

96

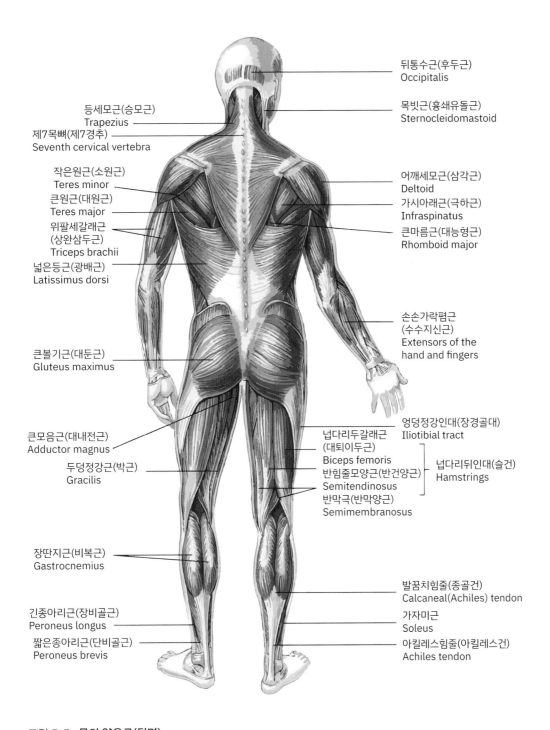

뒤통수근(후두근)
Occipitalis

등세모근(승모근)
Trapezius

제7목뼈(제7경추)
Seventh cervical vertebra

목빗근(흉쇄유돌근)
Sternocleidomastoid

작은원근(소원근)
Teres minor

큰원근(대원근)
Teres major

위팔세갈래근
(상완삼두근)
Triceps brachii

넓은등근(광배근)
Latissimus dorsi

어깨세모근(삼각근)
Deltoid

가시아래근(극하근)
Infraspinatus

큰마름근(대능형근)
Rhomboid major

손손가락폄근
(수수지신근)
Extensors of the
hand and fingers

큰볼기근(대둔근)
Gluteus maximus

큰모음근(대내전근)
Adductor magnus

두덩정강근(박근)
Gracilis

엉덩정강인대(장경골대)
Iliotibial tract

넙다리두갈래근
(대퇴이두근)
Biceps femoris

반힘줄모양근(반건양근)
Semitendinosus

반막극(반막양근)
Semimembranosus

넙다리뒤인대(슬건)
Hamstrings

장딴지근(비복근)
Gastrocnemius

긴종아리근(장비골근)
Peroneus longus

짧은종아리근(단비골근)
Peroneus brevis

발꿈치힘줄(종골건)
Calcaneal(Achiles) tendon

가자미근
Soleus

아킬레스힘줄(아킬레스건)
Achiles tendon

그림 5-5 **몸의 얕은근(뒷면)**

회전을 통해서 팔을 몸통 쪽으로 향하게 하는 근육을 회내근, 그 반대작용을 회외근이라고
한다.

(6) 기타

기타 조임근이라고 불리는 괄약근, 확대근(산대근), 올림근(거상근), 내림근(하제근), 긴장근
(장근) 등이 존재한다.

(4) 근육의 작용에 따른 구분

무릎을 구부리는 것처럼, 어떤 주어진 운동을 수행하는 데 있어서 실제적인 운동을 수행하
는 근육을 작용근(주동근, agonists)이라 한다. 무릎을 펴려고 하는 근육은 대항근(길항근,
antagonist)이라 한다. 작용근이 수축하면 대항근은 부상이 일어나지 않도록 반사적으로 이
완된다. 이러한 현상을 상반억제라 한다. 협동근(협력근, synergist)은 작용근을 돕는 근육
이다.

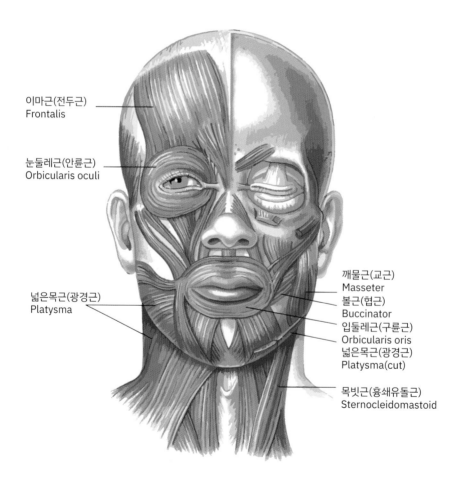

그림 5-6 **머리와 목의 근육(앞면)**

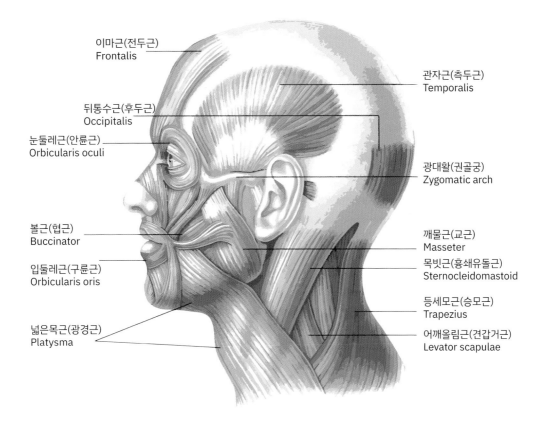

이마근(전두근)
Frontalis

뒤통수근(후두근)
Occipitalis

눈둘레근(안륜근)
Orbicularis oculi

볼근(협근)
Buccinator

입둘레근(구륜근)
Orbicularis oris

넓은목근(광경근)
Platysma

관자근(측두근)
Temporalis

광대활(권골궁)
Zygomatic arch

깨물근(교근)
Masseter

목빗근(흉쇄유돌근)
Sternocleidomastoid

등세모근(승모근)
Trapezius

어깨올림근(견갑거근)
Levator scapulae

그림 5-7 머리와 목의 근육(옆면)

근육의 종류

① **얼굴표정근**: 표정과 신체 언어를 표현하고자 할 때 많은 근육이 사용된다. 뒤통수근(후두근, occipitalis)은 두피를 뒤로 당긴다. 이마근(전두근, frontalis)은 눈썹을 올리고 이마를 주름 짓게 한다. 광대근(권골근, zygomaticus)은 미소를 짓거나 웃을 때 관여한다. 위입술올림근(상순거근, levator labii superioris)은 윗입술을 올리게 한다. 입둘레근(구륜근, orbicularis oris)은 입을 닫게 하며 볼근(협근, buccinator)은 뺨을 압박한다. 이 두 근육은 키스를 하기 위해 오므릴 때 사용된다.

② **씹기근육**: 씹기(저작, mastication)는 매우 강한 근육들에 의해 이루어진다. 깨물근(교근, masseter)과 관자근(측두근, temporalis)은 한입 물 때 아래턱을 받는 주요 근육이다. 날개근(익돌근, pterygoid)이 이를 보조한다.

③ **눈근육**: 눈을 움직이는 근육들은 뼈에 닿지 않고 대신 독특하게 안구(눈알)에 닿는다. 위곧은근(상직근, superior lectus)은 안구를 위로 올린다. 아래곧은근(하직근, inferior rectus)은 안구를 아래로 내린다. 안쪽곧은근(내측직근, medial rectus)은 안구를 안쪽으로 돌리고, 가쪽곧은근(외측직근, lateral rectus)은 안구를 가쪽으로 돌린다. 아래빗근(하사근, Inferior oblique)

과 위빗근(상사근, superior oblique)은 축을 중심으로 안구를 회전한다.

④ **머리를 움직이는 근육**: 머리를 움직이는 근육(muscles of head)은 목빗근(흉쇄유돌근, sternocleidoma-stoid)이다. 양쪽 목빗근의 수축은 목을 굽히는 동시에 오른쪽 또는 왼쪽으로 돌린다. 목의 다른 근육들은 머리를 움직이는 데 목빗근을 돕는다.

⑤ **팔이음뼈를 움직이는 근육**: 어깨뼈(견갑골)를 움직이는 근육은 어깨올림근(견갑거근, levator scapulae), 마름근(능형근, rhomboids), 작은가슴근(소흉근, pectoralis minor), 등세모근(승모근, trapezius)이다. 앞톱니근(전거근, serratus anterior)은 몸통을 앞 위면에서 보았을 때 치아처럼 보인다. 이 근육들은 모두 어깨뼈를 움직인다.

⑥ **위팔뼈를 움직이는 근육**: 위팔뼈(상완골)를 움직이는 대부분의 근육은 팔이음뼈(상지연결대)에서 시작한다. 큰가슴근(대흉근, pectoralis major)은 팔을 구부리고 모은다. 넓은등근(광배근, latissimus dorsi)은 팔을 펴고 모으고 안쪽으로 돌린다. 수영할 때 이러한 움직임 때문에 이 근육을 수영선수 근육이라 한다. 다음의 근육은 휘돌림근(회선근)이라 한다. 작은원근(소원근, teres minor)은 팔을 모으고 돌린다. 어깨세모근(삼각근, deltoid)은 팔을 벌리며 주사부위이다. 가시위근(극상근, supraspinatus) 역시 팔을 벌리며, 가시아래근(극하근, infraspinatus)은 팔을 돌린다.

⑦ **팔꿈치를 움직이는 근육**: 3개의 근육은 팔꿈치에서 아래팔을 구부리는 근육이다. 위팔근(상완근, brachi-alis), 위팔두갈래근(상완이두근, biceps brachii), 위팔노근(완요골근, brachioradialis)이다. 2개의 근육위팔세갈래근(삼두근, triceps brachii), 팔꿈치근(주근, anconeus)이 팔을 편다.

⑧ **손목을 움직이는 근육**: 2개의 손목굽힘근(수근굴근, flexor carpi)은 손목을 구부리고 3개의 손목폄근(수근신근, extensor carpi)은 온손가락폄근(총지신근)을 도와 손목을 편다. 이 근육들 역시 손목을 벌리고 모으는 데 관여한다. 맥박을 잴 때 노쪽손목굽힘근힘줄이 노쪽 맥박의 부위로 사용된다.

⑨ **손을 움직이는 근육**: 손바닥이 위를 향하게 손을 뒤치는 것은 손뒤침근(회외근, supinator) 때문이다. 손바닥이 아래로 향하게 손을 엎치는 두 개의 근육은 원엎침근(원회내근, pronator teres)과 네모엎침근(방형회내근, pronator quadratus)이다. 이들 근육은 얕은근 아래팔 깊은 곳에 있다.

⑩ **엄지손가락을 움직이는 근육**: 동물과 다르게 인간은 엄지손가락을 여러 방향으로 움직일 수 있다. 엄지손가락 때문에 물건을 집고 도구를 사용할 수 있다. 2개의 엄지굽힘근(무지굴근, flexor pollicis)은 엄지손가락을 구부리며 pollicis는 '엄지'라는 라틴어에서 유래한다. 2개의 엄지폄근(무지신근, extensor pollicis)은 엄지를 편다. 엄지모음근(무지내전근, adductor pollicis)은 엄지를 모은다. 2개의 엄지벌림근(무지외전근, abductor pollicis)은 엄지를 벌린다. 독특한 엄지맞섬근(무지대립근, opponens pollicis)은 엄지를 구부리며 맞서게 하며 글을 쓸 때 사용된다.

⑪ **손가락을 움직이는 근육**: 손가락굽힘근(지굴근, flexor digitorium)은 손가락을 구부린다. 손가락

폄근(지신근, extensor digitorium)은 손가락을 편다. 집게손가락과 새끼손가락은 개별적인 유사한 근육들을 가진다. 손허리뼈 사이에 존재하는 뼈사이근(골간근, interossei)은 손가락 첫마디뼈를 모을 수 있다. 손가락폄근의 힘줄은 손 표면에서 볼 수 있다.

⑫ **복벽근육**: 복벽 옆에 있는 3층의 근육은 수축하며 복부 내용물을 지지한다. 가쪽에서 안쪽으로 보면 다음과 같다. 배바깥빗근(외복사근, external oblique), 배속빗근(내복사근, internal oblique), 배가로근(복횡근, transverse abdominalis). 배의 앞부분은 배곧은근(복직근, rectus abdominis)으로 윗몸일으키기를 해서 빨래판처럼 보이도록 발달시킬 수 있는 근육이다.

⑬ **호흡근육**: 호흡에 사용되는 주요 근육은 가로막(횡격막, dia-phragm)이다. 가로막이 수축하면 공기가 허파(폐)로 들어온다. 가로막이 이완하면 공기가 나간다. 허파에 공기가 채워지는 동안 갈비뼈는 팽창하며 바깥갈비사이근(외늑간근, external intercostal muscle)과 속갈비사이근(내늑간근, internal intercostal muscle)이 작용한다. 바깥갈비사이근은 숨을 들이쉴 때 갈비뼈(늑골)를 올리며, 속갈비사이근은 숨을 내쉴 때 갈비뼈를 내린다.

⑭ **넙다리뼈를 움직이는 근육**: 큰허리근(대요근, psoas)과 엉덩이근(장골근, iliacus)은 넓적다리를 구부린다. 3개의 볼기근은 볼기를 이룬다. 볼기의 대부분을 이루고 있는 큰볼기근(대둔근, gluteus maximus)과 큰볼기근의 위, 가쪽, 즉 주사부위인 중간볼기근(중둔근, gluteus medius) 그리고 작은볼기근(소둔근, gluteus minimus). 큰볼기근은 넓적다리를 편다. 2개의 모음근과 1개의 벌림근이 있다. 넙다리근막긴장근(대퇴근막장근, tensor fascia lata)은 넙다리근막을 긴장시키며 이는 넙다리뼈(대퇴골)를 벌리는 넓적다리의 가쪽에 있는 두꺼운 결합조직 띠이다.

⑮ **무릎관절을 움직이는 근육**: 무릎의 굽힘에 관여하는 6개의 근육은 넓적다리 뒤쪽에서 찾을 수 있고 무릎관절(슬관절)을 펴는 4개의 근육은 넓적다리의 앞쪽에서 찾을 수 있다.

⑯ **발을 움직이는 근육**: 5개의 근육은 발을 발바닥 쪽으로 구부리고 아래를 향하게 한다. 이는 장딴지근(비복근, gastrocnemius), 뒤정강근(후경골근, tibialisposterior), 가자미근(soleus), 긴종아리근(장비골근, peroneus longus), 장딴지빗근(족척근, plantaris)이다.

⑰ **발가락을 움직이는 근육**: 긴엄지굽힘근(장무지굴근, flexor hallucis longus)과 짧은엄지굽힘근(단무지굴근, flexor hallucis brevis)이 엄지발가락을 구부린다. 엄지폄근(무지신근, extensor hallucis)은 엄지발가락을 편다. 발가락굽힘근(지굴근, flexor digitorium)이 발가락을 구부리지만 발가락폄근(지신근, extensor digitorium)은 발가락을 편다. 엄지벌림근(무지외전근, abductor hallucis)은 엄지발가락을 벌리고, 새끼벌림근(소지외전근, adductor digiti minimi)은 새끼발가락을 벌린다. 발에 있는 20개의 근육은 발가락들을 구부리거나 펴고 벌린다.

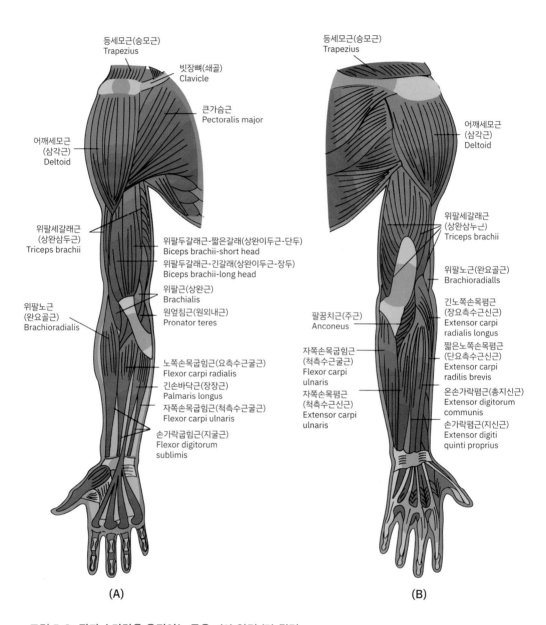

등세모근(승모근)
Trapezius

빗장뼈(쇄골)
Clavicle

큰가슴근
Pectoralis major

어깨세모근
(삼각근)
Deltoid

위팔세갈래근
(상완삼두근)
Triceps brachii

위팔노근
(완요골근)
Brachioradialis

위팔두갈래근-짧은갈래(상완이두근-단두)
Biceps brachii-short head
위팔두갈래근-긴갈래(상완이두근-장두)
Biceps brachii-long head
위팔근(상완근)
Brachialis
원엎침근(원외내근)
Pronator teres

노쪽손목굽힘근(요측수근굴근)
Flexor carpi radialis
긴손바닥근(장장근)
Palmaris longus
자쪽손목굽힘근(척측수근굴근)
Flexor carpi ulnaris
손가락굽힘근(지굴근)
Flexor digitorum
sublimis

(A)

등세모근(승모근)
Trapezius

어깨세모근
(삼각근)
Deltoid

위팔세갈래근
(상완삼두근)
Triceps brachii

위팔노근(완요골근)
Brachioradialls

긴노쪽손목폄근
(장요측수근신근)
Extensor carpi
radialis longus
짧은노쪽손목폄근
(단요측수근신근)
Extensor carpi
radilis brevis
온손가락폄근(총지신근)
Extensor digitorum
communis
손가락폄근(지신근)
Extensor digiti
quinti proprius

팔꿈치근(주근)
Anconeus

자쪽손목굽힘근
(척측수근굴근)
Flexor carpi
ulnaris
자쪽손목폄근
(척측수근신근)
Extensor carpi
ulnaris

(B)

그림 5-8 팔과 손가락을 움직이는 근육 (A) 앞면 (B) 뒷면

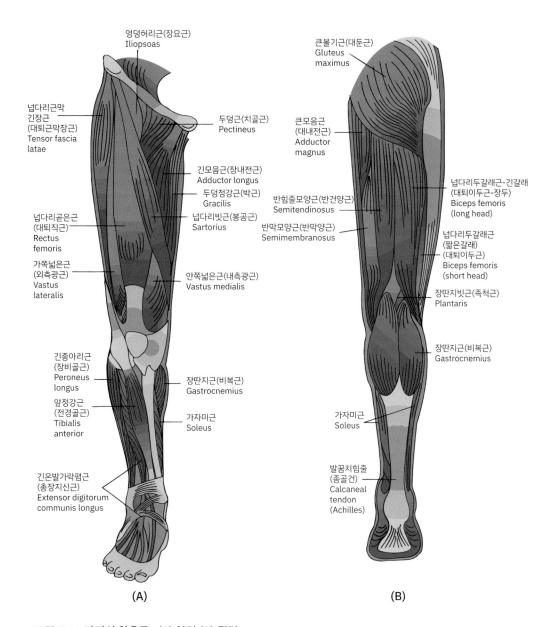

엉덩허리근(장요근)
Iliopsoas

넙다리근막
긴장근
(대퇴근막장근)
Tensor fascia
latae

두덩근(치골근)
Pectineus

긴모음근(장내전근)
Adductor longus

두덩정강근(박근)
Gracilis

넙다리곧은근
(대퇴직근)
Rectus
femoris

넙다리빗근(봉공근)
Sartorius

가쪽넓은근
(외측광근)
Vastus
lateralis

안쪽넓은근(내측광근)
Vastus medialis

긴종아리근
(장비골근)
Peroneus
longus

장딴지근(비복근)
Gastrocnemius

앞정강근
(전경골근)
Tibialis
anterior

가자미근
Soleus

긴온발가락폄근
(총장지신근)
Extensor digitorum
communis longus

(A)

큰볼기근(대둔근)
Gluteus
maximus

큰모음근
(대내전근)
Adductor
magnus

넙다리두갈래근-긴갈래
(대퇴이두근-장두)
Biceps femoris
(long head)

반힘줄모양근(반건양근)
Semitendinosus

반막모양근(반막양근)
Semimembranosus

넙다리두갈래근
(짧은갈래)
(대퇴이두근)
Biceps femoris
(short head)

장단지빗근(족척근)
Plantaris

장딴지근(비복근)
Gastrocnemius

가자미근
Soleus

발꿈치힘줄
(종골건)
Calcaneal
tendon
(Achilles)

(B)

그림 5-9 **다리의 얕은근** (A) 앞면 (B) 뒷면

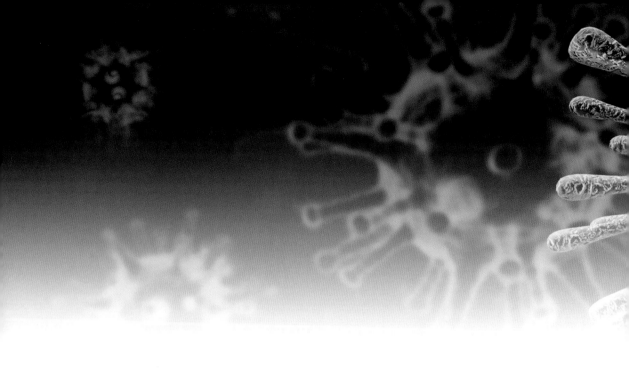

신경계통
Nervous System

신경계통(nervous system)은 우리 몸의 통제중추이며 통신망이며, 우리 몸의 기관들과 계통들을 조종하는 기능을 갖는다. 신경계통은 외부환경에서 일어나는 우리 몸의 일들을 해석해주며 환경 변화나 근육수축에 따른 자극에 대한 반응을 어떻게 해야 하는지 결정하는 데 도움을 준다. 신경계통은 뇌의 시상하부를 통해 내분비샘(뇌하수체)을 통제함으로써 내분비계통과 항상성(우리 몸의 내적 환경) 유지를 공유한다.

CHAPTER 06

신경계통

Nervous System

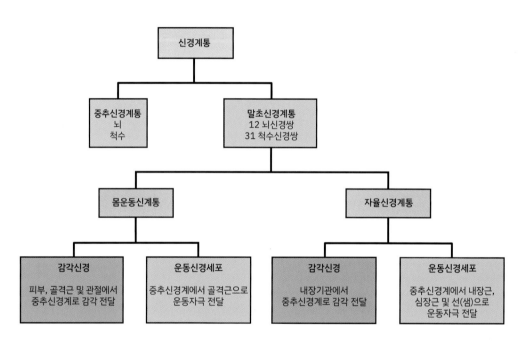

그림 6-1 신경계통의 구분

신경계의 구분

① 뇌(brain)는 4부분으로 나뉜다.

　㉠ **대뇌(cerebrum)**: 인지적 과정과 감정을 조절한다.

　㉡ **뇌줄기(뇌간, brainstem)**: 호흡, 심장박동, 시각과 청각자극에 대한 반응 조절한다.

　㉢ **사이뇌(간뇌, diencephalon)**: 시상과 시상하부를 포함해 항상성 조절한다.

　㉣ **소뇌(cerebellum)**: 신체 자세와 균형을 유지한다.

② 자율신경계(ANS): 내장기관이나 샘(선)의 조절과 같이 신체의 모든 불수의적 기능 조절한다.

③ 특수감각: 신경계통의 일부로 시각, 청각, 평형감각, 후각, 미각을 포함한다.

뇌의 중요 부분

(1) 뇌의 구분

뇌(brain)는 인체의 가장 큰 기관 중의 하나이다. 보통 성인의 뇌는 무게가 약 3파운드(약 1.4kg)이다. 뇌(brain)는 4부분으로 나뉜다.

① **대뇌(cerebrum)**: 전두엽(frontal lobe), 두정엽(parietal lobe) 측두엽(temporal lobe), 후두엽(occipital lobe)로 구성되어 있다.

② **뇌줄기(뇌간, brainstem)**: 숨뇌(연수, medulla oblongata), 다리뇌(교뇌, pons), 중간뇌(중뇌, midbrain)로 이루어졌다.

③ **사이뇌(간뇌, diencephalon)**: 시상과 시상하부로 구성된다.

④ **소뇌(cerebellum)**: 머리뼈(두개골)와 수막이 뇌를 보호한다.

(2) 뇌척수막(뇌막과 척수막)

① **뇌척수막**: 뇌척수막(meninges) 또는 뇌막 또는 수막은 두뇌와 중추신경계(CNS)를 둘러싸고 있는 그리고 척추관내에 둘러싸여 있는 3개의 막을 통틀어 가리키는 말이다. 뇌막과 척수막을 아울러 이른다. 척추측의 일부를 제외하고는 바깥쪽에 있는 뼈와 직접적으로 닿아 있지는 않다.

② 척수막의 구성

ⓐ 경질막(경막,경뇌막, dura mater): 매우 두꺼운 치밀한 결합 조직층이다.

ⓑ 지주막(거미막, arachnoid): 혈관이 없는 얇은 결합조직이다.

ⓒ 연질막(연막, pia mater): 혈관이 많이 분포되어 있는 성긴 결합조직이다. 척수와 뇌의 표면을 덮은 얇은 막이다.

③ **지주막 하강(subarachnoid space)**: 지주막과 연질막 사이의 공간으로 뇌척수액(뇌와 척수 주위를 순환하는 액체)이 차있다.

④ **지주막하 출혈(subarachnoid hemorrhage)**: 사람의 뇌 실질을 감싸고 있는 뇌막은 경막, 지주막, 연막의 3종으로 구분되는데, 이 중 중간에 있는 막이 마치 거미줄 모양과 같다고 해서 지주막 또는 거미막이라 하고, 가장 안쪽에 있는 연막과의 사이에 있는 공간이 지주막하 공간이다. 이 지주막하 공간은 비교적 넓은 공간으로, 뇌의 혈액을 공급하는 대부분의 큰 혈관이 지나다니는 통로인 동시에 뇌척수액이 교통하는 공간이 된다. 그래서 뇌혈관에서 출혈이 생기면 가장 먼저 지주막 공간에 스며들게 되는데 이렇게 어떤 원인에 의해 지주막하 공간에 출혈이 일어나는 질환을 뇌 지주막하 출혈이라 하며, 대부분의 경우 뇌동맥류 파열과 같은 심각한 원인이 있을 수 있고, 이 외에도 뇌혈관의 기형이나 외상 등에 의해서 지주막하 공간에 출혈이 발생하는 모든 경우를 말한다.

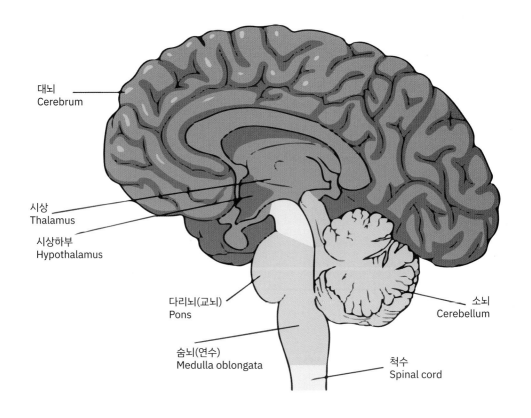

대뇌
Cerebrum

시상
Thalamus

시상하부
Hypothalamus

다리뇌(교뇌)
Pons

숨뇌(연수)
Medulla oblongata

소뇌
Cerebellum

척수
Spinal cord

그림 6-2 뇌의 주요 부분

(2) 뇌실

뇌실(ventricles)은 다른 뇌실, 수막의 거미막밑공간, 척수 중심관과 연결된 뇌 내에 있는 공간을 뜻한다. 뇌에는 4개의 뇌실이 있다.

① **가쪽 뇌실**: 뇌들보(뇌량) 아래 대뇌반구 각 측면에 2개 존재한다. 가쪽뇌실 각각은 뇌실사이구멍(실간공, interventricular foramen) 또는 몬로구멍(몬로공, foramen of Monroe)이라 부르는 폭이 좁은 달걀 모양의 구멍을 통해 셋째뇌실과 연결된다.

② **둘째 뇌실**: 시상의 오른쪽과 왼쪽 절반 사이와 아래의 틈새이며 가쪽뇌실 사이에 위치한다.

③ **셋째 뇌실**: 소뇌와 뇌줄기 아랫부분에 위치한다. 이는 실비우스관(aqueduct of Sylvius)으로 알려진 대뇌수도관(cerebral aqueduct)을 통해 셋째뇌실과 연결된다.

④ **넷째 뇌실**: 넷째 뇌실의 지붕에는 뇌막과 척수막의 거미막밑공간과 연결되는 3개의 구멍이 있으며 뇌척수액이 척수, 뇌, 뇌실에 흐르도록 한다.

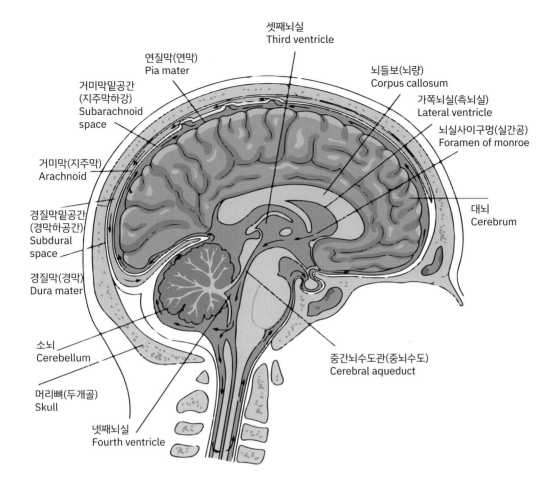

셋째뇌실
Third ventricle

연질막(연막)
Pia mater

거미막밑공간
(지주막하강)
Subarachnoid
space

뇌들보(뇌량)
Corpus callosum

가쪽뇌실(측뇌실)
Lateral ventricle

뇌실사이구멍(실간공)
Foramen of monroe

거미막(지주막)
Arachnoid

경질막밑공간
(경막하공간)
Subdural
space

대뇌
Cerebrum

경질막(경막)
Dura mater

소뇌
Cerebellum

중간뇌수도관(중뇌수도)
Cerebral aqueduct

머리뼈(두개골)
Skull

넷째뇌실
Fourth ventricle

그림 6-3 **뇌실, 뇌막, 뇌척수액의 흐름양상**

대뇌

(1) 특징

대뇌(cerebrum)는 뇌의 대부분을 차지한다. 대뇌의 표면은 회색질로 구성되며 대뇌겉질(대뇌피질, cerebral cortex)이라 한다. 겉질 아래에는 대뇌 백색질이 있다.

(2) 뇌의 주름

두드러진 틈새, 세로틈새(종열, longitudinal fissure)는 뇌를 대뇌반구(cerebral hemisphere)로 나눈다. 각 반구의 표면에는 뇌고랑(뇌구, sulci)을 가진 뇌이랑(뇌회, gyri)이라 불리는 수많은 주름이 있다. 주름은 겉질의 면적을 증가시키는데 여기에는 뼈대근육의 운동을 조절하는 운동영역, 감각충동을 해석하는 감각영역, 감정적 과정과 지적 과정에 관여하는 연합영역이 있다. 뇌들보(뇌량, corpus callosum)라 알려진 신경섬유의 깊숙한 곳에 있는 다리는 양쪽 대뇌반구를 연결한다. 대뇌반구의 엽들은 그 위에 있는 머리뼈(두개골)의 명칭에 따른다.

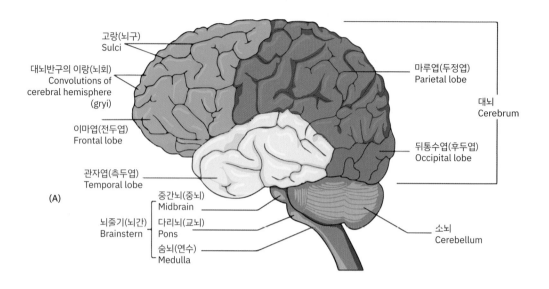

(A)

고랑(뇌구)
Sulci

대뇌반구의 이랑(뇌회)
Convolutions of
cerebral hemisphere
(gryi)

이마엽(전두엽)
Frontal lobe

관자엽(측두엽)
Temporal lobe

중간뇌(중뇌)
Midbrain

뇌줄기(뇌간)   다리뇌(교뇌)
Brainstern   Pons

숨뇌(연수)
Medulla

마루엽(두정엽)
Parietal lobe

대뇌
Cerebrum

뒤통수엽(후두엽)
Occipital lobe

소뇌
Cerebellum

옆 Lateral

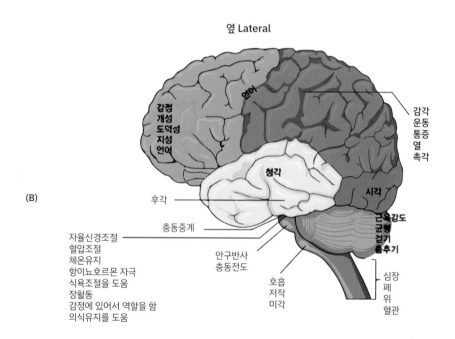

(B)

감정
개성
도덕성
지성
언어

언어

감각
운동
통증
열
촉각

청각

시각

후각

근육감도
균형
걷기
충추기

충동중계

자율신경조절
혈압조절
체온유지
항이뇨호르몬 자극
식욕조절을 도움
장활동
감정에 있어서 역할을 함
의식유지를 도움

안구반사
충동전도

호흡
저작
미각

심장
폐
위
혈관

그림 6-4 대뇌의 영역별 기능

110

(3) 구성

전두엽(frontal lobe), 두정엽(parietal lobe) 측두엽(temporal lobe), 후두엽(occipital lobe)로 구성되어 있다.

① **이마엽(전두엽, frontal lobe)**: 대뇌반구의 앞부분으로, 수의적 근육기능, 감정, 공격성, 후각의 수용, 동기를 조절한다.

② **마루엽(두정엽, parietal lobe)**: 이마엽 뒤이며 중심고랑에 의해 분리된다. 촉각, 동통, 균형, 맛, 온도 감각정보를 평가하기 위한 조절중추다.

③ **관자엽(측두엽, temporal lobe)**: 이마엽과 마루엽 아래이며 가쪽틈새에 의해 분리된다. 추상적인 사고와 판단 결정의 중요한 중추로서 기능한다.

④ **뒤통수엽(후두엽, occipital lobe)**: 각 대뇌반구의 뒷부분을 형성한다.

(4) 뇌섬(도, insula)

뇌섬은 전두엽과 두정엽을 연결한다. 뇌섬은 가쪽 뇌고랑 깊숙한 곳에 묻혀 있다. 중심고랑은 이마엽과 마루엽을 분리한다. 가쪽 뇌고랑은 대뇌를 이마엽, 마루엽, 관자엽으로 분리한다.

뇌간(뇌줄기)

(1) 특징

뇌간(brainstem)은 뇌에서 대뇌 반구와 소뇌를 제외한 나머지 부분을 총칭한다. 뇌간은 사이뇌, 중간뇌, 다리뇌, 숨뇌가 포함된다. 뇌간의 아래쪽은 숨뇌가 척수에 연결된다. 뇌와 척수를 이어주는 줄기 역할을 하는 부위로서 대뇌 반구와 소뇌, 척수 등의 각 부분과 밀접하게 관련되어 있다.

(2) 구분

① **숨뇌(연수, medulla oblongata)**: 척수와 뇌의 다양한 영역들 사이를 연결하는 오름길과 내림길 모두를 포함한다. 이러한 신경로들은 숨뇌의 백색질을 이룬다. 숨뇌 역시 약간의 백색질을 포함하는 분산된 회색질을 갖고 있다. 이 영역을 그물체(망상체, reticular formation)라 하며 이는 의식의 유지와 각성에 있어서 기능한다. 숨뇌 내에는 이 그물체의 생명유지에 필요한 3가지 반사중추가 있다. 혈관의 직경을 조절하는 혈관운동중추, 수축력과 심장박동을 조절하는 심장중추, 호흡의 기본적인 리듬을 조절하는 숨뇌의 리듬성 영역 삼킴(연하) 및 구토중추이다.

② **다리뇌(교뇌, pons varolii)**: 뇌와 척수, 뇌의 각 부분을 연결하는 다리이다. 세로섬유는 척수 또는 숨뇌를 위쪽 뇌와 연결하며, 가로섬유는 소뇌와 연결한다. 호흡조절영역과 흡식영역은 호흡조절을 돕는다.

③ **중간뇌(midbrain)**: 대뇌피질로에서 다리뇌와 척수에 충동을 전달하는 배쪽대뇌다리(복측대뇌

각, ventral cerebral peduncles)를 포함한다. 또한 등쪽중간뇌덮개(배측중뇌피개, dorsal tectum)를 포함하는데 이는 시각자극에 반응하여 안구와 머리의 운동을 조절하는 반사중추로서 소음 같은 청각자극에 반응하여 머리와 몸통운동 역시 조절한다.

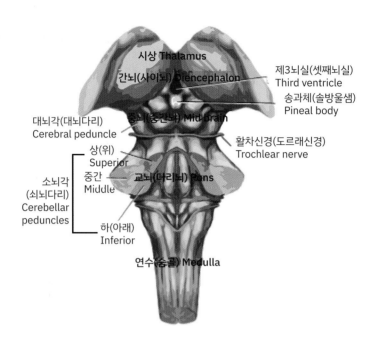

그림 6-5 뇌간(뇌줄기)

간뇌(사이뇌)

(1) 특징

사이뇌(간뇌, diencephalon)는 중간뇌 위쪽, 양쪽 대뇌반구 사이에 있으며 셋째뇌실을 싸고 있다. 사이뇌는 시상(thalamus)과 시상하부(hypothalamus)로 이루어졌다. 사이뇌는 시각로(optic tract)와 시각신경이 교차하는 시각교차(optic chiasma) 또한 포함한다. 뇌하수체(pituitary gland)에 닿아 있는 깔때기(누두, infundibulum)는 냄새에 대한 기억과 감정반응에 관여하는 유두체(mamillary body), 시상상부 부분인 솔방울샘(송과체, pineal body)이 해당한다.

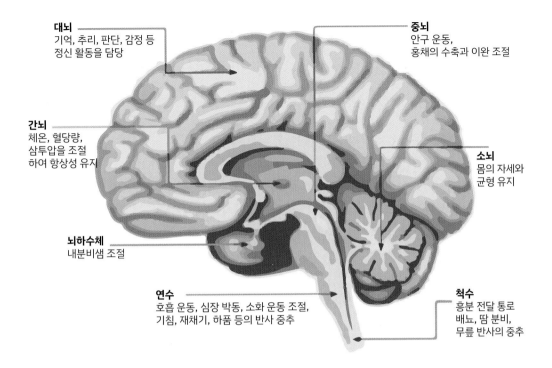

대뇌
기억, 추리, 판단, 감정 등
정신 활동을 담당

중뇌
안구 운동,
홍채의 수축과 이완 조절

간뇌
체온, 혈당량,
삼투압을 조절
하여 항상성 유지

소뇌
몸의 자세와
균형 유지

뇌하수체
내분비샘 조절

연수
호흡 운동, 심장 박동, 소화 운동 조절,
기침, 재채기, 하품 등의 반사 중추

척수
흥분 전달 통로
배뇨, 땀 분비,
무릎 반사의 중추

그림 6-6 **뇌의 부위별 기능**

(2) 구분

① **시상**: 사이뇌의 윗부분으로 척수, 뇌줄기, 소뇌로부터 대뇌겉질로 도달하도록 감각충동의 중계역이다. 이는 통각과 온각의 의식적 인식과 촉감과 압각의 인식을 해석하는 중요한 역할을 한다.

② **시상상부**: 사이뇌 아랫부분으로 시상의 위와 뒤쪽에 있는 작은 부분이다. 이는 냄새에 감정반응과 내장반응에 관여하는 작은 핵과 솔방울샘을 포함한다.

③ **시상하부**: 항상성과 관련된 많은 신체기능을 조절한다. 이는 자율신경계를 조절하고 통합하고 내부기관들의 감각충동을 받아들인다. 신호를 보내고 뇌하수체를 조절하기 때문에 신경계통과 내분비계의 중간물이다. 시상하부의 기능은 다음과 같다.

    ⊙ 시상하부는 분노와 공격에 대한 감정을 조절한다.

    ⓒ 정상체온을 유지하고 조절한다.

    ⓒ 신체의 수분 조절(갈증중추)한다.

    ② 각성상태 및 수면을 유지한다.

    ⓜ 음식섭취를 조절한다.

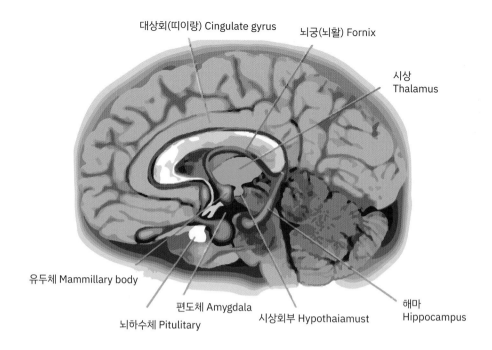

대상회(띠이랑) Cingulate gyrus

뇌궁(뇌활) Fornix

시상
Thalamus

유두체 Mammillary body

편도체 Amygdala

뇌하수체 Pitulitary

시상회부 Hypothaiamust

해마
Hippocampus

그림 6-7 뇌의 구조 - 시상, 시상하부

소뇌

(1) 특징

소뇌(cerebellum)는 뇌의 두 번째로 큰 부분으로 나비모양과 비슷하다. 소뇌는 대뇌의 뒤통수엽 아래에 있으며 뇌줄기의 다리뇌와 숨뇌 뒤에 있다. 소뇌는 소뇌충부라는 가운데가 잘록한 구조에 의해 연결된 부분적으로 분리된 두 개의 반구다. 소뇌는 소뇌겉질이라는 표면에 얇은 회색질층이 있으며 주로 백색질로 이루어진다.

(2) 기능

소뇌는 복합적인 뼈대근육의 조절, 적절한 자세유지, 신체 균형유지에 있어서 반사중추로서 기능한다. 소뇌가 손상되면 근 긴장도가 감소하고 균형감각을 잃으며 뼈대근육 운동에 어려움이 생긴다.

자율신경계

1) 특징

자율신경계(automatic nervous system: ANS)는 말초신경계의 일부분으로 의식적인 노력 없이 자율적으로 기능한다. 자율신경계는 샘, 민무늬근육, 심장근육을 조절함으로써 내장기관의 기능을 조절하며, 심장박동, 혈압, 호흡, 체온조절에 의한 항상성 유지를 돕는다. 기관 내에 있는 수용기들은 감각충동을 뇌와 척수에 보낸다. 운동 충동은 뇌 신경과 척수신경 내에 있는 중추신경 바깥 신경절로 이끄는 말초신경섬유를 따라 전해지며, 이러한 신경절은 자율신경계의 한 부분이다.

2) 구분

자율신경계는 교감신경, 부교감신경 두 부분으로 나뉜다.

(1) 교감신경계통(sympathetic division)

① 기능

교감신경은 심장박동과 호흡률 증가와 같은 에너지 소비를 요구하는 긴장이 많은 상황을 위해 신체를 준비한다. 교감신경원은 우리가 혈압과 심장박동률 상승에 의한 신체활동을 준비하여 호흡률을 증가시켜 기도를 확장하고 발한을 자극한다. 또한 소화기 활동이 억제되는 동안 간으로부터 당을 유리시키는 원인이 된다. 이 계통은 우리가 위협으로부터 재빨리 벗어나게 하므로 때때로 투쟁 또는 도망체계라 불린다.

② 특징

교감신경계통은 신경절이전연접에서 신경전달물질로 아세틸콜린을 사용하나 신경절이후 섬유의 연접에서는 노르에피네프린(노르아드레날린)을 사용한다. 자율시각신경들은 척수의 가슴허리부분에서 시작한다(이는 곳). 교감신경 축삭들은 척수신경의 등쪽뿌리를 통해 척수를 떠나 척수신경을 떠난 다음 척주 측면을 따라 길게 뻗어있는 척주옆 신경절의 사슬집단에 들어간다.

(2) 부교감신경계통(parasympathetic division)

① 기능

부교감신경은 긴장이 없는 상황에서 효과를 나타낸다. 이 역시 긴장이 많은 경험 후에 편안한 상태에 신체를 복원하는데 기능하므로 교감신경계통의 효과와 반대이다. 부교감신경계통은 소화, 배뇨, 배변을 자극한다. 또한 심장박동률을 느리게 하며 혈압을 내리며 호흡률을 느리게 함으로써 교감신경계통의 효과와 반대로 작용한다. 눈의 동공도 수축시키며 이 계통은 때때로 휴식체계로 불린다.

② 특징

부교감신경계통의 신경절이전섬유(전신경절섬유, preganglionic fiber)들은 뇌줄기(뇌간)와 척수의 엉치뼈(천골)에서 시작된다. 이들은 뇌와 엉치신경(천수신경)을 내장 가까이에 위치한 신경절로 나오도록 이끈다. 신경절이후섬유(후신경절섬유, postganglionic fiber)는 짧으며 효과를 내기 위해 근육 또는 내장기관 안에 있는 샘(선)으로 간다. 부교감신경계통의 신경절이전섬유와 신경절이후섬유는 연접 내에서 신경전달물질로 아세틸콜린을 이용한다. 자율운동신경원을 받아들이는 대부분의 기관은 부교감신경계통과 교감신경계통 둘에 의해 자극된다. 그러나 예외 존재인 혈관과 땀샘은 교감신경원에 의해 자극되며 눈의 수정체에 관여하는 민무늬근육은 부교감신경원에 의해 조절된다.

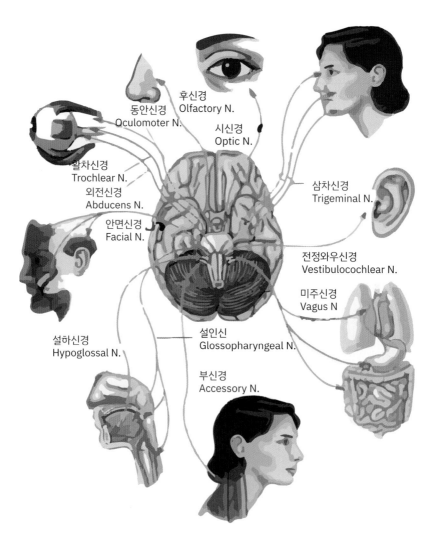

그림 6-8 **뇌신경**

뇌신경

(1) 특성

뇌신경은 말초신경에 해당한다. 뇌 신경은 12쌍으로 구성된다. 10쌍은 뇌줄기(뇌간, brain-stem)에서 시작하며(이는 곳) 12쌍 모두는 머리뼈의 다양한 작은 구멍을 통해 나온다. 이들은 두 가지 방법에 의해 명명된다. 뇌에서 발생하는 신경의 순서(뇌의 앞에서 뒤로)를 가리키는 로마숫자에 의해서와 기능 또는 분포를 가리키는 이름에 의한다. 어떤 뇌 신경은 감각 또는 들섬유(구심성섬유)만 있으며, 또 다른 뇌 신경들은 운동 또는 날섬유(원심성섬유)만 있다. 감각기능과 운동기능을 둘 다 가진 뇌 신경을 혼합신경(mixed nerves)이라 한다.

(2) 구분

① **후각신경(후신경, olfactory nerve)**: 후각과 관련된 충동을 전달한다.

② **시각신경(시신경, optic nerve)**: 시각과 관련된 충동을 전달한다.

③ **눈돌림신경(동안신경, oculomotor nerve)**: 안구와 위눈꺼풀운동을 조절하며 고유수용이라 하는 자세, 근육감각과 관련된 충동을 전달한다. 눈돌림신경의 부교감신경 기능이 눈의 동공수축 원인이 된다.

④ **도르래신경(활차신경, trochlear nerve)**: 안구운동을 조절하며 근육감각과 관련된 충동을 전달한다.

⑤ **삼차신경(trigeminal nerve)**: 혼합신경이며 뇌 신경 중 가장 큰 신경이다. 삼차신경에는 위턱신경(상악신경), 아래턱신경(하악신경), 눈신경(시신경)의 3개의 신경가지가 있다. 이는 씹기운동을 조절하며 치아와 얼굴부위의 촉각, 통증, 온도와 관련된 충동을 전달한다.

⑥ **갓돌림신경(외전신경, abducens nerve)**: 안구운동을 조절한다.

⑦ **얼굴신경(안면신경, facial nerve)**: 얼굴표정근을 조절하며 미각을 전달한다. 얼굴신경의 부교감신경 기능은 눈물샘(누선)과 침샘(타액선)을 조절한다.

⑧ **속귀신경(내이신경, vestibulocochlear nerve)**: 평형과 청각과 관련된 자극을 전달한다.

⑨ **혀인두신경(설인신경, glossopharyngeal nerve)**: 삼키기와 미각을 조절한다. 혀인두신경의 부교감신경 기능은 침샘을 조절한다.

⑩ **미주신경(vagus nerve)**: 인두, 후두, 입천장의 뼈대근육 운동을 조절한다. 이는 후두, 내장, 귀의 감각을 전달한다. 미주신경의 부교감신경 기능은 가슴과 배에 있는 내장을 조절한다.

⑪ **더부신경(부신경, accessory nerve)**: 뇌줄기와 척수에서 시작하며, 삼키기와 머리운동을 조절하는 것을 도운다.

⑫ **혀밑신경(설하신경, hypoglossal nerve)**: 말을 하고 음식을 삼킬 때 관여하는 근육을 조절하며, 혀밑신경의 감각섬유들은 근육감각의 자극을 전달한다.

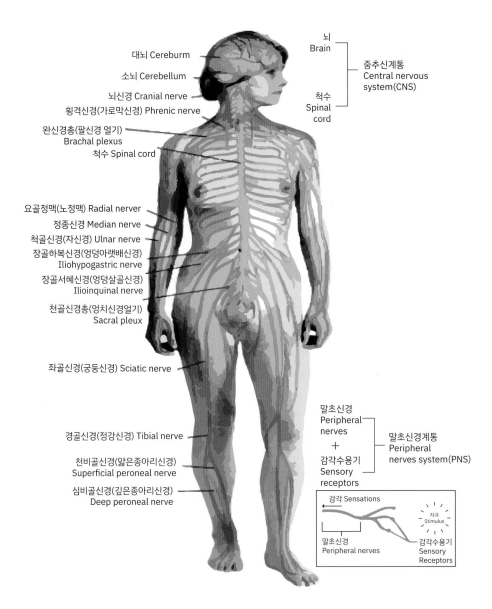

대뇌 Cereburm
소뇌 Cerebellum
뇌신경 Cranial nerve
횡격신경(가로막신경) Phrenic nerve
완신경총(팔신경 얼기)
Brachal plexus
척수 Spinal cord

요골정맥(노정맥) Radial nerver
정종신경 Median nerve
척골신경(자신경) Ulnar nerve
장골하복신경(엉덩아랫배신경)
Iliohypogastric nerve
장골서혜신경(엉덩살골신경)
Ilioinquinal nerve
천골신경총(엉치신경얼기)
Sacral pleux

좌골신경(궁둥신경) Sciatic nerve

경골신경(정강신경) Tibial nerve

천비골신경(얇은종아리신경)
Superficial peroneal nerve
심비골신경(깊은종아리신경)
Deep peroneal nerve

뇌
Brain

척수
Spinal
cord

중추신계통
Central nervous
system(CNS)

말초신경
Peripheral
nerves
+
감각수용기
Sensory
receptors

말초신경계통
Peripheral
nerves system(PNS)

감각 Sensations
자극
Stimulus
말초신경
Peripheral nerves
감각수용기
Sensory
Receptors

그림 6-9 말초신경계통

118

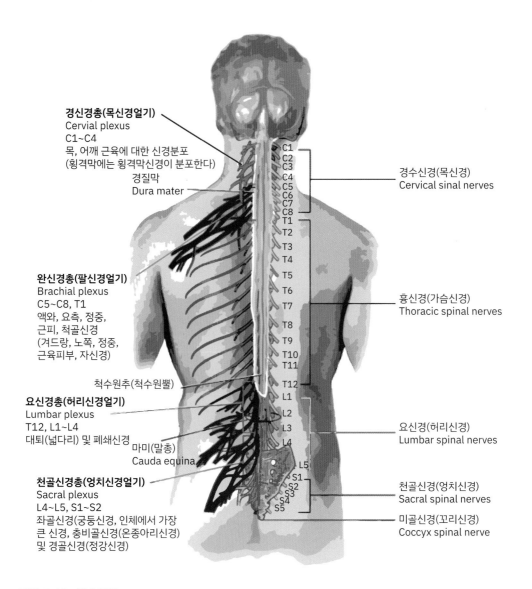

경신경총(목신경얼기)
Cervial plexus
C1~C4
목, 어깨 근육에 대한 신경분포
(횡격막에는 횡격막신경이 분포한다)

경질막
Dura mater

완신경총(팔신경얼기)
Brachial plexus
C5~C8, T1
액와, 요측, 정중,
근피, 척골신경
(겨드랑, 노쪽, 정중,
근육피부, 자신경)

척수원추(척수원뿔)

요신경총(허리신경얼기)
Lumbar plexus
T12, L1~L4
대퇴(넓다리) 및 폐쇄신경

마미(말총)
Cauda equina

천골신경총(엉치신경얼기)
Sacral plexus
L4~L5, S1~S2
좌골신경(궁둥신경, 인체에서 가장
큰 신경, 총비골신경(온종아리신경)
및 경골신경(정강신경)

C1
C2
C3
C4
C5
C6
C7
C8
T1
T2
T3
T4
T5
T6
T7
T8
T9
T10
T11
T12
L1
L2
L3
L4
L5
S1
S2
S3
S4
S5

경수신경(목신경)
Cervical sinal nerves

흉신경(가슴신경)
Thoracic spinal nerves

요신경(허리신경)
Lumbar spinal nerves

천골신경(엉치신경)
Sacral spinal nerves

미골신경(꼬리신경)
Coccyx spinal nerve

그림 6-10 척수신경

척수신경

(1) 특징

척수신경이란 척수에서 갈라져 나와 신체의 각 부위에 퍼져 있는 신경이다. 척수신경은 척추뼈를 따라 위치하며, 척수에서부터 척추 뒤의 척주 사이 구멍들로 분지한다. 척수와 함께 척수신경은 안면과 목을 제외한 신체의 모든 부분을 관장한다. 척수신경은 전신의 감각수용체에서 인지한 감각정보를 등쪽신경뿌리(sensory nerve rootlets)를 통해 척수로 전달하는 역할을 한다. 척수에 도달한 감각정보는 뇌로 전달되고, 처리과정을 통해 근육을 움직이도록 하는 운동신경의 신호와 분비기관을 조절하도록 하는 신호가 생성된다. 그리고 뇌에서 만들어진 신호를 척수에서 배쪽신경뿌리(motor nerve rootlets)를 통해 척수신경으로 전달하여 근육이 운동하도록 명령을 전달한다.

(2) 분류

사람의 몸에는 모두 31쌍의 척수신경이 있다. 경신경 8쌍, 흉신경 12쌍, 요신경 5쌍, 천골신경 5쌍, 미골신경 1쌍이다. 척수신경은 각각 전근과 후근의 1쌍이 척수에서 갈라져 나온 뒤 합쳐져서 하나가 된다. 전근은 척수전각에서 나온 운동신경 다발(운동섬유 다발)로 운동을 일으키고, 후근은 척수후각에서 나온 감각섬유 다발(지각섬유 다발)로 감각을 전달한다.

(3) 기능

척수신경은 위치에 따라 관장하는 기능에도 차이가 있다.
① 경신경(목신경): 숨쉬기, 심장박동, 상지의 움직임에 관여한다.
② 흉신경(가슴신경): 교감신경의 활성에 관여한다.
③ 요신경(다리신경): 하지의 움직임에 관여한다.
④ 천골신경(엉치신경): 골반장기에 관여한다.

반사

척수신경에는 뇌가 관여하지 않는 반사작용이 있다. 반사작용은 인체에 해로울 수 있는 자극을 뇌를 거쳐 반응하는 것이 아니라 자극으로부터 즉각적으로 활성화시키는 몸의 움직이게 한다. 반사는 뇌가 관여하지 않으므로 의식적으로 조절이 불가능하다. 감각신경의 말단부에서 자극이 감지되면 자극 신호가 척수로 전달되고, 척수에서는 가장 인접한 운동신경을 활성화시켜 자극된 부위가 움직일 수 있도록 명령을 내린다. 가장 대표적인 예가 무릎반사로, 척수신경의 손상을 확인하기 위하여 무릎반사를 확인한다.

특수감각

우리 몸에는 5가지 특수감각(special sence)으로는 후각, 미각, 시각, 청각, 평형감각이 있다. 후각과 미각은 혀와 코에 있는 감각수용기와 화학적 상호작용에 의해 시작된다. 시각은 눈에 있는 감각수용기와 빛의 반응 상호작용 때문에 발생한다. 청각과 평형감각기능은 기계적 자극(청각을 위한 음파와 균형을 위한 동작)과 귀에 있는 감각수용기의 상호작용 때문이다.

1) 후각

우리 몸의 특수 감각 중 후각은 냄새를 맡을 수 있는 감각이다. 후각을 통해 공기 중의 화학 물질들을 감지한다. 냄새를 맡는 감각은 후각감각(olfactory sense)이라고 한다.

(1) 특징

공기 중의 입자들이 코안으로 들어가서 코의 가장 위 선반영역인 위코선반(상비갑개)를 이루는 점막상피에 용해된다. 여기에서 냄새에 반응하여 변화된 후각신경세포와 만나며 이들은 쌍극신경세포다. 이 신경세포의 가지돌기는 가장 위 선반의 상피 표면에 있으며 코에 있어서 후각수용기 부위와 만난다. 냄새 입자는 이 수용기부위와 결합한다. 후각신경세포는 끝이 후각망울로 커지는 축삭을 따라 충동을 전달한다. 여기에서부터 대뇌의 관자엽과 이마엽에 있는 후각겉질이라 하는 뇌의 영역에 있는 연합신경세포들과 만난다.

(2) 작용

수용기세포들은 가지돌기 끝에 섬모가 있으며, 이는 냄새를 구별하는 화학수용기로서 기능한다. 이 냄새 분자들은 처음에 코에 있는 점막상피에 용해된 다음 식별된다. 후각감각은 미각감각과 매우 밀접하게 연관되어 있다. 적은 수의 수용기로 매우 다양한 냄새들을 구별해야하므로 냄새 맡는 감각은 복잡하다. 이러한 수용체 연합을 후각 코드의 유형으로 해석하는 것은 뇌다.

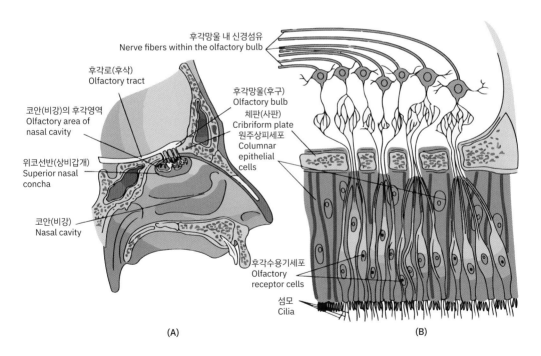

그림 6-11 **후각신경**
　　　(A) 위코선반에 의해 형성된 코의 후각영역 (B) 원주상피세포는 끝에 있는 섬모로 후각수용기세포를 지지한다.

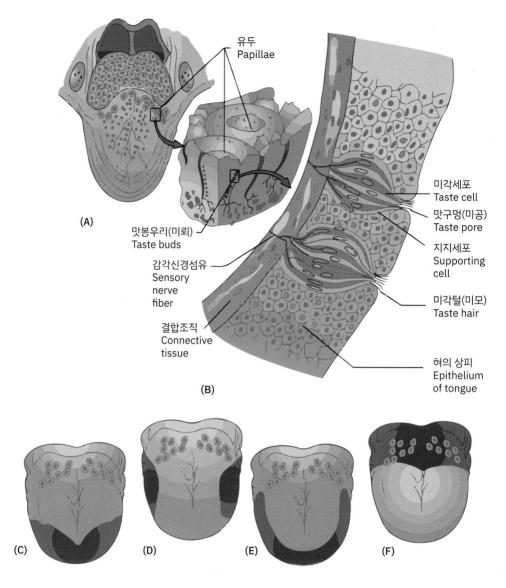

유두
Papillae

(A)

맛봉우리(미뢰)
Taste buds

감각신경섬유
Sensory
nerve
fiber

결합조직
Connective
tissue

(B)

미각세포
Taste cell

맛구멍(미공)
Taste pore

지지세포
Supporting
cell

미각털(미모)
Taste hair

혀의 상피
Epithelium
of tongue

(C) (D) (E) (F)

그림 6-12 **미각신경**
(A) 혀의 표면에 있는 맛봉우리는 유두라고 하는 돌출부에 의해 연결된다. (B) 맛봉우리는
표면에 맛구멍이라 하는 개구부를 가진 맛세포다. 색칠된 부분은 맛수용체의 일반적인 양상을
가리킨다. (C) 단맛 (D) 신맛 (E) 짠맛 (F) 쓴맛

2) 미각

미각은 오감중 하나로써, 음식, 무기물등의 맛을 느낄 수 있는 능력이다. 인간은 혀의 표면에 위
치한 미뢰라는 감각 기관을 통해 미각을 느낀다.

(1) 특징

맛봉우리는 인두에 있는 혀 지붕을 이루는 입천장과 어린이의 입술 위에서도 발견된다. 각각의 맛봉우리는 두 가지 유형의 세포로 구성된다. 첫 번째 유형은 맛봉우리의 바깥 피막을 형성하는 특수화된 상피세포이며, 두 번째 유형 세포는 맛봉우리의 안쪽을 형성한다. 이들 세포를 미각세포(taste cell)라 하며 맛의 수용체 부위로서 기능한다. 맛봉우리는 맛구멍이라 하는 개구부를 가진 둥근형태이다. 미각털은 맛구멍 바깥까지 뻗어있는 미각세포의 작은 돌출부이며, 미각세포의 수용기로서 기능한다.

(2) 구분

인간이 느낄 수 있는 기본 맛으로는 단맛, 쓴맛, 신맛, 짠맛, 감칠맛, 지방맛의 6가지가 있다. 맛봉우리(미뢰, taste buds)는 유두(papillae)에서 발견되는 감각 구조물이며 이는 혀에 솟아 있고 맛 자극을 구별한다. 맛감각의 4가지 유형은 단맛, 신맛, 짠맛, 쓴맛임. 모든 맛봉우리가 4가지 감각 모두를 구별할 수 있더라도 혀의 뒷부분에 있는 맛봉우리는 쓴맛을, 혀끝에 있는 맛봉우리는 단맛과 짠맛에 강하게 반응한다. 또한 혀의 가쪽에 있는 맛봉우리는 신맛에 좀 더 강하게 반응한다.

(3) 기능

우리 몸은 화학적으로 맛을 느끼기 전에 먼저 체액에 용해된다. 침샘(타액선)에서 생산된 침은 이 분비액 매체를 생산하며 미각세포 주위의 신경세포들은 해석을 위해 뇌에 충동을 전달한다. 감각충동은 안면, 혀인두, 미주, 뇌 신경을 지나 해석을 위해 뇌의 관자엽에 있는 미각겉질에 전달된다. 맛감각 역시 후각 감각에 강하게 영향을 받는다. 삼키는 동안 코를 쥐면 맛감각이 줄어든다.

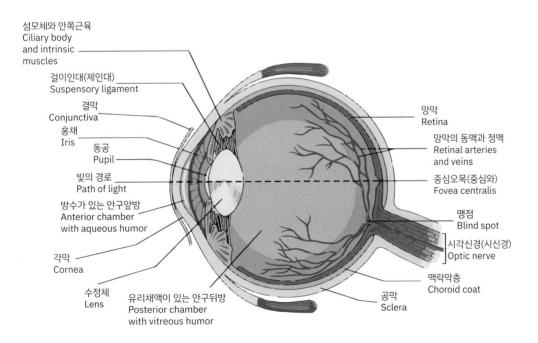

섬모체와 안쪽근육
Ciliary body and intrinsic muscles

걸이인대(제인대)
Suspensory ligament

결막
Conjunctiva

홍채
Iris

동공
Pupil

빛의 경로
Path of light

방수가 있는 안구앞방
Anterior chamber with aqueous humor

각막
Cornea

수정체
Lens

유리채액이 있는 안구뒤방
Posterior chamber with vitreous humor

망막
Retina

망막의 동맥과 정맥
Retinal arteries and veins

중심오목(중심와)
Fovea centralis

맹점
Blind spot

시각신경(시신경)
Optic nerve

맥락막층
Choroid coat

공막
Sclera

그림 6-13 눈의 구조(가로면)

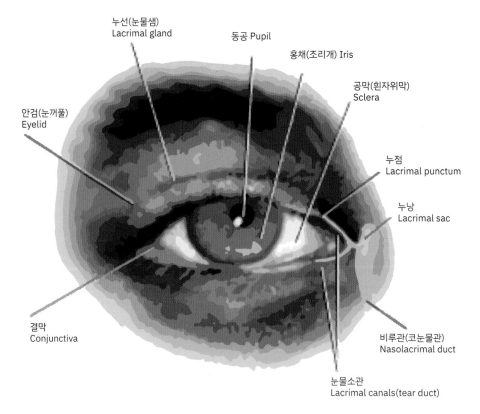

누선(눈물샘)
Lacrimal gland

동공 Pupil

홍채(조리개) Iris

공막(흰자위막)
Sclera

안검(눈꺼풀)
Eyelid

누점
Lacrimal punctum

누낭
Lacrimal sac

결막
Conjunctiva

비루관(코눈물관)
Nasolacrimal duct

눈물소관
Lacrimal canals(tear duct)

그림 6-14 안구의 겉모습

3) 시각

시각은 눈을 통해 인지하는 감각들을 의미한다. 눈을 통해 사물의 크기와 모양, 빛깔, 멀고 가까운 정도를 인지할 수 있다.

(1) 특징

눈(eyes)은 시각기관이며 머리뼈의 눈확(안와)에 의해 보호된다. 눈두덩은 눈을 그늘지게하며 눈에 들어가서 자극의 원인이 되는 땀으로부터 눈을 보호한다. 눈꺼풀과 속눈썹은 이물질로부터 눈을 보호하며 눈꺼풀의 깜박거림은 눈물샘에서 생산되는 눈물을 퍼지게 함으로써 눈의 표면을 매끄럽게 한다. 또한 눈물은 효소인 리소자임, 염분, 면역글로불린의 작용으로 세균감염으로부터 신체를 방어한다.

(2) 안구 부속기

① **외안근(바깥눈근육)**: 외안근은 안구의 운동에 관여하는 6개의 작은 근육이다. 눈 주변의 신경에 따라 관여하는 근육은 다르다.

　㉠ 눈돌림신경 지배: 상직근, 하직근, 내측직근, 하사근

　㉡ 도르래신경 지배: 상사근

  ⓒ 갓돌림근 지매: 외측직근

  ⓔ 기타: 눈돌림신경: 상안검거근

② **눈꺼풀(안검, eyelid)**: 눈을 보호하고 덮개와 같은 작용을 한다. 눈꺼풀은 한 쌍의 움직일 수 있는 주름진 피부다. 눈꺼풀에는 속눈썹(eyelash)이 있으며, 윗눈꺼풀 위에는 눈썹(eyebrow)이 있다. 위아래 눈꺼풀 안쪽에는 눈물유두(누두)가 있으며 그 중앙에는 눈물점(누점)이 보인다.

③ **결막(conjunctiva)**: 결막은 안구와 눈꺼풀이 결합하는 점막이다. 각막과 함께 안구가 외계에 접하는 경계부를 이룬다. 결막에는 상피세포가 발달하여 있고, 상피세포에는 술잔세포가 분포하여 점액을 분비한다.

④ **눈물기관(누선, lacrimal gland)**: 눈물을 분비하는 눈물샘 및 눈물이 코 아래로 이동되는 코눈물관으로 구성된다. 눈물샘은 안구 표면을 촉촉하게 하여 눈을 세정, 보호하는 역할을 한다.

(3) 눈의 구조

눈은 두 가지 체액으로 채워진 공 모양의 구조물이다. 눈을 움직이는 뼈대근육은 곧은근(직근)과 빗근(사근)이다. 눈의 부위별 기관과 기능은 아래의 표와 같다.

부위	기능
공막	안구보호 및 눈의 지지 기능
각막	입사광선을 굴절시켜 물체의 상이 맺히게 함
맥락막	산람광선을 흡수, 망막에 영양을 공급
망막	시력기능을 위한 감각수용체 함유
막대세포	흑백 시력 기능(명암) 담당
원뿔세포	색조감각 기능(색채)의 담당
중심오목	정교시력을 담당
수정체(렌즈)	광선을 굴절시켜 초점 맞추는 기능
섬모체	수정체의 두께 조절, 안구방수 생성
홍채	안구에 들어오는 빛의 양을 조절
동공	광선을 받아들임
유리체	안구의 형태 유지, 외계 물체를 망막에 결상시킴
방수	광선을 통과시키고 안구를 지탱
시각신경	뇌로 신경충동을 전달

① 눈의 벽

　㉠ **공막(sclera)**: 흰색이며 질긴 결합조직으로 이루어졌다. 각막(cornea)은 빛이 들어오는 가장 바깥층의 투명한 부분이다.

　㉡ **맥락막(choroid)**: 많은 혈관과 색소세포를 포함한다. 눈에 있어서 반사되지 않으며 시력을 손상하지 않기 위해 검은색이며 빛을 흡수한다.

　㉢ **망막(retina)**: 회색이며 막대세포와 원뿔세포라 하는 감광성 세포를 포함한다. 섬모체(모양체, ciliary body)는 양쪽이 볼록하고 투명하며 유연한 수정체(lens)를 고정시키기 위해 민무늬근육으로 이루어졌다. 홍채(iris)는 눈동자(동공, pupil)를 둘러싸고 있는 민무늬근육으로 이루어진 눈의 색깔이 있는 부분이다. 홍채는 동공의 지름으로 들어오는 빛의 양을 조절한다. 망막의 부위에 따라 시간세포가 다르다.

　　ⓐ **황반(macula)**: 원뿔세포만 존재하고 막대세포는 존재하지 않는다.

　　ⓑ **시각신경원반**: 광선에 대한 감수성이 전혀 없다. 이것을 맹점이라고 한다.

　　ⓒ **중심오목(중심와)**: 물체의 상이 가장 선명하게 보이는 곳이다.

② 눈의 아랫부분

　㉠ **앞구획**: 방수(aqueous humor)라는 체액으로 채워진다. 빛을 굴절시키는 것을 돕는 이 체액은 섬모체에서 생산되며 눈의 안쪽 부분에 영양분의 공급원으로 안압을 유지한다.

　㉡ **뒤구획**: 유리체액(vitreous humor)으로 채워져 있으며 안압을 유지하는 것을 돕고 빛을 굴절시키며 망막과 수정체를 고정한다.

③ 눈의 시각세포

　㉠ **감광성 세포**: 눈의 망막에는 감과성 세포를 포함한다. 망막은 눈의 뒷부분으로 빛이 반사되는 것을 막기 위해 색소성 상피층이 있다. 감각층에는 막대세포와 원뿔세포가 있다. 이 층에는 원뿔세포보다 막대세포가 더 많다.

　　ⓐ **막대세포(간상체세포, 간상세포, rod cell)**: 눈의 망막에서 빛을 감지하는 세포다. 세포체가 원뿔보다 길고 짧은 막대모양이다. 막대세포는 빛에 상당히 감수성이 있으며 어두운 빛에 기능하나 색채 시각을 생산하지는 않는다. 막대세포는 로돕신(rhodopsin)이라 하는 색소를 포함하며 원뿔세포는 약간 다른 색소를 포함하고 있다. 빛에 노출되면 로돕신은 옵신이라는 단백질과 레티날이라 하는 색소로 분해되며 레티날의 합성에는 비타민 A가 필요하다.

　　ⓑ **원뿔세포(추상체세포, 원추세포, cone cell)**: 세포체의 끝 부분이 원뿔 모양을 하고 있다. 빛에 대한 반응하는 물질로서 요오돕신이 들어있다. 색채 시각을 생산하며 많은 빛이 필요한 것은 원뿔세포이다. 원뿔세포의 세 가지 다른 유형은 적색, 녹색, 청색에 민감하다. 이들 원뿔세포의 조합은 우리가 보는 다른 모든 색을 생산한다.

　㉡ **두극세포**: 원뿔세포와 막대세포는 망막의 두극세포와 연접한다. 두극세포는 시각신경(optic nerve)을 형성하는 축삭돌기의 신경절세포와 연접한다. 결국 시각신경의 섬유

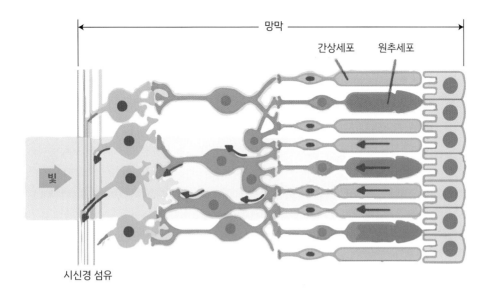

그림 6-15 **막대세포, 원뿔세포**

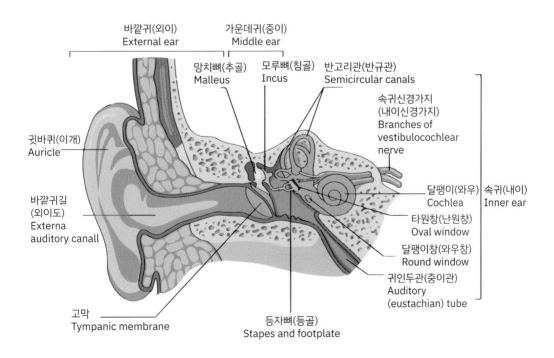

그림 6-16 **바깥귀, 가운데귀, 속귀와 기관들**

들은 뇌의 시상까지 뻗어 있으며 시상의 뒷부분에서 연접하며 대뇌의 뒤통수엽의 시
각겉질까지 전달되어 해석된다.

4) 청각과 평형감각

평형청각기관은 청각기관과 평형기관으로 구분된다. 귀는 외이, 중이, 내이의 3부분으로 구성된
다. 외이와 중이는 주로 청력엥 담당하고 내이는 청각과 평형감각에 관여한다. 귀는 바깥귀(외
이), 가운데귀(중이), 속귀(내이)로 나뉜다.

(1) 외이(바깥귀)

바깥귀는 고막 바깥 부분이다.

① **이개(귓바퀴, auricle)**: 이개는 불규칙한 모양의 탄력연골로 구성되어 있다. 음파를 모아 외
이도로 전달하는 음파를 모우는 기관이다.

② **외이도**: 외이도는 소리를 고막으로 유도하는 구불한 관이다. 외이도는 외부 세균들과 직접
접촉하는 부위이기 때문에 자체 방어기전을 가지고 있으며, 귀지는 그 방어기전 중의 하
나입니다. 귀지는 지방성분이 많이 함유되어 있어 물기가 스며드는 것을 막아주고, 산성
을 띄고 있어 세균이 증식하는 것을 억제한다.

③ **고막(tympanic membrane)**: 고실(중이)의 바깥쪽을 고막이라고 한다. 외이와 중이의 경
계막이다. 고막은 진주모양의 광택나는 얇은 막이다.

(2) 중이(고실, 가운데귀, middle ear)

중이는 외이와 내이 중간에 존재한다. 중이에는 작은 공간으로 구성되어 있으며 공기를 포함
한다. 중이의 모양은 매우 복잡하고 중이에는 이소골이 존재한다. 중이에 있는 이소골은 추
골, 침골, 등골로 이루어져 있다. 중이에서 코로 연결하는 이관이 존재한다.

① **귓속뼈(이소골)**: 이소골은 망치뼈(추골, malleus), 모루뼈(침골, incus), 등자뼈(등골,
stapes)라는 3개의 귓속뼈를 포함하는 공기로 채워진 공간이다. 이러한 뼈들은 고막으로
부터의 소리 진동을 타원창(난원창, oval window, 전정창)에 전달한다.

② **이관(유스타키오관, eustachian tube)**: 이관은 가운데 귀를 목구멍에 연결해주는 관이다.
공기가 몸 밖에서 입과 목구멍을 통해 중이로 들어가게 한다. 이관은 인두에 열리며 공기
압이 가운데귀와 바깥 공기가 같게 하여 소리가 잘 들리도록 하게 한다.

(3) 내이(속귀, inner ear)

내이는 관자뼈 내에 상호 연결된 방과 터널로 이루어져 있다. 내이의 안쪽에 있는 두 개의 개
구부는 타원창과 달팽이창(와우창, round window, 전원창)이다. 이들은 속귀에 가운데귀
를 연결한다. 음파 진동이 망치뼈에서 모루뼈에 전달됨으로써 가운데귀 안에서 음파가 증폭
된다. 내이는 청각과 관련된 달팽이관과 안뜰(전정), 평형과 관련된 반고리관(반규관)을 포함
한다. 정지상태의 평형은 안뜰에 의해 조절되며 중력에 대한 머리의 위치를 결정한다. 운동
평형은 반고리관에 의해 조절되며 머리 회전운동에 따른 변화를 결정한다.

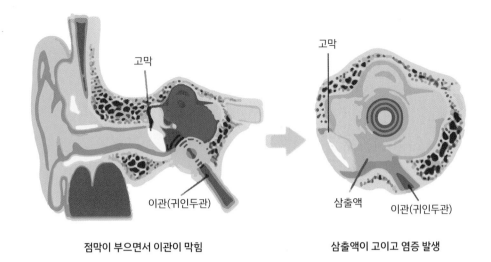

고막

이관(귀인두관)

점막이 부으면서 이관이 막힘

고막

삼출액

이관(귀인두관)

삼출액이 고이고 염증 발생

그림 6-17 **중이염**

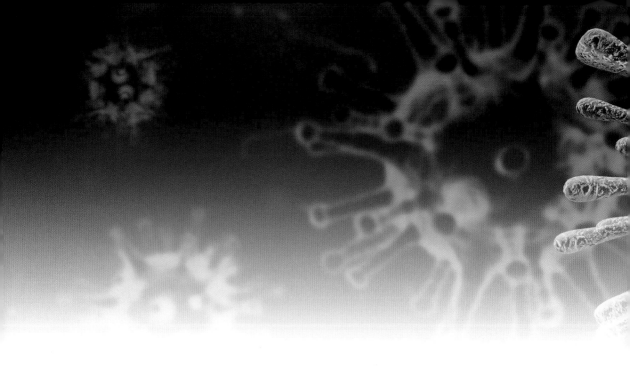

내분비계통
Endocrine System

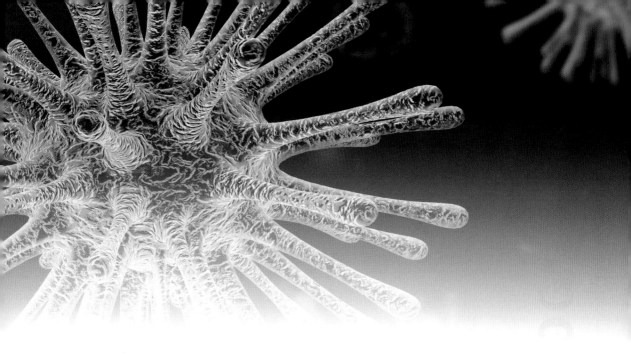

내분비계통(endocrine system)은 체내 환경을 일정한 범위 안에서 유지함으로써 인체를 화학적으로 통제한다. 이는 항상성(homeostasis)으로 알려져 있다. 이러한 항상성 유지는 성장, 성숙, 생식, 대사, 인간행동을 모두 아우르며 내분비계통과 신경계통의 독특한 연계에 의해 공유된다. 화학적 신호(신경전달물질)를 통하여 뇌하수체(pituitary gland)(내분비계의 일부)를 지배하는 것은 바로 뇌의 시상하부(hypothalamus)(신경계통의 일부)이다. 뇌하수체는 때로 지배샘(master gland)이라고 지칭되는데 이는 여기서 분비되는 많은 호르몬이 다른 내분비샘(endocrine glands)을 자극하여 그들의 호르몬을 분비하도록 하기 때문이다.

내분비샘은 도관 없이 호르몬을 혈관 내로 직접 분비하는 샘이다. 혈액순환계는 이 화학적 신호를 표적 기관으로 운반하고 여기에서 그 결과로 특별한 반응을 나타내게 된다. 이러한 화학적 신호 또는 호르몬은 대사, 수분과 전해질농도, 성장, 발달, 생식주기의 조절을 돕는다. 내분비샘은 외분비샘(exocrine glands)과 달리 도관이 없다. 외분비샘은 분비물을 어떤 기관이나 체표면으로 전달하는 도관을 가지고 있는데, 여기에는 땀샘(한선, sweat glands)이나 침샘(타액선, salivary glands)이 포함된다.

CHAPTER 07
내분비계통
Endocrine System

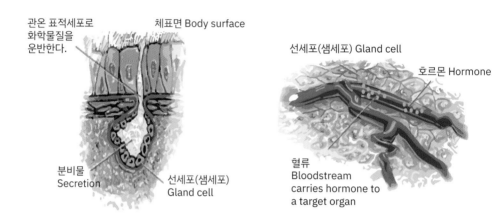

관온 표적세포로
화학물질을
운반한다.

체표면 Body surface

선세포(샘세포) Gland cell

호르몬 Hormone

분비물
Secretion

선세포(샘세포)
Gland cell

혈류
Bloodstream
carries hormone to
a target organ

그림 7-1 외분비선 및 내분비선

내분비계의 특징

내분비계통은 인간의 몸에서 호르몬을 분비하는 기관을 말한다. 내분비계는 인간의 몸에서 물질대사, 생장, 조직을 통제하며, 감정을 조절하기도 한다. 내분비계에서 분비되는 호르몬은 세포 외 전달물질로서 따로 운반하는 관(duct)이 없는 형태이다. 호르몬은 내분비 기관에서 방출되어 혈액이나 림프관을 타로 이동하며, 표적기관의 표적세포(target cell)에서 작용한다. 이러한 내분비계의 이상은 전반적인 생리기능의 저하와 질병을 야기한다.

1) 인체의 내분비 기관

시상하부(hypothalamus)는 호르몬이나 신경전달 물질을 뇌하수체로 전달하여 뇌하수체를 지배하기도 한다. 뇌하수체는 갑상선, 부신피질, 난소 등의 신체 내분비 기관을 자극하는 호르몬을 분비하는 지배샘의 기능을 한다.

2) 내분비의 특징

내분비샘은 도관 없이 호르몬을 혈관 내로 직접 분비하는 샘이다. 혈액순환계는 이 화학적 신호를 표적 기관으로 운반하고 여기에서 그 결과로 특별한 반응을 나타내게 된다. 이러한 화학적 신호 또는 호르몬은 대사, 수분과 전해질농도, 성장, 발달, 생식주기의 조절을 도운다. 내분비샘은 외분비샘(exocrine glands)과 달리 도관(관, duct)이 없다. 반면, 외분비샘은 분비물을 어떤 기관이나 체표면으로 전달하는 도관(관, duct)을 가지고 있는데 여기에는 땀샘(한선, sweat glands)이나 침샘(타액선, salivary glands)이 포함된다.

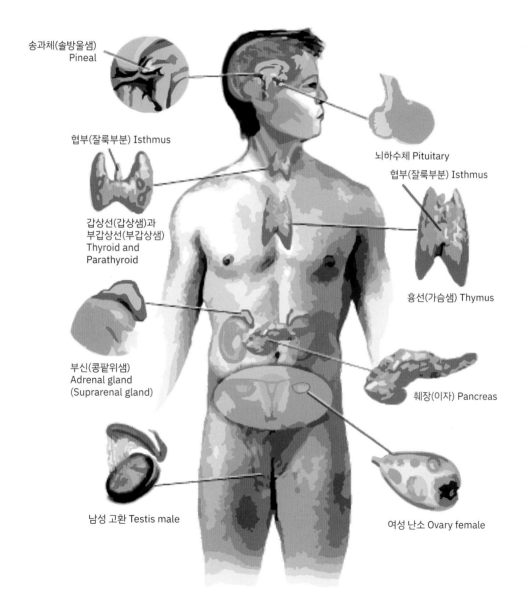

그림 7-2 신체 내에서 내분비기관

호르몬의 기능

호르몬(hormones)은 생물체의 체내환경을 조절한다. 이들은 세포호흡, 세포의 성장과 생식을 조절하며, 수분의 양과 전해질들의 균형 등 체액을 조절하고 다른 호르몬의 분비에 관여한다. 또한 행동양상과 여성과 남성의 생식주기, 성장과 발달주기를 조절한다. 이러한 신체의 화학적 조절은 일차적으로 음성되먹임 시스템(negative feedback system)으로 작용한다. 특정 호르몬 농도가 일정한 수위에 도달하면 이를 분비하는 내분비샘은 억제되고(음성되먹임) 그 호르몬의 분비는 중지되거나 크게 감소한다. 이후 그 호르몬 농도가 정상 이하로 떨어지면 내분비샘은 다시 호르몬 생산과 분비를 시작한다.

> **양성되먹임 기전(Negative feedback) vs 음성되먹임 기전(Positive feedback)**
>
> 우리 몸에서 항상성을 유지하기 위해 대부분 음성되먹임 기전이 작용한다. 음성되먹임 기전이란 표준값에서 멀어진 편차를 작게 하는 것으로 변화를 정상범위 안에서 유지시키는 것이다. 신체 내에서 음성되먹임 기전은 혈당유지가 있다. 우리 몸에서 혈당이 상승되며, 정상범위의 혈당을 유지하기 위해 췌장에서 인슐린이 분비되어 혈당이 조절된다. 즉 상승된 혈당을 낮게 하는 인슐린이 분비되어 결론적으로 정상 범위 내의 혈당이 유지되는 것이다. 이와는 반대로 양성되먹임 기전은 초기자극이 계속해서 추가적인 자극을 유도하는 것이다. 예를 들어 출혈이 진행되는 동안 혈전형성을 담당하는 화학물질이 더욱 생산을 자극하는 양성되먹임 기전을 통해 출혈을 막게 된다.

호르몬의 분류

호르몬은 화학적으로 크게 세 가지로 분류된다. 변형된 아미노산의 구조인 에피네프린(epinephrine), 노르에피네프린(norepinephrine), 단백질 호르몬인 인슐린(insulin), 생식샘자극호르몬[gonadotropic hormone, gonadotrop(h)in], 성장호르몬(growth hormone) 그리고 스테로이드호르몬 코르티솔(cortisol), 에스트로겐(estrogen, 여성호르몬), 테스토스테론(testosterone, 남성호르몬)이다.

내분비 기관

내분비샘에는 시상하부, 뇌하수체, 솔방울샘(송과체, pineal gland), 갑상샘(thyroid gland), 부갑상샘(parathyroid gland), 가슴샘(thymus glands), 부신(adrenal glands), 이자(췌장)의 랑게르한스섬 그리고 여성의 난소(ovaries)와 남성의 고환(testis)이 있다.

1) 뇌의 시상하부

뇌의 시상하부에서는 호르몬이 생성되어 각 기관에 전달된다.

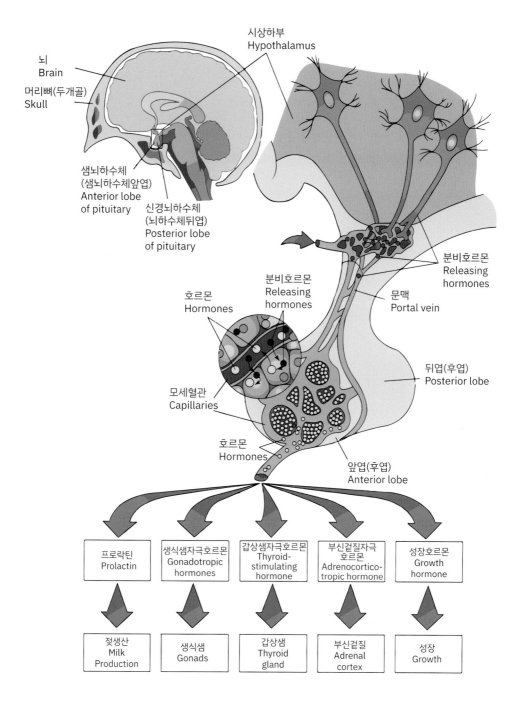

뇌
Brain

머리뼈(두개골)
Skull

샘뇌하수체
(샘뇌하수체앞엽)
Anterior lobe
of pituitary

신경뇌하수체
(뇌하수체뒤엽)
Posterior lobe
of pituitary

시상하부
Hypothalamus

분비호르몬
Releasing
hormones

문맥
Portal vein

뒤엽(후엽)
Posterior lobe

호르몬
Hormones

분비호르몬
Releasing
hormones

모세혈관
Capillaries

호르몬
Hormones

앞엽(후엽)
Anterior lobe

프로락틴 Prolactin	생식샘자극호르몬 Gonadotropic hormones	갑상샘자극호르몬 Thyroid-stimulating hormone	부신겉질자극호르몬 Adrenocortico-tropic hormone	성장호르몬 Growth hormone
젖생산 Milk Production	생식샘 Gonads	갑상샘 Thyroid gland	부신겉질 Adrenal cortex	성장 Growth

그림 7-3 **샘뇌하수체와 뇌의 시상하부의 관계**

(1) 위치

시상하부(hypothalamus)는 사이뇌의 아랫부분이다. 뇌하수체로부터의 분비를 조절하는 역할을 한다. 깔때기(누두부, infundibulum)라 불리는 깔때기 모양의 구조물은 시상하부의 바닥과 뇌하수체를 연결한다.

(2) 분비 호르몬

시상하부의 신경세포는 분비자극호르몬(releasing hormones)과 분비억제호르몬(releasing inhibitory hormones)이라 불리는 화학적 신호를 방출한다. 이 호르몬(실제로는 신경분비물)들은 뇌하수체로부터 특정 호르몬이 분비되도록 자극하거나 억제한다.

(3) 시상하부 호르몬의 분비

이들은 시상하부에 있는 모세혈관으로 들어가고 깔때기 내의 문맥정맥을 거쳐 샘뇌하수체의 2차 모세혈관으로 운반된다. 모세혈관을 나와 뇌하수체의 호르몬 분비를 조절하는 수용체에 부착된다. 내분비계와 신경계 간에 상호작용과 조절이 유지되는 것이 바로 시상하부와 뇌하수체에서 일어난다. 반대로, 음성되먹임 기전에 의해 내분비계의 호르몬이 역으로 시상하부의 기능에 영향을 줄 수 있다.

2) 뇌하수체(pituitary, hypophysis)

뇌하수체는 콩알만한 샘으로 뇌의 기저부에 위치한 골 구조물(터키안) 안에 있다. 뇌하수체는 대부분의 다른 내분비샘의 기능을 조절하므로 때때로 주분비샘이라고 한다. 뇌하수체는 그 위에 위치한 뇌 부위인 시상하부에 의해 크게 조절된다. 시상하부 또는 뇌하수체는 뇌하수체의 조절하에 있는 샘(표적샘)에 의해 생산되는 호르몬 수치를 검출하여 표적샘이 어느 정도의 자극을 필요로 하는지 결정할 수 있다.

(1) 위치

뇌하수체(pituitary, hypophysis)는 완두콩알만한 작은 크기의 샘으로, 여기서 분비하는 호르몬은 다른 내분비샘의 기능에 영향을 미친다. 이는 뇌의 시상하부 아래, 나비뼈(접형골)의 함몰된 부위에 있다. 뇌하수체는 두 개의 엽으로 나뉘는데 앞엽은 크고 뒤엽은 작다.

뇌하수체의 구분

뇌하수체는 일반적으로 전엽과 후엽으로 나뉜다. 하지만 뇌하수체에 전엽, 후엽 이외에도 중엽이 존재한다. 뇌하수체 중엽은 전엽과 후엽 사이에 존재하며, 인간의 경우는 명확히 그 기능이 밝혀진 것이 없고, 전엽과 후엽으로만 분리한다. 뇌하수체 중엽에서는 멜라닌자극호르몬이 분비된다. 뇌하수체 중엽은 대부분의 척추동물에게서 발견된다. 그러나 인간의 경우에는 퇴화하여 존재하지 않는다. 인간의 경우 뇌하수체 전엽이 퇴화한 뇌하수체 중엽의 역할을 대신한다.

---

(2) 분비 호르몬

① **뇌하수체 전엽**

㉠ **성장호르몬(growth hormone: GH)**: 성장호르몬은 체내 대부분 조직의 세포 대사를 촉진하여 세포가 분열하고 크기가 증가하도록 한다. 단백질 합성과 지질, 탄수화물의 분해를 증가시키고 뼈와 근육의 성장을 촉진한다. 성장호르몬 분비는 시상하부로부터 나오는 두 가지 호르몬에 의해 조절된다. 하나는 분비를 촉진하고 다른 하나는 억제한다. 성장호르몬은 수면, 운동과 금식 중에 최대량이 분비된다.

㉡ **갑상샘자극호르몬(thyroid-stimulating hormone: TSH)**: 갑상샘을 자극하여 호르몬 생성을 촉진한다. 갑상샘자극호르몬 분비율은 시상하부에서 조절하는데 여기서 생산된 갑상샘자극호르몬분비호르몬(TRH)이 샘뇌하수체를 자극해 갑상샘자극호르몬 분비를 촉진한다.

㉢ **부신겉질자극호르몬(부신피질자극호르몬, adrenocorticotropic hormone: ACTH)**: 부신겉질을 자극하여 코르티솔을 분비하게 한다. ACTH 분비는 시상하부에서 생산되는 부신겉질자극호르몬분비호르몬(CRH)에 의해 조절된다. ACTH는 부신겉질자극 외에도 포도당 보존에 관여하며 염증을 감소시킨다.

㉣ **난포자극호르몬(follicle-stimulating hormone: FSH)**: 여성의 난소에 난포의 발달을 촉진하며 남성에서는 고환의 정세관에서 정자세포의 생성을 자극한다.

㉤ **황체형성호르몬(luteinizing hormone: LH)**: 여성의 난소에서 배란을 자극하고 여성호르몬 프로게스테론의 생성을 촉진해 임신유지를 도운다. 남성에서는 고환에서 테스토스테론 합성을 자극하여 정자세포 생산을 유지한다.

㉥ **프로락틴(젖분비호르몬, lactogenic hormone: LTH)**: 프로락틴(prolactin)은 임산부가 출산하고 나면 젖샘(유선)에서 젖생산을 촉진하며 배란 후와 임신 중에 프로게스테론 수치를 정상적으로 유지한다. 남성에서는 황체형성호르몬(LH)에 대한 감수성을 증가시키며 남성호르몬 감소를 유발할 수 있는 것으로 여겨진다.

② **뇌하수체 후엽**

뇌하수체 후엽에서는 항이뇨호르몬(바소프레신)과 자궁수축호르몬인 옥시토신이 분비된다.

㉠ **항이뇨호르몬(antidiuretic hormone: ADH)**: 바소프레신(vasopressin)으로도 불리며 콩팥에서 수분흡수를 촉진함으로써 체내 수분을 조절한다. 다량이 분비되면 혈관수축을 유발할 수 있어서 바소프레신이라 하기도 한다. 이것이 부족하면 요붕증이 발생할 수 있다.

㉡ **옥시토신(oxytocin: OT)**: 옥시토신은 자궁벽의 민무늬근육을 수축시킨다. 임신 중 자궁과 질의 조직이 늘어나면 옥시토신의 생산이 촉진되고 분만 후기에 자궁수축이 일어날 수 있도록 한다. 옥시토신은 젖샘세포를 수축하게 하여 모유 수유 동안 젖이 샘관에서 젖꼭지를 통해 나올 수 있도록 한다. 출산 시 자궁을 수축시키고 분만 직후 과다 출혈을 예방한다. 옥시토신은 수유여성에서 우유를 유두(유즙분비)로 이동시키기 위해 유방의 유관을 수축시킨다. 옥시토신은 남성과 여성 모두에서 추가적인 역할이 있다.

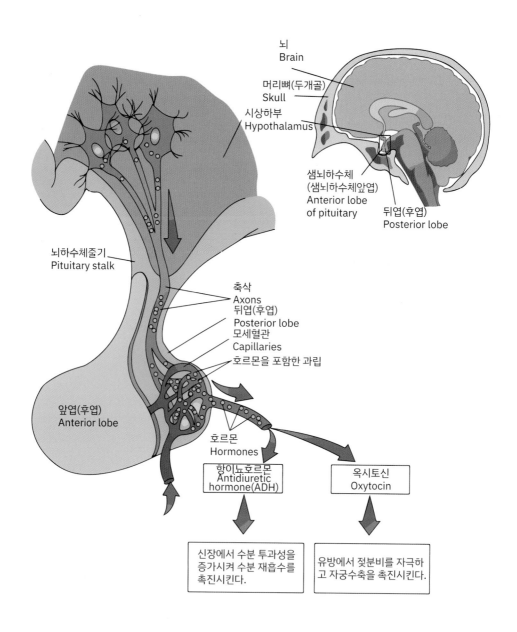

뇌
Brain

머리뼈(두개골)
Skull

시상하부
Hypothalamus

샘뇌하수체
(샘뇌하수체앞엽)
Anterior lobe
of pituitary

뒤엽(후엽)
Posterior lobe

뇌하수체줄기
Pituitary stalk

축삭
Axons
뒤엽(후엽)
Posterior lobe
모세혈관
Capillaries
호르몬을 포함한 과립

앞엽(후엽)
Anterior lobe

호르몬
Hormones

항이뇨호르몬
Antidiuretic
hormone(ADH)

옥시토신
Oxytocin

신장에서 수분 투과성을
증가시켜 수분 재흡수를
촉진시킨다.

유방에서 젖분비를 자극하
고 자궁수축을 촉진시킨다.

그림 7-4 뇌하수체뒤엽과 뇌의 시상하부의 관계

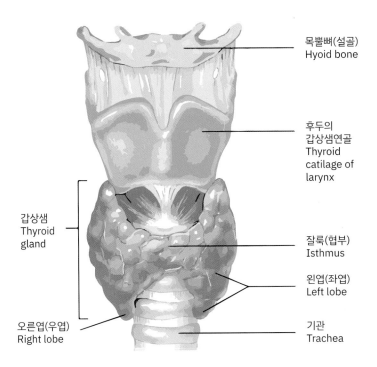

목뿔뼈(설골)
Hyoid bone

후두의
갑상샘연골
Thyroid
catilage of
larynx

갑상샘
Thyroid
gland

잘룩(협부)
Isthmus

왼엽(좌엽)
Left lobe

오른엽(우엽)
Right lobe

기관
Trachea

그림 7-5 **갑상선의 구조**

3) 갑상샘

갑상샘(갑상선, thyroid gland)은 사람 몸에서 호르몬을 분비하는 내분비 기관 중 가장 크며, 갑상샘 호르몬을 만들어 몸의 기능을 적절하게 유지하는 일을 하는 중요한 기관이다. 시상하부에서 호르몬 분비를 조절하는데 뇌하수체에 갑상샘을 자극하는 TSH를 분비하도록 신호를 보낸다.

(1) 위치

갑상샘은 사람의 신체 기관 중 하나로서 목 중앙에 위치한 나비 모양의 내분비 기관이다. 갑상샘은 목의 한가운데서 앞으로 튀어나온 물렁뼈 아래쪽에 있는 후두와 기관에 붙어있다. 갑상샘(갑상선, thyroid gland)은 두 개의 엽이 잘룩부분(협부)이라고 불리는 작은 밴드로 연결되어 이루어진다. 갑상샘은 혈관이 매우 풍부하고 결합조직의 캡슐에 싸여 있는 큰 내분비샘이며, 세포들이 공처럼 모인 소포들로 이루어져 있다. 이 소포들은 단순 입방상피로 이루어지는데 여기서 갑상샘호르몬이 생산된다.

(2) 분비 호르몬

갑상샘호르몬으로는 티록신(thyroxine, T_4), 삼요드티로닌(triiodothyronine, T_3), 칼시토닌(lcitonin)의 3가지가 있다.

① **티록신(thyroxine, T₄)**: T_4는 T_3에 비해 분비되는 양은 많으나 효과는 낮다. 티록신은 갑상선에서 분비되는 호르몬으로 요오드를 다량 함유하고 있다. 체내에서 세포 호흡 등의 물질 대사를 촉진하는 작용을 한다.

  ㉠ 티록신은 탄수화물에서 에너지를 방출하는 속도를 증가시킨다.

  ㉡ 단백질 합성을 증진한다.

  ㉢ 성장을 촉진한다.

  ㉣ 신경계통의 활성을 증진한다.

② **삼요드티로닌(triiodothyronine, T₃)**: T_3는 T_4에 비해 분비되는 양은 적으나 효과는 더 강력하다. T_3의 기능은 T_4와 유사하다.

  ㉠ 단백질 합성을 증진한다.

  ㉡ 성장을 촉진한다.

  ㉢ 신경계통의 활성을 증진한다.

③ **칼시토닌(calcitonin)**: 갑상샘의 소포외세포들은 칼시토닌이란 호르몬을 분비한다. 칼시토닌은 뼈에서의 방출은 억제하고 콩팥에서의 배출은 증가시키는 방법으로 혈중 칼슘과 인의 농도를 낮춘다.

  ㉠ 뼈에서 칼슘과 인산의 방출을 방해한다.

  ㉡ 칼슘과 인산이 뼈에 침착되는 것을 증진한다.

  ㉢ 혈액의 칼슘과 인산의 농도를 저하한다.

칼시토닌

칼시토닌은 갑상선 C세포에서 생성되는 호르몬으로, 골흡수를 억제하는 효과가 나타난다. 칼시토닌은 강한 진통효과로 인해 골절이나 미세골절로 심한 통증이 있는 골다공증에는 이중 효과의 장점이 있다. 칼시토닌의 골절예방 효과는 아직까지는 명확히 증명되어 있지 않다.

칼시토닌을 장기 투여 시에는 그 효과가 점차적으로 감소되는 소위 '도피현상'이 나타날 수 있는데 이는 칼시토닌 수용체의 하향조절에 의한 것으로 추측되고 있으며, 이런 현상을 막기 위해 장기적으로 사용할 때 지속적인 사용보다는 간헐적 투여방법을 권장하고 있다.

칼시토닌의 부작용으로는 오심, 구토, 안면홍조, 위장장애 등이 있는데 부작용의 빈도와 심한 정도는 용량에 의존하며 비강 투여시는 그 발생빈도가 낮은 것으로 되어 있다. 주사부위에 가벼운 염증반응이나 소양감이 나타날 수 있고, 드물게 전신적 알레르기 반응이 발생할 수 있으므로 주사제로 사용할 때는 피부반응검사를 시행하는 것이 좋다.

〈출처 – 서울대학병원 종합질병정보〉

---

(3) 갑상샘 호르몬의 분비 조절

갑상샘호르몬 분비는 샘뇌하수체(뇌하수체앞엽)에서 나오는 TSH에 의해 조절된다. 갑상샘호르몬 수치가 증가하면 음성되먹임 기전에 의해 샘뇌하수체의 TSH 분비와 시상하부의 TSH 분비호르몬 방출이 억제된다. 음성되먹임으로 인하여 갑상샘호르몬은 혈중농도가 좁은 범위 내에서 매일 변동한다.

4) 부갑상샘

(1) 위치

부갑상샘(부갑상선, parathyroid glands)은 건포도 크기의 네 개의 샘으로 갑상샘의 뒷면에 묻혀 있다. 갑상샘의 각 엽에 두 개씩 있으며 아래위로 놓여 있다. 각 샘은 치밀하게 조직된 호르몬 분비세포인 으뜸세포(주세포, chief cell)와 호산세포(oxyphil cell)들이 모세혈관 조직과 근접해 있다.

(2) 분비 호르몬

부갑상샘호르몬(parathyroid hormone, parathormone: PTH)이 분비되며 혈중에서 칼슘 농도를 증가시키고 콩팥에서 칼슘유리와 인의 분비를 조절한다.

㉠ 뼈모세포(골모세포, osteoblast) 활동을 억제한다.

㉡ 뼈파괴세포(파골세포, osteoclast)가 뼈바탕질(뼈기질, bone matrix) 조직을 분해한다.

㉢ 혈액에서의 칼슘과 인의 농도를 증가시킨다.

㉣ 콩팥에서 혈중 칼슘을 보존하도록 하고 장에서는 섭취된 음식에서 칼슘흡수를 촉진한 이 호르몬은 혈중 칼슘치를 정상으로 증가시킨다.

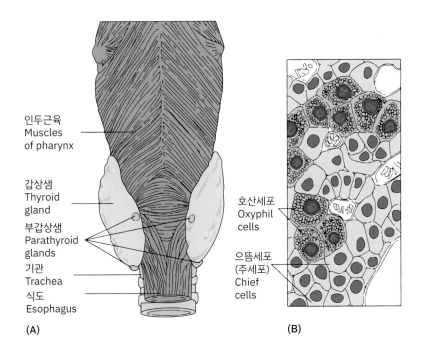

그림 7-6 **부갑상샘** (A) 위치 (B) 세포 구성

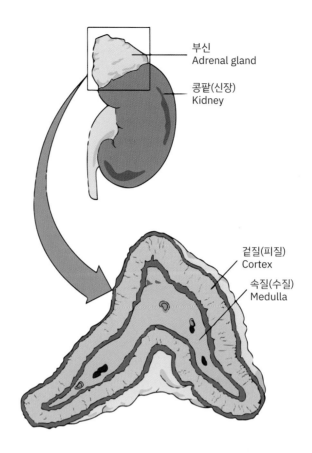

부신
Adrenal gland

콩팥(신장)
Kidney

겉질(피질)
Cortex

속질(수질)
Medulla

그림 7-7 부신의 구조

5) 부신

(1) 위치

부신(adrenal glands)은 콩팥(신장)의 양쪽 꼭대기에 있는 작은 샘으로 콩팥위샘
(suprarenal gland)으로 알려져 있다. 샘의 안쪽 부분은 부신속질(부신수질, adrenal
medulla), 바깥쪽은 부신겉질(부신피질, adrenal cortex)이라고 불린다. 각 부분은 별개의
내분비샘으로 기능한다.

(2) 분비 호르몬

① 부신속질(부신수질, adrenal medulla) 호르몬의 종류

부신속질에서는 다량의 아드레날린(adrenalin: 에피네프린, epinephrine)과 소량의 노
르에피네프린(norepinephrine: 노르아드레날린, noradrenalin)을 생성한다. 에피네
프린과 노르에피네프린은 모두 카테콜 유도체에 속하므로 이것들과 도파민을 합쳐서 카

테콜아민이라고 부른다.

② 부신속질(부신수질, adrenal medulla) 호르몬의 기능

두 호르몬은 위험을 감지하거나 스트레스를 받으면 시상하부에서 자율신경계의 교감신경을 통하여 부신에 신호를 전달하여 호르몬 분비를 촉진한다. 에피네프린과 노르에피네프린으로 우리 신체가 스트레스 상황을 타개하도록 적응시킨다.

ㄱ 아드레날린(adrenalin: 에피네프린, epinephrine)의 기능: 심장 활동 촉진, 혈압상승, 당원 분해 및 혈당 상승, 지질 유리 촉진

ㄴ 노르에피네프린(norepinephrine: 노르아드레날린, noradrenalin)의 기능: 강한 혈관수축 작용, 뼈대근육, 피부, 내장의 미세동맥 수축

기관	에피네프린	노르에피네프린
심장	심박동수 증가, 수축력 증가	심박동수 증가, 수축력 증가
혈관	뼈대근육의 혈관 확장으로 혈류에 대한 저항 감소	피부와 내장 혈관 수축, 뼈대로 가는 혈류량 증가
혈압	심박출량 증가로 약간 증가	혈관수축 크게 증가
기도	확장	약간 확장
간	당원질 분해 촉진으로 혈당 상승	혈당의 효과 거의 없음
대사율	증가	증가

(3) 부신겉질(adrenal cortex)

이곳의 세포들은 상피세포가 세 개의 조밀한 층으로 배열되어 있는데 안쪽, 중간층, 바깥층으로 나뉜다.

① **바깥층**: 무기전해질 농도를 조절한다 하여 광물부신겉질호르몬(mineralocorticoid)이라고 부르는 일련의 호르몬들을 분비한다. 이들 중 가장 중요한 호르몬은 알도스테론(aldosterone)이며, 이는 콩팥에서 나트륨(Na)의 재흡수와 칼륨(K)배출을 조절한다.

② **중간층 겉질**: 코르티솔(cortisol: 히드로코르티손, hydrocortisone)을 분비하며 이는 글루코코르티코이드(glucocorticoid) 호르몬이다.

③ **안쪽 층**: 부신 성호르몬인 안드로겐(androgen)을 분비하는데 이는 남성호르몬이다. 남성과 여성 모두에서 소량의 안드로겐이 부신겉질에서 분비된다.

안드로겐의 기능

① 남성: 대부분의 안드로겐은 고환에서 분비되고 남성의 특징적인 신체 발달을 자극한다.
② 여성: 부신으로부터 분비되는 안드로겐은 성욕을 자극한다.

6) 이자

이자(췌장, pancreas)는 외분비샘과 내분비샘으로서 이중적인 역할을 가진다.

(1) 위치

위장의 뒤쪽에 위치한 후복막 장기로 소화기관 중 하나이다. 소화기계의 일부로서는 샘꽈리(세엽, acinus)라 불리는 세포에서 이자액이라는 소화효소를 분비하고, 랑게르한스섬(islets for Langerhans)이라고도 부르는 이자섬(pancreatic islet)에서는 인슐린(insulin)과 글루카곤(glucagon) 호르몬을 생산하는 내분비샘의 역할을 한다. 이자는 납작하고 긴 구조로써 머리부, 몸통부, 꼬리부로 나뉜다. 이자는 위의 뒤에 놓여 있고 도관은 작은창자(소장)의 샘창자(십이지장)부위로 연결되어 있다.

(2) 분비호르몬

이자의 내분비샘부분은 혈관과 밀접하게 연결된 두 가지 세포의 묶음들로 이루어져 있다. 이 세포의 묶음들은 이자섬 또는 랑게르한스섬이라고 불린다. 알파세포(alpha cell)는 글루카곤을, 베타세포(beta cell)는 인슐린을 분비한다.

① **인슐린(insulin)**: 혈당의 농도가 상승하면 췌장의 베타세포에서는 인슐린을 혈중으로 분비한다. 혈액의 인슐린은 간에서 포도당을 글리코겐으로 전환해 저장한다. 이와는 반대로 혈액에서 포도당의 농도가 저하될 때에는 때는 음성되먹임을 통하여 인슐린 분비가 저하된다.

② **글루카곤(glucagon)**: 포도당 농도가 저하되면 알파세포는 글루카곤을 분비하고 글루카곤은 간을 자극하여 저장된 글리코겐을 포도당으로 분해하여 혈당을 상승시킨다. 글루카곤은 또한 아미노산을 분해하여 포도당으로 전환해 혈당을 높인다. 단백질의 아미노산이 분해되면 간에서는 이를 더 많은 포도당을 합성하는 데 사용한다. 다른 조직에서는 지방이 분해되어 대체 에너지원으로 공급된다.

당뇨와 인슐린

인슐린은 혈당을 체내의 세포 속으로 들어가게 하여 에너지를 만드는 연료로 사용하게 하는 필수적인 호르몬이다. 따라서 인슐린을 스스로 만들어 공급할 수 없는 1형당뇨병 환자는 반드시 체외에서 인슐린을 공급해 주어야 한다. 1형 당뇨병환자가 아니라도 다음의 경우에는 인슐린주사가 필요하다. 인슐린 주사가 필요한 경우는 제1형 당뇨병, 제2형 당뇨병에서 다음과 같은 경우다.

① 식사요법, 운동요법, 경구약으로 조절이 안되는 경우

② 심한스트레스(수술, 감염, 심한 외상등)가 동반되어 혈당조절이 불량한 경우

③ 당뇨병성 만성 합병증으로 경구약을 사용하기 어려운 경우

④ 간부전이나 신부전이 동반된 경우

⑤ 식사요법이나 운동요법으로 조절되지 않는 임신성당뇨병 등의 경우

〈출처 – 삼성서울병원 당뇨교육실〉

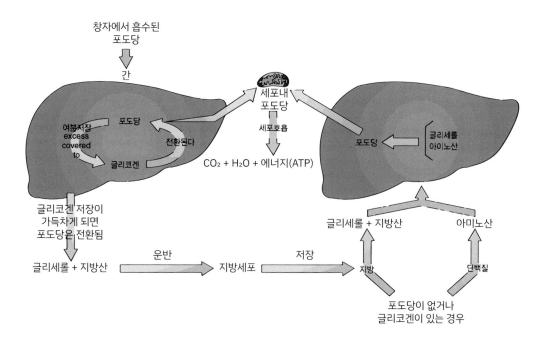

그림 7-8 췌장에서 포도당 저장과 전환

7) 생식샘(성선, gonad)

(1) 고환(testis)

① 특징
정자를 생산하는 외분비샘의 기능 외에도 내분비샘으로서 남성호르몬을 만들어낸다.

② 분비 호르몬
고환에서는 남성호르몬은 테스토스테론(testosterone)이 분비된다.

> **테스토스테론의 기능**
>
> ① 남성 생식기 발달에 필수적이다.
> ② 사춘기 때 고환과 음경이 커지도록 한다.
> ③ 얼굴과 가슴에 체모의 발달, 근육과 뼈의 발달로 어깨는 넓고 엉덩이는 작아지는 남성의 이차성
>   징 발달을 촉진한다.
> ④ 성욕과 공격성을 증가시킨다.

(2) 난소(ovary)

① 특징
여성의 자궁 양쪽에 존재하는 생식기관으로 여성의 골반 내에 위치한다.

② 분비 호르몬
두 가지 종류의 호르몬으로 에스트로겐(estrogen)과 프로게스테론(progesterone)이 분
비한다.

종류	기능
에스트로겐 (estrogen)	① 여성의 2차 성징 발달: 생식기관 성숙, 여성다운 체격과 외모로 변화 ② 치모, 액모 발현, 젖샘의 발달, 뼈대의 여성화, 피부밑지방 침착, 자궁점막 　증식을 촉진한다. ③ 성욕 증진, 혈액의 콜레스테롤 감소, 수분을 축척한다. ④ 난포를 자극, 난자의 성숙을 촉진, 배란 촉진한다. ⑤ 임신 기간 중 프로락틴 분비를 억제한다. ⑥ 프로게스테론과 함께 자궁이 수정란을 잘 받아들이도록 준비한다.
프로게스테론 (progesterone)	① 자궁점막에 점액 분비를 증가시켜 수정락이 착상할 수 있게 도운다. ② 임신유지 작용: 자궁근육 운동 억제, 자궁을 안정화 시킨다. ③ 유방의 성장을 촉진 및 태반의 형성을 도운다. ④ 기초체온을 상승시킨다(배란기 판별 기준). ⑤ 피임작용: 배란을 억제한다.

(3) 뇌하수체 호르몬 관련
시상하부로부터 분비호르몬들이 나와 샘뇌하수체에서 생식샘자극호르몬인 황체형성호르몬
(LH)과 황체자극호르몬(LSH)을 만들도록 한다. 이 호르몬들은 고환과 난소의 호르몬 분비를

조절한다. 생식샘으로부터 나온 호르몬들은 시상하부와 샘뇌하수체에 음성되먹임 작용을 해 체내에 성호르몬이 정상 범위 내로 유지되게 한다.

8) 가슴샘(흉선, thymus gland)

(1) 위치

가슴샘(흉선, thymus gland)은 세로칸 안의 복장뼈(흉골, sternum) 뒤, 양쪽 허파 사이에 놓여 있는 두 개의 엽으로 이루어진 조직이다.

(2) 특징

흉선은 일생 중 어린아이 때 가장 중요하며 영유아기에 비교적 커져 있으며 면역계의 발달에 필수적이다. 나이가 들면서 가슴샘은 점차 줄어들고 지방과 결합조직으로 대체된다.

(3) 기능

가슴샘은 티모신(thymosin) 호르몬을 분비하며, 이는 T 림프구라 부르는 특정한 백혈구를 생성하도록 한다. 이 T 세포들은 신체를 외부 미생물로부터 보호하며 감염에 저항하게 한다.

9) 솔방울샘과 그 호르몬

(1) 솔방울샘(송과체, pineal gland, pineal body)

두 대뇌반구 사이에 있는 솔방울 모양의 작은 구조물로 3차 뇌실의 천장 근처 시상 윗부분에 부착되어 있다. 솔방울샘은 멜라토닌(melatonin)이라는 호르몬을 분비하는데 이는 뇌척수 액으로 바로 분비된다.

(2) 멜라토닌

① 특징

하루주기 리듬(circadian rhythm)을 조절하는 호르몬이다. 샘뇌하수체(뇌하수체앞엽) 에서 생식샘자극호르몬인 LH와 LSH 분비를 억제하여 생식기계 기능을 억제하며 밝은 빛은 멜라토닌 분비를 저하한다.

② 기능

밝은 빛에서는 멜라토닌이 거의 분비되지 않고 사람들은 기분이 좋아지며 생식능력이 향 상된다. 어두운 빛에서는 멜라토닌이 증가하고 사람들은 기분이 저하되고 피로를 느끼며 잠을 자게 된다. 멜라토닌은 우리의 수면각성양상(sleep-wake patterns)에 영향을 주 고 생물학적 주기를 유지하게 한다. 눈의 망막에서 발생한 신경자극은 빛 정보를 솔방울 샘에 전달한다. 어둡거나 희미한 빛에서는 눈으로부터 신경자극이 줄어들어 멜라토닌 분 비가 증가하며 멜라토닌은 사춘기의 시작과 여성 생식주기의 시작에 중요한 역할을 한 다.

(3) 세로토닌(serotonin)

솔방울샘에서 분비되며 신경전달물질과 혈관수축제로 작용한다. 이는 민무늬근육 수축을 유 발하고 위액분비를 억제한다.

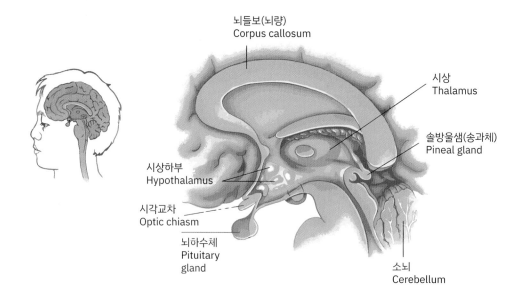

그림 7-9 솔방울샘의 위치

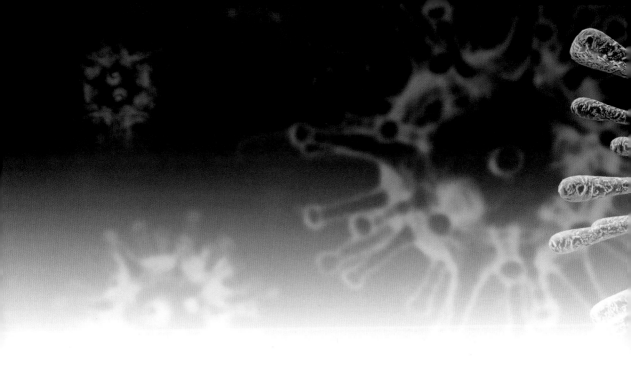

혈액계통
Blood System

08

혈액(blood)은 2가지 구성성분인 혈액의 고형성분(혈구)과 혈액의 액체부분인 혈장(plasma)으로 이루어져 있는 특수한 결합조직이다. 혈액의 고형성분은 적혈구(RBC, erythrocyte), 백혈구(WBC, leukocyte) 그리고 혈소판(thrombocyte)이다. 점액성인 혈장은 혈액의 약 55%를 차지하고, 혈구는 혈액 전용적의 45%로 이루어져 있다. 혈액의 역할은 인체의 외부환경으로부터 내부환경을 연결하고 세포와 조직들 사이에서의 물질을 운반한다. 여성은 평균 약 5L의 혈액을 갖고 있고, 남성은 평균 대략 6L의 혈액을 갖고 있다. 혈액은 전체 체중의 약 8%에 해당한다.

CHAPTER 08
혈액계통
Blood System

혈액의 특징

혈액(blood)은 전 용적의 55%를 차지하는 점액성인 혈장과 전 용적의 45%를 차지하는 혈구 2가지 구성성분으로 이루어져 있는 특수한 결합조직이다. 여성은 평균 약 5L의 혈액을 갖고 있고 남성은 평균 약 6L의 혈액을 갖고 있다. 혈액은 전체 체중의 약 8%에 해당한다. 혈액은 액체부분인 혈장(plasma)과 고형성분(혈구)인 적혈구(RBC, erythrocyte), 백혈구(WBC, leukocyte), 혈소판(thrombocyte)으로 구분된다. 혈액의 역할은 인체의 외부환경으로부터 내부환경을 연결하고 세포와 조직들 사이에서의 물질을 운반한다.

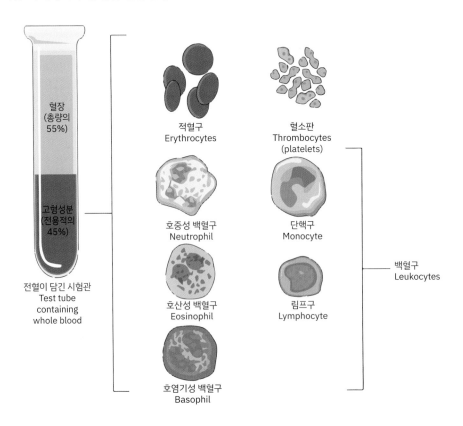

그림 8-1 **혈액의 주성분**

혈액의 기능

혈액은 심장의 펌프작용과 혈관을 통해 여러 물질을 전신을 운반하면서 많은 중요한 기능을 수행하는 복잡한 액체다. 이들 기능은 운반과 항상성 유지와 관계있다.

① 호흡가스의 운반: 혈액은 허파로부터 세포의 신진대사를 위해 필요한 산소를 운반하여 적혈구를 통해 전신의 세포로 운반한다. 혈액은 세포 대사과정에서 생성되는 노폐물인 이산화탄소를 세포로부터 운반하여 허파를 통해 배출한다.

② 영양분, 노폐물의 운반: 혈액은 영양분, 이온과 물을 소화기관으로부터 전신의 세포로 운반하며 인체의 세포에서 생성된 노폐물을 땀샘과 신장을 통해 배설한다.

③ 내분비세포의 생산물 운반: 혈액은 내분비샘에서 인체의 표적기관으로 호르몬을 운반하며 화학적 과정과 화학적 조절을 위해 효소를 세포로 운반한다.

④ 항상성 유지: 혈액은 완충액과 혈액 중의 아미노산을 통해 인체의 pH 조절을 도운다(혈액의 정상 pH는 약알칼리인 7.33~7.45). 혈액은 많은 양의 수분(혈장)을 포함하고 있어 적절한 열 흡수와 냉각이 이루어져 혈액은 정상 체온조절 역할을 한다. 혈액은 용해된 나트륨 이온을 통해 세포 내 수분함량을 조절함으로써 삼투압 과정의 역할을 한다.

⑤ 혈액 응고: 혈관과 조직이 손상을 받아 체액의 손실이 나타날 때 응고기전을 통해 체액의 손실을 막는다.

⑥ 생체 보호작용: 혈액은 외부의 미생물과 독소에 대해 특이적으로 작용하는 단세포인 백혈구를 통해 인체를 방어함으로써 생명유지 역할을 한다.

⑦ 세포의 생산물의 운반: 호르몬을 인체의 다른 세포로 운반한다.

혈액세포(혈구)의 종류

(1) 적혈구(erythrocytes, red blood cell: RBCs)
혈구용적의 약 95%를 차지한다.

(2) 백혈구(leukocytes, white blood cell: WBCs)
세포질의 과립 여부에 따라 과립백혈구와 무과립백혈구로 나뉜다.
① 과립백혈구
Wright's 염색 시 나타나는 세포질에 과립을 갖고 있으며 3가지 형태로 나뉜다.
㉠ 호중구(neutrophils): 백혈구의 60~70%를 구성한다.
㉡ 호산구(eosinophils): 백혈구의 2~4%를 구성한다.
㉢ 호염기구(basophils): 백혈구의 0.5~1%를 구성한다.
② 무과립백혈구
㉠ 단핵구(monocytes): 백혈구의 3~8%를 구성한다.
㉡ 림프구(lymphocytes): 백혈구의 20~25%를 구성한다.

(3) 혈소판(thrombocytes, platelets: PLT)
혈액의 $1\mu l$당 약 130,000~400,000개 존재한다.

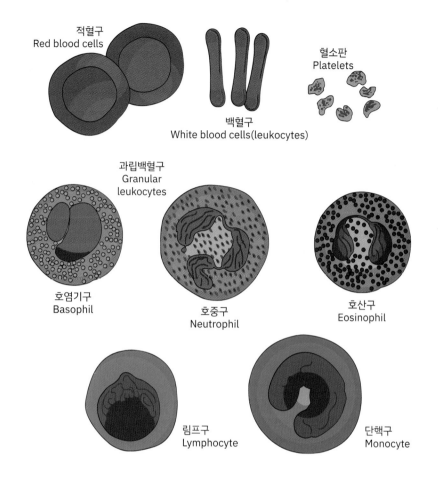

적혈구
Red blood cells

혈소판
Platelets

백혈구
White blood cells(leukocytes)

과립백혈구
Granular
leukocytes

호염기구
Basophil

호중구
Neutrophil

호산구
Eosinophil

림프구
Lymphocyte

단핵구
Monocyte

그림 8-2 혈구의 분류

혈장의 구성성분

혈장(plasma)은 혈액의 50~60%를 차지하며 혈액을 구성하는 액체 성분으로 혈구를 제외한 나머지이다. 혈장의 91%가 수분이며, 혈장단백질(plasma protein)인 알부민(albumin), 글로불린(globulins)과 섬유소원(fibronogen), 프로트롬빈(prothrombin)이 약 7%다. 혈장의 나머지 2%는 이온, 영양분, 노폐물, 가스, 효소, 호르몬 같은 물질로 구성되어 있다.

① **알부민(albumin)**: 혈액과 조직 사이에서 삼투압과 수분 균형을 유지하는 역할을 한다.

② **글로불린(globulins)**: 인체의 면역반응에 중요한데, 예로 항체와 보체(complement)가 있다. 다른 글로불린은 호르몬을 운반하는 분자로서 호르몬을 표적 장기로 운반하는 역할을 한다.

③ **섬유소원(fibronogen)**: 응고기전에서 생명을 유지하는 역할을 한다.

④ **프로트롬빈(prothrombin)**: 혈액 성분의 응고인자로 출혈을 멎게 하는 역할을 한다.

혈구의 형성과 조혈

혈구 형성은 조혈(hematopoiesis)로 이루어지는데 조혈은 골수계 세포인 골수성 조직(myeloid tissue)에서 이루어진다. 모든 혈구는 적골수(red bone marrow)에서 생성되면 적혈구에 의해 적색으로 보인다. 지라(비장), 편도, 림프샘 같은 림프계 조직에서도 무과립백혈구(림프구, 단핵구)를 생성하고 혈구생성에도 도움을 준다. 모든 혈구는 골수에 있는 줄기세포(stem cell) 또는 혈구아세포(hematocytoblast)로 불리는 분화되지 않은 간엽세포에서 성장한다. 혈구 세포는 줄기세포의 분화를 통해 만들어진다. 모든 단계의 혈구세포가 적골수 조직에서 발견된다. 전적아구(proerythroblast)로 분화되어 마지막에 핵이 소실되고 성숙 적혈구로, 호염기성 골수아구로 성장하여 성숙 호염기구로, 호산구성 골수아구로 성장하여 성숙 호산구로, 호중구성 골수아구로 성장하여 성숙 호중구가로, 림프아구가 되어 림프구로, 단핵아구로 되어 단핵구로, 거대핵아구가 되어 다극핵 분열상태를 거쳐 혈소판으로 성숙한다.

혈구의 구조와 기능

1) 적혈구(erythrocytes)

① 핵이 없어 양쪽이 오목하고 가장자리가 세포의 중앙보다 더 두꺼운 원반 모양으로 지름 7~9 μm, 두께 2~3μm로 다소 도넛 형태로 보이는 단순한 구조이다.

② 핵이 없으므로 분열하지 않으며, 수명은 대략 120일이다.

③ 중요한 기능은 허파(폐)에서 산소와 결합하여 인체 여러 조직으로 산소를 운반하는 것과 조직에서 이산화탄소와 결합하여 허파로 운반하는 것이다.

④ 간질세포질이라 불리는 그물 모양의 단백질, 콜레스테롤이 함유된 지질 물질 그리고 적색 색소인 헤모글로빈(혈색소, hemoglobin)으로 구성되어 있다.

⑤ 헤모글로빈: O_2또는 CO_2와 결합을 함으로써, 운반기능을 수행하는 단백질이다.

⑥ 적혈구 당 분자량 약 2.8억 정도의 헤모글로빈을 함유하고 있다.

⑦ 헤모글로빈은 헴(heme)이라고 하는 색소와 글로빈(globin)인 단백질로 구성되어 있다. 헴(heme) 색소는 4개의 철(iron) 원자로 구성되어 있다. 헴(heme)의 철 원자는 허파에서 산소와 결합한다. 인체의 조직에서는 산소가 방출되고 간질액으로부터 단백질(globin)과 이산화탄소와 결합하여 허파로 운반되어 방출된다.

⑧ 적혈구의 산소와 이산화탄소 운반은 헤모글로빈 색소에 의해 일어난다.

⑨ 헤모글로빈은 세포 용적의 33%를 차지한다.

⑩ 산소를 운반하는 헤모글로빈은 밝은 적색을 나타내고, 산소를 운반하지 않는 헤모글로빈은 어두운 적색을 나타낸다.

⑪ 적혈구 수는 정상 성인 남자의 경우 540만/㎣, 정상 성인 여성의 경우 480만/㎣이다. 월경과 혈액손실로 인해 일부 여성의 경우 혈액의 효율적 산소운반을 위해 철의 섭취가 필요하다.

2) 백혈구(leukocytes)

(1) 특성

① 핵이 있으며 색소가 없어서 백혈구라 불린다.

② 일반적 기능은 염증, 감염과 싸우는 것이다.

③ 크기는 적혈구보다 더 크고 혈액에 의해 여러 조직으로 운반된다.

④ 혈액에서 빠져나갈 수 있으며, 아메바 운동을 통해 여러 조직으로 이동한다.

⑤ 표적물에 부착된 세포질 확장 부분을 내보내고 세포의 나머지 부분도 확장 부위 쪽으로 나가게 된다. 이런 방법으로 백혈구는 미생물에 침투하여 공격하고 세포를 잡아먹는 방법인 포식작용(phagocytosis)으로 세포의 잔해물을 제거한다.

⑥ 백혈구 수는 적혈구 수보다 훨씬 적어, 평균 혈액의 5,000~9,000/㎣에 해당한다. 백혈구는 어떤 특정 물질들이 정상 백혈구의 대사 활성을 방해하기 전에 포식할 수 있다. 건강한 인체 내에서 일부 백혈구의 수명은 수일이지만, 감염 시에는 수명이 단 몇 시간으로 단축되기도 한다.

⑦ Wright's stain으로 염색을 했을 때 백혈구의 세포질의 과립 여부에 따라 과립백혈구(granulocyte)와 무과립백혈구(agranulocyte)로 나뉜다.

(2) 구분

① 과립백혈구

과립백혈구는 호중구, 호염기구, 호산구 3가지로 나뉜다.

㉠ 호중구(중성구, neutrophil)

ⓐ 백혈구에서 가장 일반적인 세포이며 세균의 조직파괴에 대한 반응에 가장 활성적이다.

ⓑ 혈액 내에서 약 12시간 머문 뒤 조직으로 이동하여 이물질을 포식하고 리소자임(lysozyme)을 분비하여 세균을 파괴하는 포식작용을 한다.

ⓒ 포식작용을 한 부위에 농이 축적되는데 이것은 세포 파편들과 액체와 죽은 호중구로 이루어진 것이다.

㉡ 호염기구(basophil)

호염기구는 알레르기 반응으로 헤파린(heparin: 항응고제), 히스타민(histamin: 염증 물질) 그리고 세로토닌(serotonin: 혈관수축제)을 조직으로 방출한다.

㉢ 호산구(eosinophil)

ⓐ 꽃가루, 고양이 털, 원인 알레르기 같은 자극원과 투쟁한다.

ⓑ 히스타민을 생성하여 알레르기 반응을 약화하는 기능을 한다.

ⓒ 호산과립의 화학적 분비물들은 인체 내에서 기생충을 공격하기도 한다.

② 무과립백혈구

㉠ 단핵구(monocyte)

ⓐ 세균, 죽은 세포 그리고 세포 잔해물들을 처리하는 포식세포이다.

ⓑ 백혈구 중 가장 크다.

ⓒ 혈액을 빠져나와 조직으로 들어가서 크기가 커지면 큰포식세포(대식세포, macrophages)라 부른다.

ⓛ **림프구(lymphocyte)**

ⓐ 백혈구 중 가장 작다.

ⓑ 항체를 생산하여 인체의 면역반응에 중요한 역할을 한다.

ⓒ 림프구는 B 림프구와 T 림프구의 형태로 나뉜다.

ⓓ 림프구는 암세포를 통제하고 미생물을 파괴하며 이종조직 이식에 거부반응을 일으키는 역할을 한다.

3) 혈소판(platelets, thrombocytes)

(1) 특징

① 핵이 없고 원판 모양을 한 세포 단편이며 크기는 2~4μm 정도이다.

② 혈소판의 역할은 혈관이 손상을 받을 때 체액 손실을 막아주는 것과 연쇄반응이 시작되면서 혈액 응고가 이루어지게 하는 것이다.

③ 수명은 약 7일이다.

④ 적색골수의 거대한 거대핵모세포(거핵구, megakaryocytes)에서 생성된다.

(2) 응고기전

인체가 혈액손실을 중지하고 손상된 혈관과 조직을 수복하는데 사용되는 과정이다. 작은 혈관이 손상 받을 때 혈관 벽의 민무늬 근육이 수축하면서 혈액손실을 중지시킨다. 그러나 큰 혈관이 손상을 받을 때는 혈관 벽의 민무늬 근육 수축은 단지 혈액손실을 느리게 할 뿐이므로 응고기전이 이루어져야 한다. 응고 과정은 3단계의 과정으로 이루어진다.

① 혈소판 응집: 손상된 혈관의 거친 표면으로 인해 혈소판이 응집되고 손상 부위에서 함께 뭉치게 된다. 손상된 조직은 트롬보플라스틴(thromboplstin)을 방출한다. 트롬보플라스틴은 일련의 반응 때문에 프로트롬빈의 활성제를 생산한다. 이 반응에는 칼슘 이온, 특정 단백질, 인지질이 필요하다.

② 프로트롬빈(prothrombin)의 트롬빈(thrombin)으로 전환 간에 의해 생성되는 혈장단백질인 프로트롬빈이 칼슘 이온, 프로트롬빈 활성제로 인해 트롬빈으로 전환된다. 트롬빈은 단편 섬유소원을 피브린으로 반응하게 하는 촉매제이다.

③ 피브린(fibrin) 형성

ⓛ 혈장단백질인 가용성 섬유소원(fibronogen)이 불용성 피브린으로 전환된다.

ⓛ 피브린은 손상 부위에서 어망 같은 작용을 하는 긴 실의 형태를 지닌다. 피브린은 우리가 응괴(clot)라고 부르는 것을 형성한다.

ⓒ 응괴가 형성될 때 혈구와 혈소판은 피브린 실에 걸려 출혈이 멈추게 된다. 응고수축

력, 즉 이액(syneresis)으로 피브린 응괴가 조밀하게 되어 혈관의 파괴 부위가 점점 적어지는 형태로 출혈이 감소하게 된다.

ⓔ 응괴의 형성 이후에 나타나는데 이 맑고 누런 액체를 혈청(serum)이라 부른다. 혈청은 응고인자가 없는 혈장(plasma)이다.

ⓜ 출혈이 멈추고 혈관조직 스스로가 세포의 유사분열 때문에 복구된다.

ⓑ 조직이 복구되면 섬유소성 융해(fibrinolysis)와 혈액 응고 융해가 나타난다. 이 과정은 섬유소를 소화하는 혈장단백질과 응고 형성과 관련된 다른 단백질에 의해 일어난다.

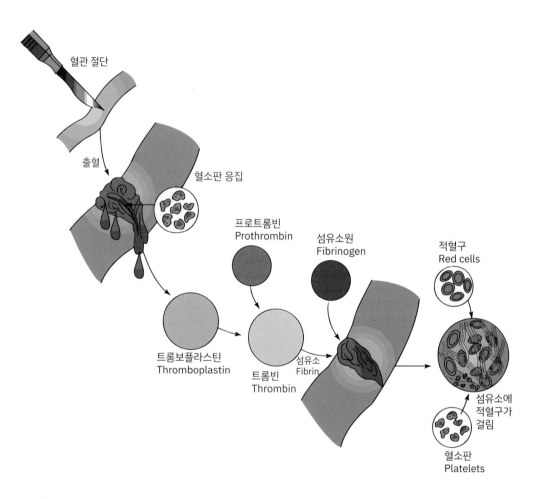

그림 8-3 혈액응고 단계

혈구	수명	기능
적혈구 Erythrocyte 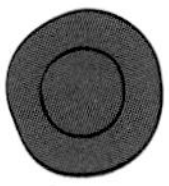	120일	산소와 이산화탄소 수송
호중구 Neutrophil 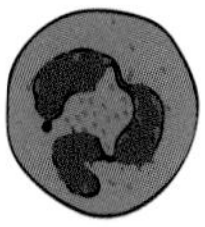	7~12시간	면역 방어
호산구 Eosinophil 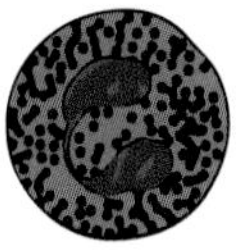	잘 모름	기생충 방어
호염기구 Basophil 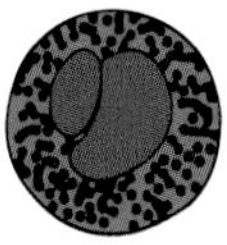	잘 모름	염증반응
단핵구 Monocyte 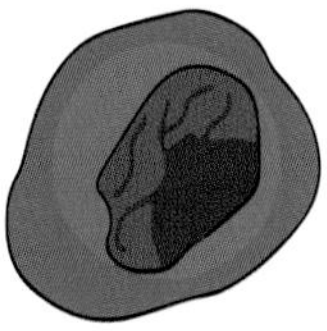	3일~년	면역 감시 (조직 큰포식세포 전구물질)
B 림프구 B Lymphocyte 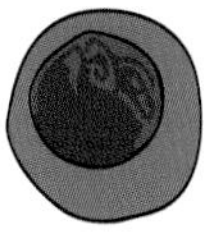	잘 모름	항체생성 (혈장세포 전구물질)
T 림프구 T Lymphocyte 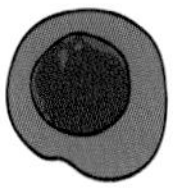	잘 모름	세포내 면역반응
혈소판 Platelets 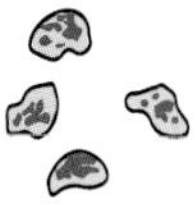	7~8일	혈액응고

그림 8-4 **혈구의 수명과 기능**

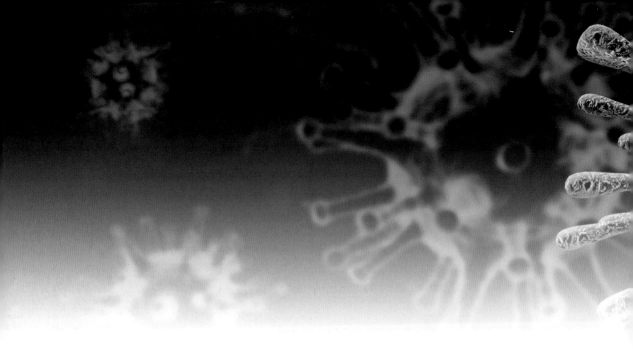

림프계통

Lymphatic System

09

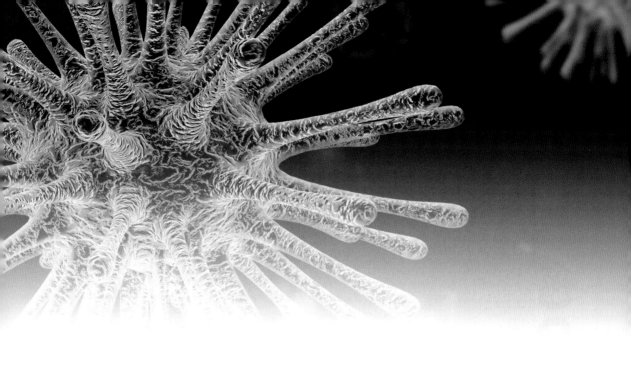

　림프계통(lymphatic system)은 혈액순환에 의해 혈액성분이 모세혈관에서 조직으로 나온 액체성분이 세포간질(interstitial space)로 유출되면서 림프(lymph)로 유입되어 림프액(lymph fluid)으로 된다. 여기에서 림프가 순환계로 진행되는 통로를 림프계통(lymphatic system)이라고 한다.

CHAPTER 09

림프계통

Lymphatic System

림프계의 특징

림프계통(lymphatic system)은 혈액 및 순환계통과 밀접하게 관련되어 있다. 양 계통 모두 신체를 통하여 생명력 있는 액체를 운반하고, 이러한 액체를 운반하는 맥관계를 가지고 있다. 림프계통은 모세림프관(lymphatic capillary)과 림프관(lymphatic vessel)과 같은 특정 관을 통해 림프라고 불리는 액체를 운반한다. 이 림프는 궁극적으로 원래 기원된 혈액으로 되돌아간다. 림프계통은 액체성 조절 외에도 우리 신체를 침입해서 병을 유발하고 사망을 일으킬 수 있는 수많은 미생물을 조절하고 파괴하는데 있어서 필수적이다.

림프계통의 구조와 기능

(1) 림프계통(lymphatic system)의 주요 기능

① 모세혈관으로부터 빠져 나온 단백질을 함유한 액체를 조직의 공간으로 유도하는 것이다.

② 소화관에서 혈액으로 지방을 수송하고 림프구를 생산하거나 면역에 관여한다.

(2) 림프계통(lymphatic system)의 구조

① 림프(lymph)

② 림프관(lymphatic vessel)

③ 림프절(lymphatic node)

④ 4개의 기관: 편도(tonsils), 지라(비장, spleen), 가슴샘(흉선, thymus gland), 페이어판 (peyer's patches)

신체 내 모세혈관은 조직세포와 근접해 있고, 심혈관계의 혈압으로 인해 단일 세포층의 모세 혈관벽을 통해 혈장 중의 일부 성분들이 새어나온다. 이러한 혈장들이 모세혈관으로부터 나와서 조직세포의 사이(세포간질, interstitial space)로 가게 된다. 이것을 지칭하여 간질액

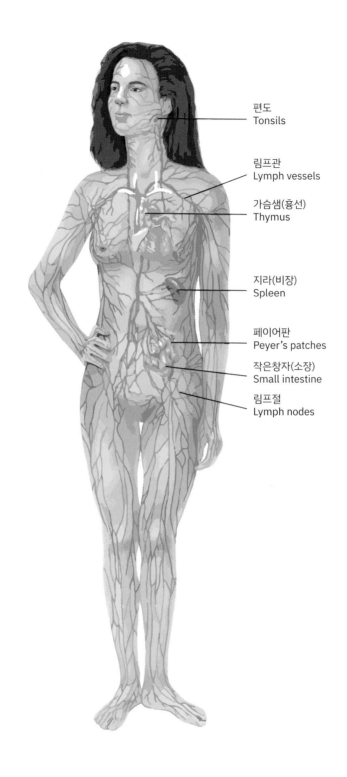

편도
Tonsils

림프관
Lymph vessels

가슴샘(흉선)
Thymus

지라(비장)
Spleen

페이어판
Peyer's patches

작은창자(소장)
Small intestine

림프절
Lymph nodes

그림 9-1   림프계통의 관과 기관

(interstitial fluid)이라 한다. 대부분 이러한 액체성분은 삼투압 차이에 의해 모세혈관으로 재흡수 된다. 그래도 일부는 흡수되지 못하는데, 간질액이 조직세포 사이에서 남아 있거나 부종(edema)이 생성되는 것을 방지하기 위해 흡수될 필요가 있다. 이러한 액체를 흡수하는 것이 모세림프관(lymphatic capillary)의 역할이다. 편평상피세포로 구성되어 있는 모세림프관의 벽은 매우 얇고, 끝은 막혀져 있는 맹관(blind duct)으로 되어 있어 복잡하게 얽혀있는 그물 모양을 형성한다. 간질액이 모세림프관으로 들어가게 되면 이를 림프(lymph)라고 한다.

작은창자(소장, small intestine)의 융모에는 유미관(lacteal)이라고 불리는 특별한 림프관이 있는데 지방을 흡수하고 소화관에서 정맥 혈관으로 지방을 운반하는 역할을 한다. 작은창자에서 흡수된 지방들은 림프계통을 통해 이동하여 림프는 오른·왼쪽빗장밑정맥(우·좌측쇄골하정맥, right, left subclavian veins)에서 혈액과 합쳐질 때 혈액으로 전달된다. 유미관 속의 림프는 지방성분으로 인해 우유와 같은 색을 나타내며 암죽(미즙, chyme)이라 한다.

집합관

모세림프관이 모여 집합관(collecting vessels)을 이룬다. 집합관은 튜브 모양을 하고 있는 얇은 벽이 있고, 림프의 역류를 방지하기 위해 판막(valve)이 있다. 집합관의 종류는 얇은림프관(천림프관, superficial lymphatic vessel)과 깊은림프관(심림프관, deep lymphatic vessel)으로 구분된다.

① **얇은림프관(천림프관, superficial lymphatic vessel)**: 피하근막 또는 기관의 표면에 위치한다.
② **깊은림프관(심림프관, deep lymphatic vessel)**: 얇은림프관보다 크며 심정맥 부위에 위치한다.

림프관

림프관(lymphatics vessels)은 한쪽 끝이 막힌 관으로 시작되어 대부분 신체 부위의 세포간 공간에 존재한다. 한쪽 끝이 막히고 정맥벽과 비슷한 이 관은 단일한 또는 광범위한 그물구조인 모세림프관(lymph capillaries)으로 되어 있다. 이러한 관은 중추신경계, 적색골수, 혈관조직, 지라(비장)의 부분에서는 발견되지 않는다. 모세림프관은 혈관보다 크며 보다 투과성이 크다. 모세림프관은 합쳐져서 궁극적으로 림프관(lymphatics)으로 불리는 보다 큰 림프관들로 형성한다. 림프관은 구조면에서 정맥과 유사하나 보다 얇은 막과 많은 판막을 가진다. 림프관은 내피층, 중간층, 외층의 벽으로 구분되어 있으며 상당수의 판막이 있어 림프가 역류하지 않고 한 방향으로만 가게 한다. 림프관을 따라 림프절이 다양한 간격으로 존재한다. 피부의 림프관은 피부밑 소성결합조직에 위치하며 일반적으로 정맥관과 같이 흐른다. 내장의 림프관은 동맥관을 따라 흐르며 동맥 주위에 망을 형성한다. 마지막으로 신체에 분포되어 있는 모든 림프관은 2개의 주된 통로 중 하나로 합쳐진다.

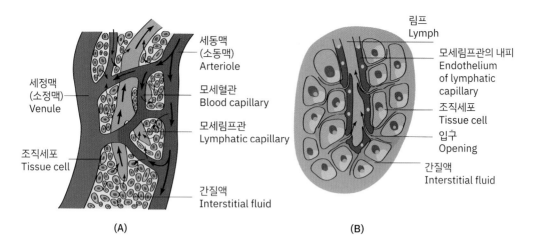

그림 9-2　(A) 모세림프관과 조직세포와 혈관과의 관계 (B) 모세림프관과 조직세포 세부도

① **가슴림프관(흉관, thoracic duct)**: 왼림프관으로 불리며 주된 수집통로이며 약 40cm 정도로 배의 안쪽에 있는 제2의 요추 부위에서 기시하여 우측 상부에 위치한 횡격막 이외의 모든 부위의 림프를 운반한다.

② **오른림프관(우림프관, right lymphatic duct)**: 약 1.3cm 정도의 오른쪽 가슴에서 기시하여 오른쪽 머리, 팔, 목, 가슴으로 들어오는 림프를 운반한다.

림프절

림프절(lymph nodes)은 구형이며 콩 모양의 형태를 하고 있으며 림프관의 길이를 따라 발견된다. 이것은 또한 림프샘(lymph glands)으로 알려져 있다. 크기는 1~25mm이며(약 0.04~1인치) 아몬드와 같은 씨앗 모양이다. 체내에 3개의 절 군집이 있는데 고환과 겨드랑, 목 부위이다. 림프절은 신경과 혈관이 모여 있는 문(hilum)이라 불리는 약간 오목한 곳이 있고 여기에 림프절문에서 2~3개 정도의 날림프관(수출림프관, efferent lymphatic vessels)이 존재하며 동맥절들이 들어가고 정맥절들이 나간다. 각 림프절이나 샘은 림프절까지 펼쳐진 섬유결합조직막으로 덮여 있다. 이러한 막부위를 잔기둥(비주, trabeculae)이라 한다. 막부위는 림프절의 내부를 림프굴과 림프조직을 포함하는 일련의 구획으로 나눈다. 림프관은 다양한 위치에서 림프절로 들어가는데 이것을 들림프관(수입림프관, afferent lymphatic vessels)이라 한다.

림프절의 림프조직은 여러 종류의 림프구로 구성되어 있고 다른 세포들은 겉질절 또는 림프절(피질절 또는 림프절, cortical or lymph nodules)이라 불리는 치밀하게 응축된 조직을 만든다. 림프절은 종자중심(germinal center)을 둘러싸며 림프구를 생성한다. 림프굴(lymph sinuses)은 림프조

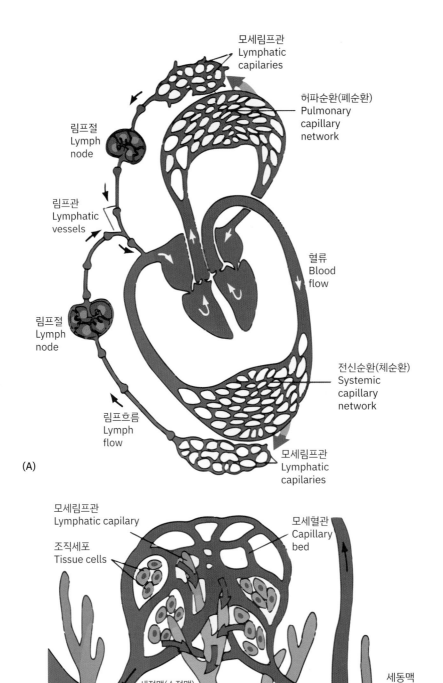

모세림프관
Lymphatic
capilaries

허파순환(폐순환)
Pulmonary
capillary
network

림프절
Lymph
node

림프관
Lymphatic
vessels

혈류
Blood
flow

림프절
Lymph
node

전신순환(체순환)
Systemic
capillary
network

림프흐름
Lymph
flow

모세림프관
Lymphatic
capilaries

(A)

모세림프관
Lymphatic capilary

모세혈관
Capillary
bed

조직세포
Tissue cells

세정맥(소정맥)
Venule

세동맥
(소동맥)
Arteriole

림프관
Lymphatic
vessels

(B)

그림 9-3   (A) 간질공간에서 혈류로 수송되는 림프관 모식도 (B) 한쪽 끝이 막힌 모세림프관이 조직세포와
모세혈관이 근접한 부위에서 시작한다.

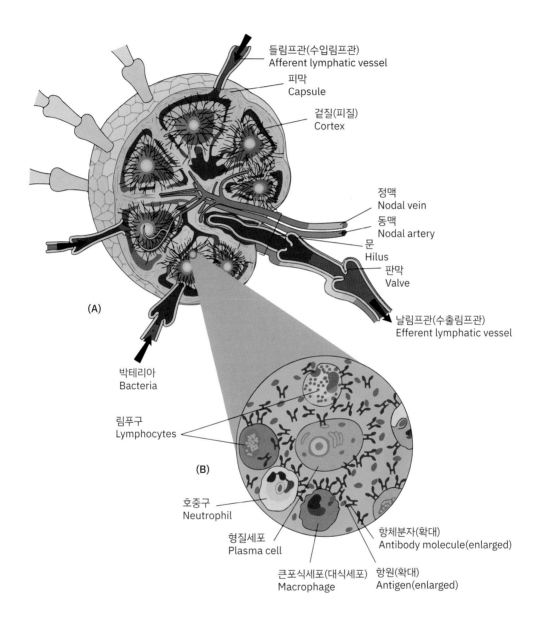

들림프관(수입림프관)
Afferent lymphatic vessel

피막
Capsule

겉질(피질)
Cortex

정맥
Nodal vein

동맥
Nodal artery

문
Hilus

판막
Valve

날림프관(수출림프관)
Efferent lymphatic vessel

(A)

박테리아
Bacteria

림푸구
Lymphocytes

(B)

호중구
Neutrophil

형질세포
Plasma cell

큰포식세포(대식세포)
Macrophage

항원(확대)
Antigen(enlarged)

항체분자(확대)
Antibody molecule(enlarged)

그림 9-4   **림프절** (A) 림프 흐름을 보여주는 림프절을 통한 단면 (B) 림프절 내에서 파괴되는 박테리아의
미세현미경 세부도

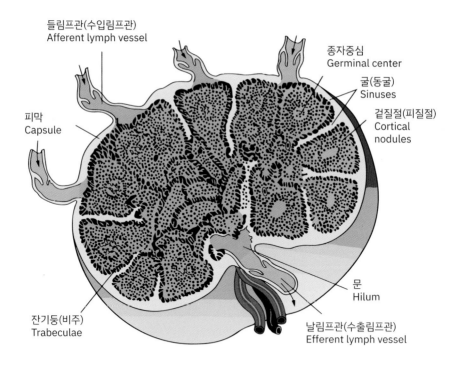

그림 9-5   종자중심과 굴이 나타내는 림프절의 내부구조

직 간에 공간인데 여기에는 섬유그물과 큰포식세포(대식세포)가 존재한다. 막으로 된 잔기둥과 문은
림프절의 틀을 형성한다. 림프가 들림프관을 통해 림프절로 들어갈 때, 면역반응이 활성화된다. 림
프에 있는 미생물이나 외부 물질이 종자중심을 자극해서 림프구를 만들게 되며 이것이 림프로 유리
된다. 결과적으로 혈액에 도달해서 미생물에 대한 항체를 만들어낸다. 이 과정에서 큰포식세포는 죽
은 미생물과 외부물질을 탐식작용으로 제거한다.

림프순환

혈장은 모세혈관에 의해 여과되어 조직세포 사이의 간질 공간을 통과하며, 이것이 간질액으로 알려
져 있다. 이러한 볏짚색의 투명한 간질액이 모세림프관을 통해 간질공간으로부터 흐르는 것을 림프
(lymph)라고 한다. 림프는 대부분 물이지만 이온, 가스, 영양분, 몇몇 단백질 그리고 호르몬, 백혈
구, 효소, 항체 부산물과 같은 조직세포로부터 나온 물질을 함유한다.
모세림프관과 림프얼기(림프총, lymph plexuses)에 의해 배출된 림프는 림프관으로 흐르며, 역류

를 막기 위한 한쪽 방향의 판막 때문에 구슬 모양을 하고 있다. 림프관은 림프절로 향하여 이동한다. 림프절에서 들림프관은 절의 다양한 위치에서 들어가며 림프굴을 통해 림프가 이동한다. 림프절에서 항원성 미생물, 외부 물질, 암세포는 림프구가 분열하도록 자극하며, 면역반응이 활성화된다. 큰 포식세포는 공격하는 외부 물질을 탐식한다. 날림프관은 절을 떠나 같은 부류의 다른 림프절의 들림프관으로 가거나 또 다른 림프절로 이동한다. 날림프관은 결과적으로 합쳐져서 림프관줄기(림프본간, lymph trunks)를 형성한다.

많은 림프관을 통한 림프순환은 일반적인 뼈대근육 수축에 의해 촉진된다. 이러한 기전은 림프 생성에 있어 오래된 림프를 새로운 램프가 밀어내게 된다. 림프관을 압박하며 림프 심장이 없어 빗장밑정맥(쇄골하정맥)을 향해 한 방향으로 림프를 밀어내게 된다. 이에 따라 림프순환의 속도는 1~2ml/분으로 이동된다. 일반적으로 운동은 림프순환에 도움을 준다. 또 다른 림프순환의 요소는 호흡 또는 숨을 쉬는 운동으로 가슴안(흉강, thorax)에 압력 변화를 일으킨다. 마지막으로, 림프관의 민무늬근육(평활근, smooth muscle contraction) 수축이 또한 림프를 밀어낸다. 그러나 림프관이 막힐 때는 과도한 간질액이 조직 사이로 유입되고 부종이 발생한다. 궁극적으로 날림프관들은 합쳐져서 림프관줄기를 형성한다. 신체의 주요 림프관줄기는 다음과 같다.

① **허리림프줄기(요림프간, lumbar trunk)**: 다리의 말단, 골반의 장기와 벽, 콩팥(신장), 부신과 대부분의 복부면으로부터 림프를 유입한다.

② **창자림프줄기(장림프간, intestinal trunk)**: 위, 창자, 이자, 지라와 간 표면으로부터 림프를 유입한다.

③ **기관세로칸림프줄기(기관지종격림프간, bronchomediastinal trunk)**: 가슴, 허파, 심장, 가로막과 간의 나머지 부위로부터 림프를 유입한다.

④ **갈비사이림프줄기(늑간림프간, intercostal trunk)**: 가슴의 부위로부터 림프를 유입한다.

⑤ **빗장밑림프관줄기(쇄골하림프간, subclavian trunk)**: 팔의 말단, 즉 팔, 손, 손가락에서 림프를 유입한다.

⑥ **목림프줄기(경림프간, jugular trunk)**: 목림프줄기는 머리와 목에서 림프를 유입한다.

주요 줄기들은 2가지 통로로 림프가 흐른다. 가슴관(흉관, thoracic duct)은 림프계통의 주요 수집관이며 왼림프관으로 알려져 있고, 다른 하나는 오른림프관(우림프관, right lymphatic duct)이다. 궁극적으로 가슴관은 왼빗장밑림프관줄기로 모든 림프액을 비우게 되며, 오른림프관은 오른빗장밑림프관줄기로 림프액을 비우게 되므로 림프의 여정이 완성된다. 림프는 본래 유래되었던 혈액으로 되돌아가고 일정이 완성된다. 이러한 순환은 계속적으로 반복되며 체내의 림프, 혈장, 간질액이 적절한 양으로 유지된다.

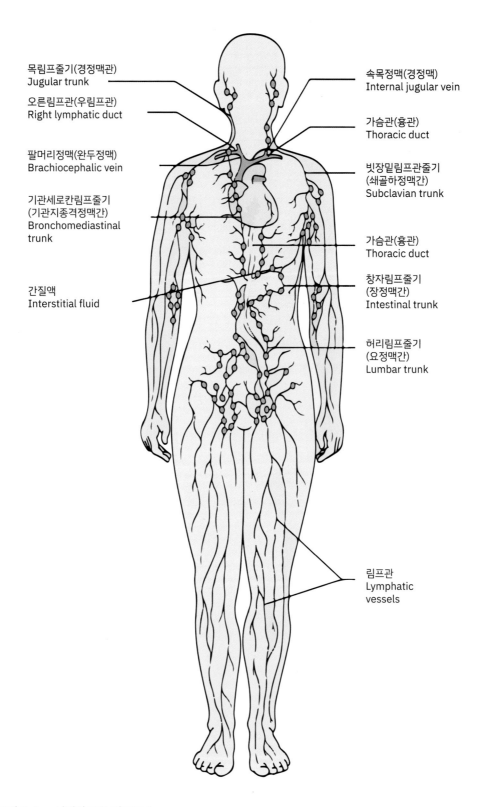

목림프줄기(경정맥관)
Jugular trunk

오른림프관(우림프관)
Right lymphatic duct

팔머리정맥(완두정맥)
Brachiocephalic vein

기관세로칸림프줄기
(기관지종격정맥간)
Bronchomediastinal
trunk

간질액
Interstitial fluid

속목정맥(경정맥)
Internal jugular vein

가슴관(흉관)
Thoracic duct

빗장밑림프관줄기
(쇄골하정맥간)
Subclavian trunk

가슴관(흉관)
Thoracic duct

창자림프줄기
(장정맥간)
Intestinal trunk

허리림프줄기
(요정맥간)
Lumbar trunk

림프관
Lymphatic
vessels

그림 9-6 　신체의 주요 림프줄기

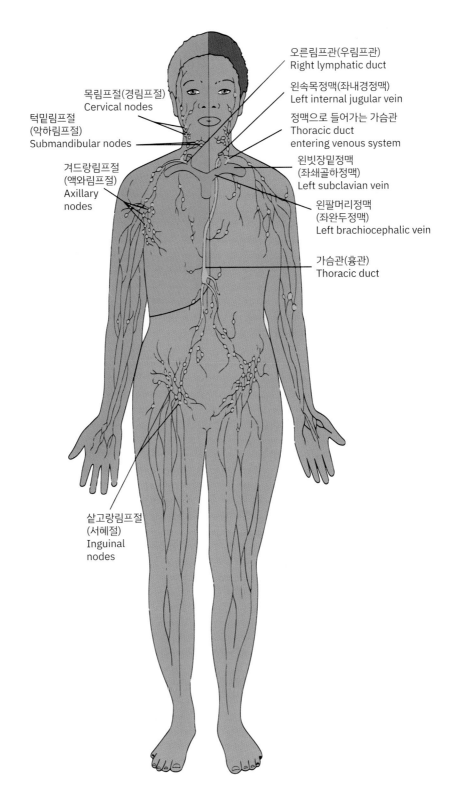

목림프절(경림프절)
Cervical nodes

턱밑림프절
(악하림프절)
Submandibular nodes

겨드랑림프절
(액와림프절)
Axillary
nodes

오른림프관(우림프관)
Right lymphatic duct

왼속목정맥(좌내경정맥)
Left internal jugular vein

정맥으로 들어가는 가슴관
Thoracic duct
entering venous system

왼빗장밑정맥
(좌쇄골하정맥)
Left subclavian vein

왼팔머리정맥
(좌완두정맥)
Left brachiocephalic vein

가슴관(흉관)
Thoracic duct

샅고랑림프절
(서혜절)
Inguinal
nodes

그림 9-7　림프관줄기는 가슴관과 오른림프관이라는 두 개의 주요 수집관으로 림프를 흐르게 하는데, 이러한 관들은 각각 오른·왼빗장밑정맥으로 관을 비우게 된다.

림프계통의 여러 기관

림프계통(lymphatic system)은 편도(tonsil), 지라(비장, spleen), 가슴샘(흉선, thymus), 페이어판(peyer's patches, 림프구 입자들의 응집체)으로 4개의 기관을 갖고 있다.

1) 편도(tonsil)

점막에 박혀 있는 림프성 조직덩어리이다. 목구멍편도(구개편도, palatine tonsils), 인두편도(pharyngeal tonsils), 혀편도(설편도, lingual tonsils)로 구성되어있다.

① **목구멍편도(구개편도, palatine tonsils)**: 일반적으로 가장 큰 림프조직으로 편도절제술에서 제거되는 편도이다. 구강 입구의 뒷면에 인두입천장과 입천장활 바깥쪽 벽에 위치한다.

② **인두편도(pharyngeal tonsils)**: 아데노이드(adenoids)라고 한다. 인두의 뒷면 벽에 위치하며 비강의 안쪽 면에 근접해 있다. 이 편도가 붓게 되면, 숨을 쉬기가 어려워진다.

③ **혀편도(설편도, lingual tonsils)**: 혀뿌리의 뒷면에 위치한다. 여기에서, 편도들은 해로운 미생물이 코나 입안으로 들어오는 것을 막는 그물내피세포로 된 환상 방어막을 이룬다. 종종 만성적으로 감염이 되어서 제거될 필요도 있다. 그러나 이러한 수술은 일반적이지는 않은데 그 이유는 이러한 기관들이 체내를 방어하며 면역체계의 부분으로서 매우 중요함을 알기 때문이다.

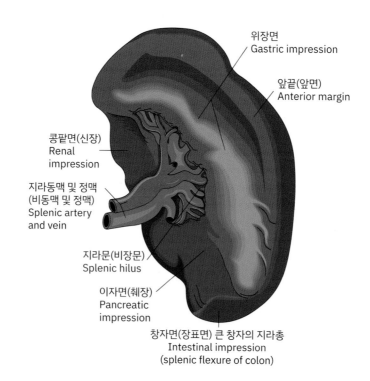

그림 9-8　**지라의 외부구조**

편도는 아이들에게서 보다 기능적인 역할을 하며 성인보다 크기가 크다. 나이가 들어감에 따라 편도는 크기가 작아지며 몇몇 사람에게서는 사라진다. 코와 입으로 들어오는 여러 병원성 미생물들은 인두의 시작부위에 위치한 편도고리(편도륜, tonsil's ring)에 의해 제거된다.

2) 지라(비장, spleen)

① 타원형이며 체내의 단일 림프조직 중에서 가장 큰 질량을 갖는다.

② 길이는 10~12 cm 또는 4~5 inch 정도이고 폭은 6~7cm이다.

③ 배안(복강)의 왼쪽 위(stomach)와 횡격막 아래 부분에 위치한다.

④ 지라동맥과 지라정맥을 통해 혈액을 여과하며 문이라 불리는 약간 오목한 경계로 혈액이 들어간다.

⑤ 박테리아나 소모된 혈소판과 적혈구를 탐식하여 혈액을 여과한다. 이러한 기전은 혈색소를 유리해서 다시 재활용하게 한다.

⑥ 림프구, 형질세포, 항체를 생산한다.

⑦ 저장고로서 혈액을 저장하고 철분대사에 있어 중요한 역할을 한다.

⑧ 출혈 동안에 지라는 혈액을 혈액계로 보내게 되며, 지라에 심각한 손상 시 지라를 제거할 수도 있다.

3) 가슴샘(흉선, thymus gland)

① 복장뼈 뒷면에 기관을 따라 가슴세포공간(종격동, mediastinum)에 위치하며 왼·오른 2엽으로 되어 있다.

② 바깥쪽의 피질과 안쪽의 수질로 되어있는 가슴샘은 크기가 다양하며 사춘기에 가장 크며 이후 성인이 되어 점차적으로 퇴화하여 감소한다. 나이가 많을수록 가슴샘은 작고 지방과 결합조직으로 대체되어 있어 알아보기 힘들다.

③ 면역에 관계하는 가슴샘은 림프구 생산과 성숙을 위한 부위이다.

④ 태아와 유아에서 출생 후 몇 달 동안 T 림프구가 성숙하도록 돕는다. 가슴샘에서 만들어지는 T 림프구(T lymphocytes)는 세포성 면역을 제공한다. T 림프구에 의한 면역은 특히 진균, 기생충, 세포내 바이러스 감염, 암세포 및 외부 조직이식에 대해 효과적이다.

⑤ 성인이 되면서 상당수의 림프구가 퇴화하므로 성숙된 것은 가슴샘을 떠나서 혈액을 통해 다른 림프조직으로 들어가며 이곳에서 외부 물질과 해로운 미생물에 대해 방어한다.

4) 페이어판(peyer's patches, 림프구 입자들의 응집체)

① 작은창자의 벽에 융모가 모여져 있는 곳으로 평판 모양의 림프조직을 말한다.

② 사람의 면역을 담당하는 중요한 면역 기관으로 편도와 유사하며 이것의 큰포식세포는 박테리아를 파괴한다.

③ 창자 내에는 항상 상당수의 박테리아가 있으므로 큰포식세포가 창자의 벽에 침투해서 감염시키는 박테리아를 막아준다.

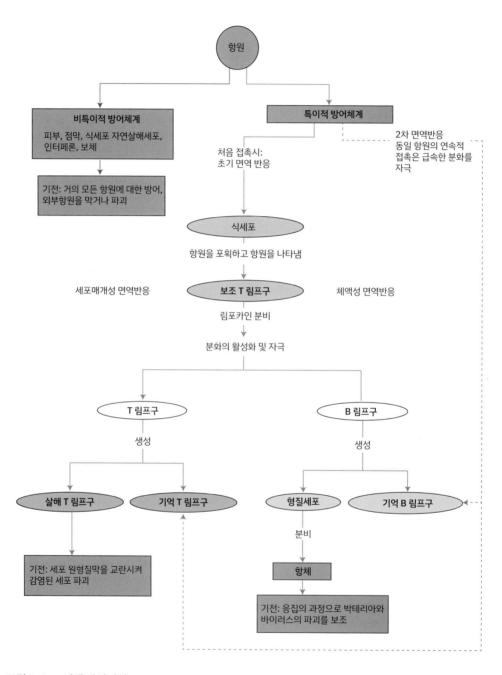

그림 9-9　신체 방어기전

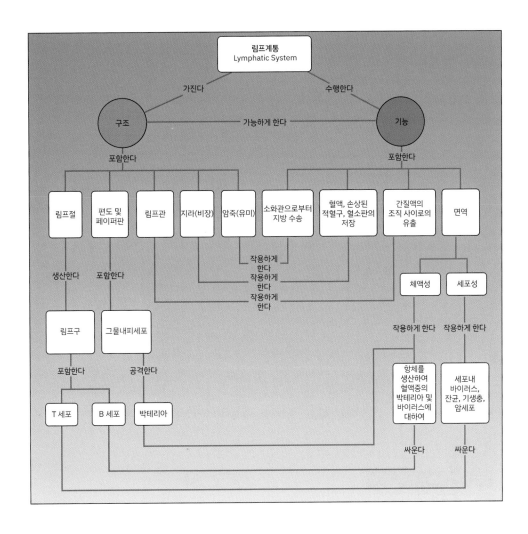

그림 9-10 **림프계통**

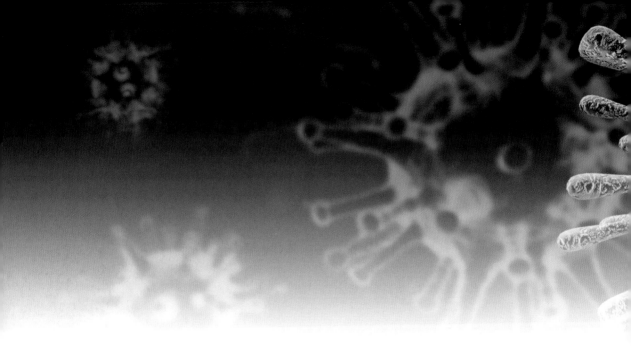

심장순환계통

Cardiovascular System

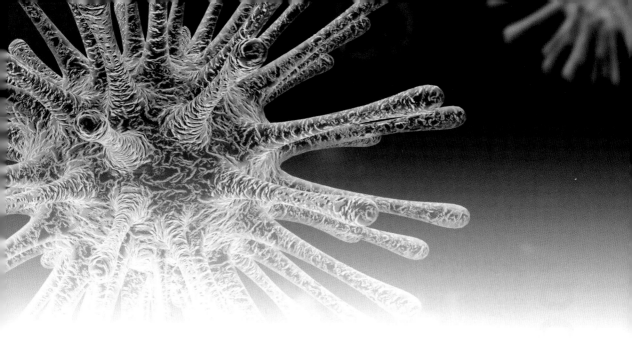

순환계는 몸 안의 각 기관에 영양과 산소, 에너지 등을 공급하고, 생명 활동으로 생기는 이산화탄소, 노폐물 등을 호흡계통이나 비뇨계통으로 전달하여 몸 밖으로 배출하도록 하는 혈액이나 림프액 같은 체액의 흐름을 담당하는 계통이다. 혈액의 순환은 심장의 운동에 의해 이루어진다. 순환 중인 혈액은 산소의 운반, 영양분의 공급, 대사과정에서 생긴 노폐물의 제거, 체온의 유지, 호르몬의 운반과 같은 역할을 한다.

순환계통(cardiovascular system)은 심장과 수천 미터에 달하는 혈관으로 구성되어 있다. 심장(heart)은 동맥, 정맥, 모세혈관으로 구성된 혈관계를 통해 혈액을 내뿜는 근육질 펌프이다. 혈관들은 우리의 몸을 구성하는 1조 개 이상의 세포에 산소, 영양분, 호르몬, 효소, 노폐물을 함유한 혈액을 운반한다. 이러한 세포들은 산소가 필요하며, 소화된 음식물로부터 세포가 적절하게 기능을 할 수 있게 하는 화학적 에너지(ATP)를 만들기 위해 영양소가 필요하기도 하다. 또한 효소는 세포 내에서 화학적 작용을 돕고 이러한 반응으로부터 생산된 노폐물들은 순환계통에 의해 허파(폐)와 콩팥(신장)과 같은 장소로 운반되어 신체로부터 배출된다. 혈액을 운반하는 힘은 심장의 대부분을 구성하고 있는 심장근육에 의해 이루어진다.

순환계통에 의한 혈액운반 기능은 하루 24시간 내내, 일주일 7일 내내, 70년이고 80년, 90년 또는 그 이상까지 멈추지 않는다. 이것이 심장이 1분에 약 80회 박동하기 때문에 가능하며, 우리의 심장은 일생 수축과 휴식 그리고 즉각적인 수축을 다시 할 수 있는 유일한 장기이기에 가능하다. 순환계통은 혈관으로부터 혈액이 역류하는 것을 방지하고자 일련의 판막(valve)을 가지고 있고, 우리의 삶과 건강을 유지하고 돕기 위하여 심장은 계속 펌프질을 하고 있다.

CHAPTER 10
심장순환계통
Cardiovascular System

순환계의 특징

순환계통(cardiovascular system)은 심장과 수천 미터에 달하는 혈관으로 구성되어 있다. 순환계의 중요 기관인 심장(heart)은 동맥, 정맥, 모세혈관으로 구성된 혈관계를 통해 혈액을 내뿜는 근육질 펌프이다. 우리 몸의 혈관들은 우리의 몸을 구성하는 1조 개 이상의 세포에 산소, 영양분, 호르몬, 효소, 노폐물을 함유한 혈액을 운반한다. 몸을 구성하는 세포들은 산소가 필요하며, 세포가 적절하게 기능을 할 수 있게 하는 화학적 에너지(ATP)를 만들기 위해 영양소가 필요하다. 우리 몸의 세포에 필요한 물질과 노폐물은 혈액을 통해 이동된다.

심장의 구조

심장(heart)은 가슴세로칸(종격동)과 허파 사이에 비스듬히 있으며 신체의 중간에서 왼쪽으로 놓여 있다. 심장은 길이 약 15cm, 넓이 9cm, 두께는 6cm 정도이며, 무게는 약 450g의 주먹만 한 크기이다. 심장은 심첨(심장꼭대기, apex)이라는 아래쪽의 왼쪽 뾰족한 부분과 반대쪽의 오른쪽에 있는 심저(심장바닥, base of heart)가 있다. 심장은 2개의 심방인 우심방(오른심방, right atrium), 좌심방(왼심방, left atrium)과 2개의 심실인 우심실(오른심실, right ventricle), 좌심실(왼심실, left ventricle)로 이루어져 있다. 심장은 심낭(pericardial sac)이라 알려진 장액성막(serous membrane) 안에 싸여 있으며 이 막을 벽쪽심장막(parietal pericardium)이라고도 한다. 심낭은 섬유심장막(fibrous pericardium)과 장액심장막(serous pericardium) 두 개의 층으로 이루어져 있다.

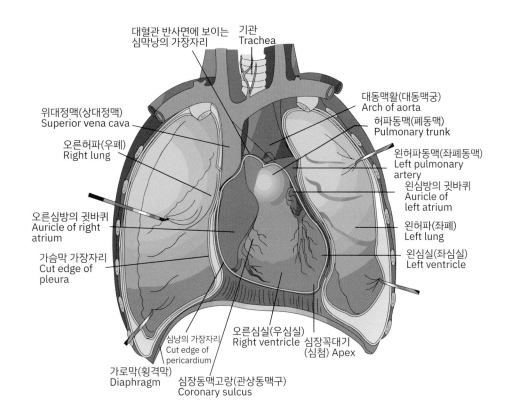

대혈관 반사면에 보이는
심막낭의 가장자리

기관
Trachea

위대정맥(상대정맥)
Superior vena cava

오른허파(우폐)
Right lung

오른심방의 귓바퀴
Auricle of right
atrium

가슴막 가장자리
Cut edge of
pleura

대동맥활(대동맥궁)
Arch of aorta

허파동맥(폐동맥)
Pulmonary trunk

왼허파동맥(좌폐동맥)
Left pulmonary
artery

왼심방의 귓바퀴
Auricle of
left atrium

왼허파(좌폐)
Left lung

왼심실(좌심실)
Left ventricle

심낭의 가장자리
Cut edge of
pericardium

가로막(횡격막)
Diaphragm

심장동맥고랑(관상동맥구)
Coronary sulcus

오른심실(우심실)
Right ventricle

심장꼭대기
(심첨) Apex

그림 10-1   오른·왼허파 사이 가슴세로칸에 위치한 심장

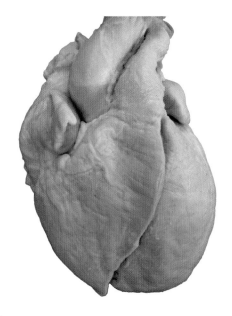

그림 10-2   사람 심장의 겉모습

- 심막(pericardium)

① 섬유층(섬유심장막, fibrous percardium)
- ㉠ 심장의 가장 바깥층이며, 아주 거친 섬유성 결합조직으로 구성되었다.
- ㉡ 가슴안(흉강)의 가로막(횡격막) 근육까지 복장뼈(흉골)벽 안쪽까지 심장을 드나드는 큰 혈관들과 결합한다(대정맥, 대동맥, 허파동맥, 허파정맥).
- ㉢ 섬유층은 심장을 싸고 있는 보호막으로 작용함으로써 펌프질을 하는 심장의 지나친 팽창을 막으며, 가슴세로칸(종격동, mediastinum) 안에 있는 심장에 달라붙어 있다.

② 장액성 층(layer)
- ㉠ 장액성 층은 장액심장막(serous pericardium)이라 한다.
- ㉡ 장액성 층은 얇고 정교하며 심장의 가장 바깥층 벽, 즉 심장바깥막(심외막, epicardium)과 연속한다.
- ㉢ 장액성 층은 또한 심장의 큰 혈관들과 연속되어 있고, 이는 심낭의 벽쪽막(parietal layer)이다.
- ㉣ 심장바깥박과 벽쪽막 사이 공간을 심장막안(pericardial cavity)라 하고, 여기에 액체 성분이 상액이 있어 심장 박동 시 마찰을 감소시켜 준다.

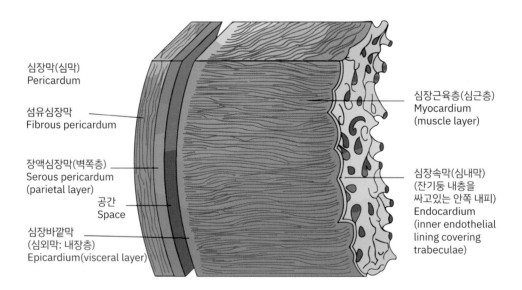

그림 10-3 **심장막의 구조** 심낭막의 층들(왼쪽) 심장벽의 층들(오른쪽)

심장벽을 구성하는 층

심장벽은 3개의 층인 심장바깥막, 심장근육층, 심장속막으로 구성되어 있다.

① **심장바깥막(심외막, epicardium)**: 심장벽의 가장 바깥층 막을 심장바깥막(심외막, epicardium) 또는 내장쪽심장막(장측심막, visceral pericardium)이라 부른다. 이것은 장액성 조직과 상피 조직의 일종인 중피(mesothelium)로 구성된 얇고 투명한 층이다. 이는 장액성 물질 때문이며, 이것은 심장의 장액성 심장막으로 불릴 수 있다. 심낭의 가장 안쪽 층과의 명칭 혼란을 막기 위하여 이를 심장바깥막(심외막, epicardium)이라 부른다.심장의 가장 바깥층은 신체 기관의 가장 바깥층이기 때문에 심장바깥막은 내장쪽복막(visceral peritoneum)이라고 한다. 심장바깥막은 혈관을 싸고 있으며 시간이 경과하면서 지방이 증가하여 표면이 두꺼워진다.

② **심장근육층(심근층, myocardium)**: 심장바깥막 바로 아래에는 심장벽의 두 번째 층으로 가장 두껍다. 이는 심장근육조직층이다. 이 층의 세포, 즉 섬유는 모두 제대로근(불수의근)이며 가로무늬근육(횡문근)이다. 심장근육층의 조직은 묶음으로 연결되어 가지런히 놓여 있고, 이 층은 심장이 수축하도록 하는 원인이 되는 층이다.

③ **심장속막(심내막, endocardium)**: 심장벽에서 가장 안쪽에 있는 세 번째 층은 속막이다. 심내막은 민무늬근육다발과 작은 혈관이 분포된 얇은 층의 결합조직 위에 놓여 있으며 상피조직의 한 종류인 내피(endothelium)의 가장 얇은 층이다. 심내막은 심장근육층을 위한 내층으로 작용한다. 그리고 심장판막과 판막의 힘줄끈(건삭: 심장판막의 가장자리에서 나와 심실벽에 있는 유두근에 연결되는 힘줄, tendineae)을 싸고 있다.

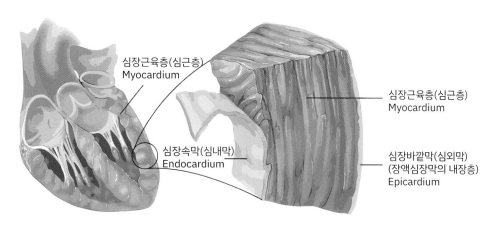

그림 10-4 **심장의 벽**

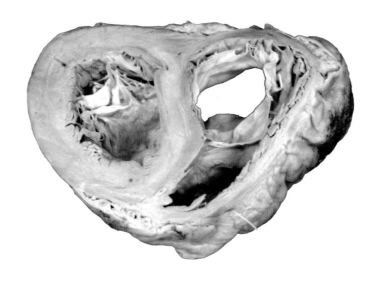

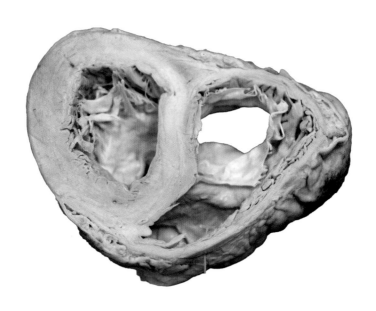

그림 10-5 사람의 심장 내부구조

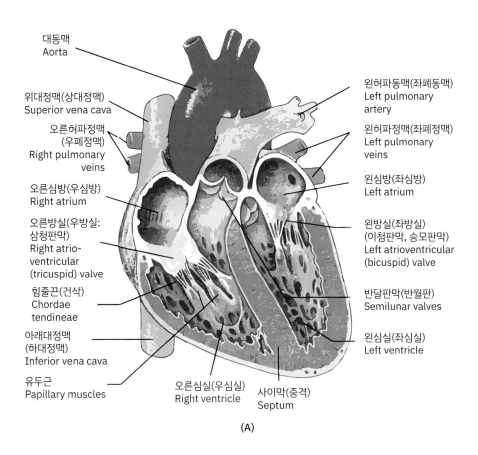

대동맥
Aorta

위대정맥(상대정맥)
Superior vena cava

오른허파정맥
(우폐정맥)
Right pulmonary
veins

오른심방(우심방)
Right atrium

오른방실(우방실:
삼첨판막)
Right atrio-
ventricular
(tricuspid) valve

힘줄끈(건삭)
Chordae
tendineae

아래대정맥
(하대정맥)
Inferior vena cava

유두근
Papillary muscles

왼허파동맥(좌폐동맥)
Left pulmonary
artery

왼허파정맥(좌폐정맥)
Left pulmonary
veins

왼심방(좌심방)
Left atrium

왼방실(좌방실)
(이첨판막, 승모판막)
Left atrioventricular
(bicuspid) valve

반달판막(반월판)
Semilunar valves

왼심실(좌심실)
Left ventricle

오른심실(우심실)
Right ventricle

사이막(중격)
Septum

(A)

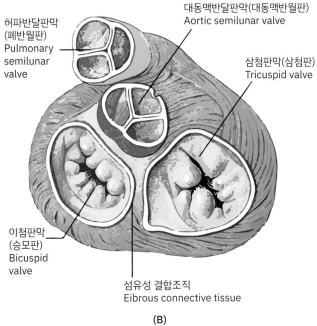

허파반달판막
(폐반월판)
Pulmonary
semilunar
valve

대동맥반달판막(대동맥반월판)
Aortic semilunar valve

삼첨판막(삼첨판)
Tricuspid valve

이첨판막
(승모판)
Bicuspid
valve

섬유성 결합조직
Eibrous connective tissue

(B)

그림 10-6 **심장의 내부 구조** (A) 심장의 가로단면(심장, 판막, 사이막, 힘줄끈, 혈관) (B) 위쪽에서 본 판막

심장의 내부구조

심장 내부는 신체의 다양한 부분으로부터 오는 혈액을 수용하는 4개의 방(오른심방, 오른심실, 왼심방, 왼심실)으로 나뉘어 있다.

① **심방**: 심장 내부 4개의 방 중에서 위쪽 두 개의 방은 오른심방(우심방, right atrium)과 왼심방(좌심방, left atrium)이라 한다. 각 심방은 개의 귀와 비슷해서 붙여진 심방귀(심이, auricle)라는 외부의 부속기관을 가지며 이는 심방의 부피를 증가시키는 작용을 한다. 2개의 심방 내층은 부드러우나 빗살무늬근육(musculi pectinati)이라 불리는 돌출된 근육다발을 포함하고 있는 두 개의 심방귀 내층과 앞쪽 심방벽을 거치게 된다. 2개의 심방은 심방사이막(interatrial septum)에 의해서 나누어져 있다. 오른심방은 전신에서 오는 혈액을 받아들이는데, 몸통의 윗부분은 위대정맥(상대정맥, superior vena cava)으로부터 몸통의 아랫부분은 아래대정맥(하대정맥, inferior vena cava)으로부터 심장에서 오는 것은 심장정맥굴(관상정맥동, coronary sinus)로부터다. 왼심방은 허파(폐)에서 오는 혈액을 받아들이는데, 허파정맥(폐정맥, pulmonary veins) 4개로부터다.

② **심실**: 심장 4개의 방에서 아래쪽에 위치한 2개의 방은 오른심실(우심실, right ventricle)과 왼심실(좌심실, left ventricle)이라 한다. 2개의 심실은 심실사이막(심실중격, interventricular septum)에 의해 나뉘어 있으며 심실의 심장근육층에서 보이는 불규칙한 봉우리와 주름을 근육기둥(trabeculae carneae)이라 한다. 오른심실은 허파동맥(폐동맥, pulmonary artery)을 통해서 허파(폐)로 혈액을 내보낸다. 왼심실은 대동맥(aorta)을 통해서 전신으로 혈액을 내보낸다. 심방과 심실의 근육조직은 판막을 형성하는 성분과 같은 결합조직에 의해 나뉘어 있고 이 결합조직은 심장근육을 두 개의 개별적인 근육 덩어리로 구분하고 있다.

심장판막

심장에 있는 판막(valve)은 혈액이 뿜어지는 곳으로 역류하는 것을 방지하는 역할을 한다. 심장을 기준으로 4개의 판막이 존재하며 다음과 같다.

① **삼첨판막(오른방실판막, tricuspid valve)**: 오른심방과 오른심실 사이에 있는 2개 또는 3개의 첨판으로 구성된 판막이다.

② **이첨판막(왼방실판막, bicuspid valve), 승모판(mitral valve)**: 왼심방과 왼심실 사이에 있는 2개 또는 3개의 첨판으로 구성된 판막이다.

③ **대동맥반달판막(대동맥반월판, aortic semilunar valve)**: 대동맥 판막은 혈액의 역류를 막는 판막, 즉 반달판막(반월판)의 모양으로 좌심실과 대동맥 사이에 있다.

④ **허파동맥반달판막(폐동맥반월판, pulmonary semilunar valve)**: 허파동맥도 혈액의 역류를 막는 판막, 즉 반달판막(반월판)을 가지고 있으며 우심실과 폐동맥 사이에 있다.

첨판은 심장의 벽에 새싹이 돋듯 자라난 것으로 섬유성 결합조직으로 되어 있으며 심장속막으로 덮여 있고 첨판의 두드러진 끝부분은 심실의 아래쪽으로 돌출되어 있다. 또한, 힘줄끈(건삭, chordae tendineae) 다발 때문에 첨판의 두드러진 끝부분이 심실 안쪽의 꼭지근(유두근, papillary muscles)에 연결되어 있어 혈액이 위로 올라와도 낙하산처럼 펼쳐져 심실로부터의 혈액이 역류하는 것을 차단할 수 있다.

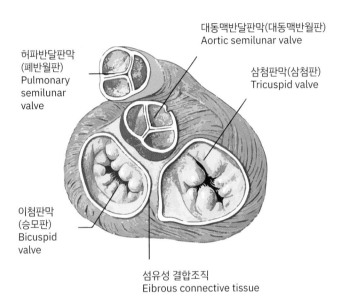

그림 10-7 **심장 판막의 구조**

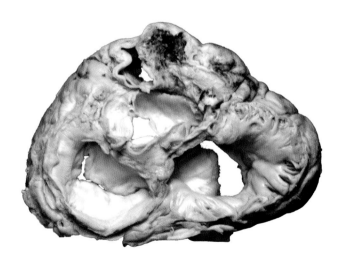

그림 10-8 **사람의 심장 판막**

심장의 큰 혈관

오른심방(우심방)은 허파를 제외한 신체의 모든 부분으로부터 정맥혈관을 통하여 혈액을 받아들인다. 오른심방을 기준으로 상대정맥과 하대정맥이 존재한다. 폐를 기준으로 폐동맥, 폐정맥이 있으며, 좌심실에서는 대동맥이 연결된다.

① **위대정맥(상대정맥, superior vena cava)**: 앞대정맥(anterior vena cava)이라고도 하며 신체의 윗부분인 머리, 목, 팔에서 혈액을 받아들이는 혈관이다.

② **아래대정맥(하대정맥, inferior vena cava)**: 신체의 아랫부분인 배와 다리로부터 혈액을 받아들이는 혈관으로 뒤대정맥(후대정맥, posterior vena cava)이라고도 한다.

③ **허파정맥(폐정맥, pulmonary veins)**: 혈액은 허파 안에서 이산화탄소를 방출하고 산소를 받아들여 운반하게 되는데 산소를 포함한 산화된 혈액은 4개의 허파 소정맥을 통해 허파정맥(폐정맥, pulmonary veins)을 경유하여 심장의 왼심방으로 들어가게 되고 이 혈액은 다시 왼심실로 밀려들어 간다.

④ **대동맥**: 왼심실에서의 시작으로 온몸을 향해 대동맥이 존재한다. 내동맥에서 혈액은 오름대동맥(상행대동맥, ascending aorta)으로 혈액을 위쪽으로 펌프하게 된다. 대동맥을 통한 혈액은 대동맥판막의 근처에서 심장동맥(관상동맥, coronary arteries)으로 흐르며 심장벽에 산소를 공급하고, 대동맥활(대동맥궁, arch of the aorta)로 흐르는 혈액은 신체의 윗부분에 혈액을 공급한다.

⑤ **내림가슴대동맥(하행흉부대동맥, descending thoracic aorta)**: 신체의 모든 부분에 혈액을 공급하며 복부대동맥(abdominal aorta)이라고도 한다.

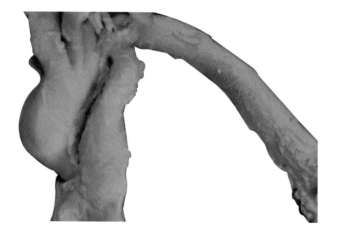

그림 10-9 사람의 대동맥

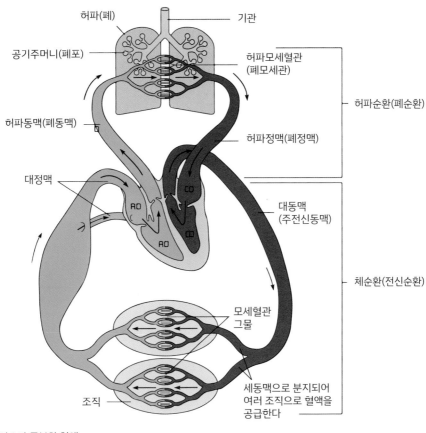

허파(폐)

기관

공기주머니(폐포)

허파모세혈관
(폐모세관)

허파동맥(폐동맥)

허파순환(폐순환)

허파정맥(폐정맥)

대정맥

LA

RA

RV

LV

대동맥
(주전신동맥)

체순환(전신순환)

모세혈관
그물

조직

세동맥으로 분지되어
여러 조직으로 혈액을
공급한다

■ 산소가 풍부한 혈액
■ 산소가 결핍된 혈액

그림 10-10 허파순환과 체순환을 설명하는 심장혈액순환의 모식도

심장을 통한 혈액의 흐름

심장을 통한 혈액의 흐름은 한 지점에서 시작한 혈액의 경로는 한 방향으로 흐르고 시작한 그 지점
에서 끝나게 된다. 두 개의 심방이 동시에 수축할 때 두 심실은 동시에 이완된다. 그런 후 심실이 동
시에 수축할 때 반대로 심방은 동시에 이완된다. 이때 모든 심장의 방들은 잠시 휴식을 취한 후 심장
주기를 다시 시작한다.

① 신체의 윗부분의 혈액은 위대정맥(상대정맥)을 통해, 신체 아랫부분은 아래대정맥(하대정맥)을
  통해 이산화탄소가 높고 산소가 제거된 혈액을 심장의 오른심방까지 되받아온다.

② 이 혈액은 오른심방의 수축에 의해 삼첨판막을 통해 오른심실 쪽으로 밀려 나가게 된다.

③ 오른심실이 수축할 때 폐동맥의 반달판막을 통해 혈액이 뿜어지는데 이 혈액은 오른쪽 허파동맥

가지에서 오른쪽 허파로, 왼쪽 허파동맥가지에서 왼쪽 허파로 운반된다.

④ 허파 안의 허파꽈리(폐포, pulmonary alveolus)는 모세혈관에 의해 둘러싸여 있는데 혈액은 여기서 이산화탄소를 버리고 산소를 받아들인다. 산소가 제거된 혈액은 어둡게 보여서 정맥은 교재에서 일반적으로 파란색으로 그림에 표시된다. 산소가 공급된 혈액은 밝은 적색으로 보여서 동맥은 일반적으로 빨간색으로 표시한다.

⑤ 산소가 공급된 혈액은 4개의 허파정맥을 통해 심장의 왼심방으로 들어가며 왼심방이 수축할 때 이첨판막(승모판)을 통해 왼심실로 밀려 들어간다.

⑥ 두꺼운 근육성 벽을 가진 왼심실이 수축할 때 오름대동맥(상행대동맥) 안에 있는 대동맥반달판막을 통과하면서 혈액을 밀어낸다. 산소를 가진 혈액은 오름대동맥을 통해 몸 안에 있는 모든 부분(세포)까지 분산 운반된다.

심장전도계

심장은 고유의 조절 시스템인 흥분전도계(conduction system)로 인해 전기자극을 통하여 근육을 수축시킨다. 전도계는 수축을 위해 심장근육섬유(심근섬유)와 세포를 자극하여 심장 전체에 전기적 흥분이 일어나도록 하고 또한 흥분을 분배시키게 된다. 박동조율기(심박조율기, pacemaker)에 의해 전기 자극이 시작된다. 심장전도계는 총 4가지로 구성된다.

① **굴심방결절(동방결절, sinoatrial node: SA node)**: 심장박동 조절장치(심장 조율기, pacemaker)역할을 하는 부분으로 약 70~80회 정도의 박동을 생성한다. 심장 주기 시작과 심장박동수(heart rate)를 위한 향도잡이가 된다. 굴심방결절은 오른심방 위쪽 벽에 위치한다. 굴심방결절에서 시작된 흥분은 두 개의 심방으로 퍼지고 심방이 자극받아 수축하도록 하는 원인이 된다.

② **방실결절(atrioventricular node: AV node)**: 방실결절에 전기자극이 도달하여 탈분극이 일어난다. 이 방실결절은 오른심방 아래쪽에 위치한다.

③ **방실다발(atrioventricular bundle), 히스다발(bundle of His)**: 근섬유관은 방실결절로부터 자극받아 심실사이막(심실중격)의 윗부분까지 자극한다. 이후 전기자극은 심실사이막의 오른·왼다발갈래(right and left bundle branches) 양 갈래로 나뉘어 오른심실과 왼심실로 향한다. 히스속은 심실의 내면 전반에 전하를 분포시킨다.

④ **푸르킨예섬유(Purkinje's fibers)**: 방실다발의 마지막 갈래길로서 심실벽 전체에 고루 퍼져있다. 실제로 심실의 수축은 푸르킨예섬유(Purkinje's fibers)에 의해 자극되고 푸르킨예섬유는 전도근육섬유(conduction myofibers)로 알려져 있다.

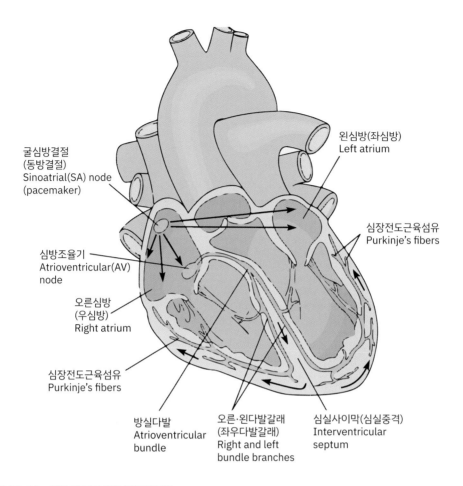

굴심방결절
(동방결절)
Sinoatrial(SA) node
(pacemaker)

왼심방(좌심방)
Left atrium

심방조율기
Atrioventricular(AV)
node

심장전도근육섬유
Purkinje's fibers

오른심방
(우심방)
Right atrium

심장전도근육섬유
Purkinje's fibers

방실다발
Atrioventricular
bundle

오른·왼다발갈래
(좌우다발갈래)
Right and left
bundle branches

심실사이막(심실중격)
Interventricular
septum

그림 10-11 심장의 전도계(심장전도계)

주요 혈관순환 통로

(1) 체순환(전신순환, systemic circulation)

동맥혈(산소가 포함된 혈액)이 심장의 왼심실을 지나 대동맥판막(aortic valve)을 거쳐 대동맥으로 나가 몸의 모든 기관의 모세혈관에서 산소와 영양분을 공급하고 이산화탄소와 기타 대사산물을 받아 위·아래대정맥(상·하대정맥)을 경유하여 오른심방으로 돌아오는 과정이다.

① 체순환은 세분되어 신체 기관계의 기관까지 혈액을 운반한다.

② 심장동맥순환은 심장근육에 혈액을 공급한다.

③ 간문맥순환은 소화기계관의 장으로부터 간까지 여기저기 혈액을 운반한다. 특히, 이 통로로 식사 후 소화되어 얻어진 당(glocose)의 초과분을 간에서 글리코겐(glycogen) 형태로 저장하고 공복 시에는 혈당 수준을 유지하기 위해 글리코겐(glycogen)을 당으로 내보낸다.

(2) 허파순환(폐순환, pulmonary circulation)

① 오른심방에 모인 정맥혈(산소가 없는 혈액)이 오른심실을 지나고 허파동맥의 반월판막 (semilunar valve)을 통과한 뒤 허파동맥을 경유하여 허파로 보내진다.

② 허파의 모세혈관을 지나는 동안 정맥혈이 이산화탄소를 배출하고 산소를 얻어 4개의 허파 정맥을 경유하여 심장의 왼심방으로 돌아온다.

(3) 뇌순환(cerebral circulation)

동맥혈이 대동맥활의 오른온목동맥, 왼온목동맥을 통해 산소와 영양분을 뇌에 공급하고 노폐물을 처리하는 혈액순환 통로이다.

(4) 태아순환(fetal circulation)

일시적인 순환으로 태아와 산모 사이의 비상 통로이다. 태아순환은 특수한 구조로 되어 있고 이 통로로 산수와 영양분을 교환하고, 태아의 노폐물은 제거된다. 태어난 후의 순환과 근본적인 차이점은 출생 후에는 가스교환을 허파에서 하지만 태아에서는 태반(placenta)에서 한다.

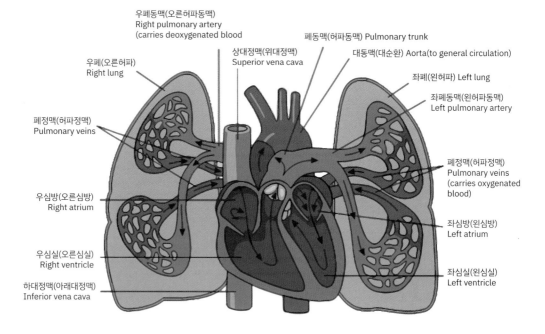

그림 10-12 심장폐 순환

혈관(blood vessel)

혈관은 동맥, 소동맥, 정맥, 소정맥 그리고 모세혈관으로 분류한다. 맥관(혈관, vascular sinuses)은 혈액이 흐르는 통로를 말한다. 동맥과 정맥은 다음 3개의 층으로 구성된 벽을 가지고 있다. 동맥은 심장으로부터 멀어지면 지름이 가늘어지게 되고 벽도 얇아진다.

1) 혈관벽의 구조

① 혈관속막(혈관내막, tunica intima): 한 개의 층인 내피세포들로 구성되어 있다.

② 혈관중간막(tunica media): 민무늬근육으로 구성되어 있다.

③ 혈관바깥막(혈관외막, tunica adventitia): 흰 섬유성 결합조직으로 구성되어 있다.

2) 동맥(arteries)

(1) 구조

동맥벽은 혈액이 통하는 오목한 관내강(lumen)을 중심으로 주변에 3개의 피막을 구성하고 있다. 동맥은 탄력성과 수축성 이 2개의 특성 때문에 정맥보다 두껍고 강하다.

(2) 특징

심장 내에 두 개의 심실이 수축할 때 아주 많은 양의 혈액을 대동맥과 허파동맥으로 세게 내뿜어야 하므로 탄력성과 수축성은 필수적이다. 또한, 동맥들은 더 많은 혈액을 수용하기 위

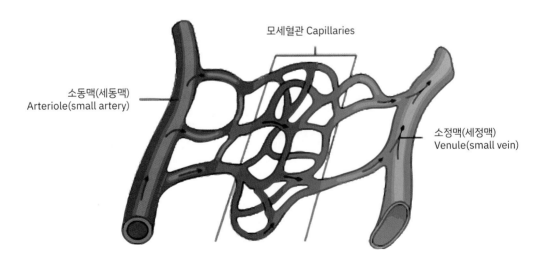

모세혈관 Capillaries

소동맥(세동맥)
Arteriole(small artery)

소정맥(세정맥)
Venule(small vein)

그림 10-13 **소동맥, 모세혈관, 소정맥**
산소가 풍부한 혈액은 동맥에 의해 모세혈관으로 운반되며, 산소가 빠져나가면 혈액은 즉시 정맥계통으로 돌아간다.

해 팽창된다. 심실이 이완되는 동안 동맥의 탄력적 반동으로 혈액을 쥐어 짜주는 역할을 한다. 우리 신체의 대부분은 한 개 이상의 동맥으로부터 혈액을 공급받는다. 이 영역에서 분지의 가장 말단부위는 하나의 동맥으로 통합되어 기관으로 들어가는데, 이처럼 두 개 이상의 혈관의 접합점을 문합(연결, anastomosis)이라 한다.

3) 소동맥(세동맥, arterioles)

모세혈관까지 혈액을 배달하는 작은 동맥이다.

4) 모세혈관(capillaries)

(1) 구조

모세혈관은 가느다란 혈관으로 한 층의 내피세포와 그 아래 있는 바닥막(기저막, basement membrane)으로 구성된 단층편평상피세포로 구성되어 있다. 모세혈관은 신체의 모든 세포 가까이 근접된 곳에서 발견되고, 소정맥 및 소동맥과 결합하여 있다.

(2) 기능

모세혈관의 주요 기능은 신체의 조직 세포와 혈관 사이에서 이산화탄소와 노폐물, 산소와 영양분을 확산에 의해 서로 교환하는 것이다. 혈액 내의 물질은 원형질막을 통해 운반되어 조직 세포에 도달하며, 반대 현상 역시 마찬가지다. 이러한 교환은 모세혈관 벽을 통해서만 일어난다.

5) 소정맥(세정맥, venules)

소정맥은 정맥이 모세혈관과 결합하는 작은 정맥으로 모세혈관으로부터 혈액을 수집하고 이를 정맥으로 내보내게 된다.

6) 정맥(veins)

(1) 구조

정맥은 동맥처럼 3개의 피막으로 구성되어 있으나 동맥보다 약한 탄력조직과 평활근을 가진다. 또한, 동맥의 벽에 비해 현저히 얇고 그 지름은 훨씬 크다. 정맥은 심장으로부터 멀어지면 지름이 가늘어지게 되고 벽도 얇아진다.

(2) 특성

가장 바깥층인 바깥막 층은 동맥보다 훨씬 흰 섬유성 결합조직을 가진다. 정맥은 다양한 혈액의 양과 혈압을 감당할 수 있을 만큼 팽창이 가능하다. 정맥은 혈액의 역류를 막고 심장의 한 방향으로 흐르게 하는 판막을 가지고 있다. 정맥굴(정맥동굴, venous sinuses)은 얇은 벽을 가진 정맥이다.

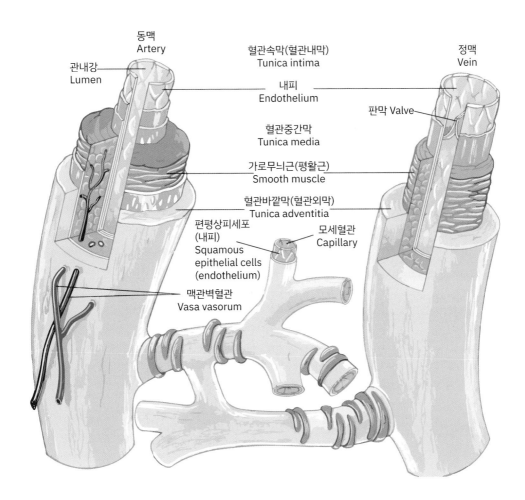

그림 10-14 **동맥, 정맥, 모세혈관**

7) 대동맥(aorta)

신체에서 가장 큰 동맥으로 왼심실에서 시작하여 온몸으로 내려간다.

① 오름대동맥(상행대동맥, asending aorta): 심장의 왼심실로부터 나가는 통로의 시작이다.

② 대동맥활(대동맥궁, aortic arch): 대동맥 왼쪽의 아치형 구조이고, 팔머리동맥(완두동맥, brachiocephalic trunk), 왼온목동맥(좌총경동맥, left common carotid artery), 왼빗장밑동맥(좌쇄골하동맥, left subclavian artery)의 분지들이 나온다.

③ 가슴대동맥(흉부대동맥, thoracic aorta): 대동맥활 다음으로 대동맥이 나오는 부분으로 등뼈 3번을 지나서 가로막 근육까지 내려온다.

④ 복부대동맥(배대동맥, abdominal aorta): 대동맥이 가로막 근육을 지나서 통과되고 배안(복강)으로 들어간다.

8) 오름대동맥 분지

오른·왼심장동맥(우·좌관상동맥, Rt.·Lt. coronary artery)은 오름대동맥이 갈라져 나온 것으로 심장으로 이동한다. 오른심장동맥(우관상동맥, right coronary artery)은 오른모서리동맥(right marginal artery)과 뒤심실사이동맥(post interventricular artery)으로 나뉜다. 왼심장동맥(left coronary artery)은 left main으로 나와 왼앞내림심장동맥(left anterior descending coronary artery)과 휘돌이동맥(회선동맥, circumflex artery)으로 나뉘어 분포한다.

9) 대동맥활 분지

① **위팔머리동맥(상완두동맥, brachio cephalic artery)**: 대동맥활의 첫 번째 분지로, 위쪽으로 주행하다가 머리와 목의 오른쪽 측면에 혈액을 운반하는 오른온목동맥(우총경동맥, right common carotid artery)과 오른쪽 위팔에 혈액을 공급하는 오른빗장밑동맥(우쇄골하동맥, right subclavian artery)으로 나뉜다.

② **왼온목동맥(좌총경동맥, left common carotid artery)**: 대동맥활의 두 번째 분지로 뇌에 혈액 공급하는 왼속목동맥(좌내경동맥, left internal carotid artery)과 머리와 목의 피부와 근육에 공급하는 왼바깥목동맥(좌외경동맥, left external carotid artery)으로 나뉜다.

③ **왼빗장밑동맥(좌쇄골하동맥, left subclavian artery)**: 대동맥활의 세 번째 분지로, 척추동맥으로 분지하여 뇌 일부에 혈액을 공급한다. 신체 겨드랑부위에서 빗장밑동맥은 겨드랑동맥(액와동맥, axillary artery)으로 알려져 있다.

④ **위팔동맥(상완동맥, brachial artery)**: 팔 아래로 연속 분비되어 있고, 이 위팔동맥은 임상에서 혈압측정 시 자주 이용되는 혈관이다. 팔꿈치관절(주관절) 부위 가까이에서 위팔동맥은 자동맥(척골동맥, ulnar artery)과 노동맥(요골동맥, radius artery)으로 나뉜다. 노동맥은 엄지손가락과 연결되는 부위로서 맥박을 촉지하는 데 이용되는 혈관이다.

10) 가슴부위 대동맥 분지

① **갈비사이동맥(늑간동맥, intercostal arteries)**: 10쌍으로 이루어져 있으며 가슴 부위의 근육에 혈액을 공급한다.

② **기관지동맥(bronchial arteries)**: 오른·왼허파 근육에 혈액을 공급한다.

③ **식도동맥(esophageal arteries)**: 가로막(횡격막) 근육에 혈액을 공급한다.

11) 배부위 대동맥 분지

① **복강동맥(celiac artery)**: 배 부위의 첫 번째 분지이고 왼위동맥(좌위동맥, left gastric artery), 지라동맥(비장동맥, splenic artery), 온간동맥(총간동맥, common hepatic artery) 3개의 혈관 분지이다.

② **오른·왼콩팥동맥(우·좌신장동맥, right and left renal arteries)**: 지라(비장)에 혈액을 공급한다.

③ **오른·왼생식샘동맥(우·좌성선동맥, right and left gonard arteries)**: 난소와 정소에 혈액을 공

급한다.

④ **허리동맥(요동맥, lumbar artery)**: 여러 쌍으로 신체 몸통 벽이나 복부 근육에 혈액을 공급한다.

⑤ **위창자간막동맥(상장간막동맥, superior mesenteric artery)**: 잘록창자(결장)와 작은 창자(소장)에 혈액을 공급한다.

⑥ **아래창자간막동맥(하장간막동맥, inferior mesentery arteries)**: 작은창자(소장) 전체와 큰창자(대장) 일부분에 혈액을 공급한다.

⑦ **오른·왼엉덩동맥(우·좌장골동맥, right and left common iliac arteries)**: 배 부위 동맥의 마지막 분지로 오른 및 왼 엉덩동맥으로 나뉘어 넓적다리로 주행한다.

⑧ **넙다리동맥(대퇴동맥, femoral artery)**: 오금동맥(슬와동맥, popliteal artery)이라 불리고 다리와 발에 혈액을 공급하는 앞·뒤정강동맥(전·후경골동맥, tibial artery)으로 나뉜다.

⑨ **앞정강동맥(전경골동맥, anterior tibial artery)**: 정강뼈 앞쪽을 지나 발목을 통과하면서 발등동맥(족배동맥, dorsalis pedis artery)으로 된다.

⑩ **뒤정강동맥(후경골동맥, posterior tibial artery)**: 아래로 주행하면서 종아리 뒤칸과 종아리가쪽칸근육에 혈액을 공급한다.

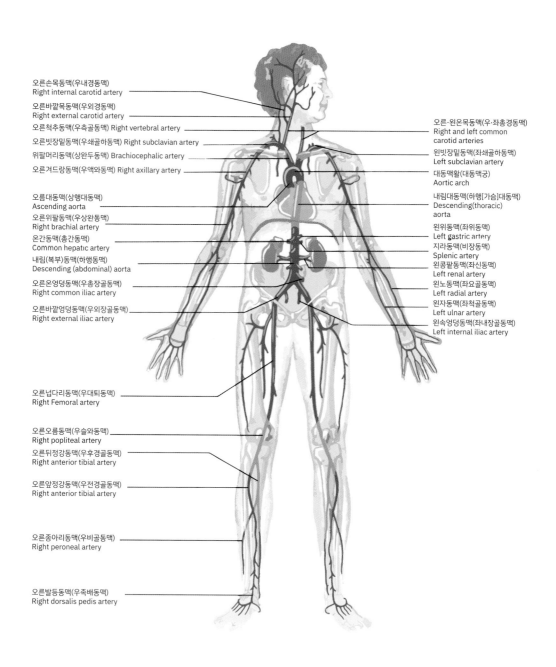

오른손목동맥(우내경동맥)
Right internal carotid artery

오른바깥목동맥(우외경동맥)
Right external carotid artery

오른척추동맥(우측골동맥) Right vertebral artery

오른빗장밑동맥(우쇄골하동맥) Right subclavian artery

위팔머리동맥(상완두동맥) Brachiocephalic artery

오른겨드랑동맥(우액와동맥) Right axillary artery

오름대동맥(상행대동맥)
Ascending aorta

오른위팔동맥(우상완동맥)
Right brachial artery

온간동맥(총간동맥)
Common hepatic artery

내림(복부)동맥(하행동맥)
Descending (abdominal) aorta

오른온엉덩동맥(우총장골동맥)
Right common iliac artery

오른바깥엉덩동맥(우외장골동맥)
Right external iliac artery

오른넙다리동맥(우대퇴동맥)
Right Femoral artery

오른오름동맥(우슬와동맥)
Right popliteal artery

오른뒤정강동맥(우후경골동맥)
Right anterior tibial artery

오른앞정강동맥(우전경골동맥)
Right anterior tibial artery

오른종아리동맥(우비골동맥)
Right peroneal artery

오른발등동맥(우족배동맥)
Right dorsalis pedis artery

오른·왼온목동맥(우·좌총경동맥)
Right and left common
carotid arteries

왼빗장밑동맥(좌쇄골하동맥)
Left subclavian artery

대동맥활(대동맥궁)
Aortic arch

내림대동맥(하행[가슴]대동맥)
Descending(thoracic)
aorta

왼위동맥(좌위동맥)
Left gastric artery

지라동맥(비장동맥)
Splenic artery

왼콩팥동맥(좌신동맥)
Left renal artery

왼노동맥(좌요골동맥)
Left radial artery

왼자동맥(좌척골동맥)
Left ulnar artery

왼속엉덩동맥(좌내장골동맥)
Left internal iliac artery

그림 10-15 체순환계의 주요 동맥

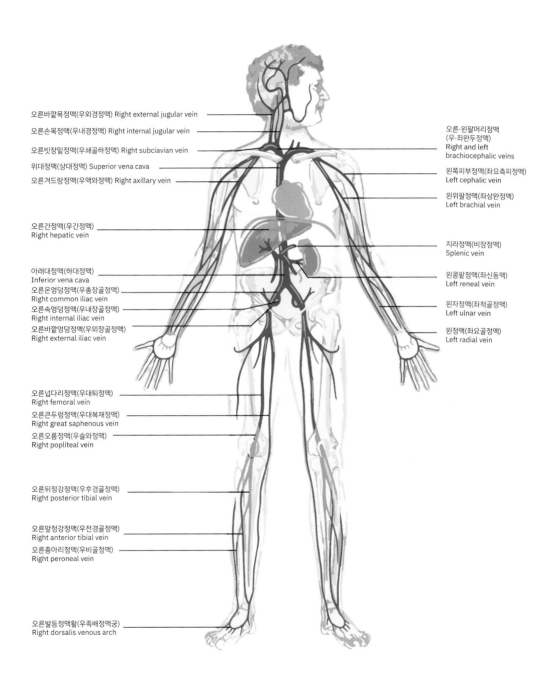

오른바깥목정맥(우외경정맥) Right external jugular vein

오른손목정맥(우내경정맥) Right internal jugular vein

오른빗장밑정맥(우쇄골하정맥) Right subciavian vein

위대정맥(상대정맥) Superior vena cava

오른겨드랑정맥(우액와정맥) Right axillary vein

오른간정맥(우간정맥)
Right hepatic vein

아래대정맥(하대정맥)
Inferior vena cava

오른온엉덩정맥(우총장골정맥)
Right common iliac vein

오른속엉덩정맥(우내장골정맥)
Right internal iliac vein

오른바깥엉덩정맥(우외장골정맥)
Right external iliac vein

오른넙다리정맥(우대퇴정맥)
Right femoral vein

오른큰두렁정맥(우대복재정맥)
Right great saphenous vein

오른오름정맥(우슬와정맥)
Right popliteal vein

오른뒤정강정맥(우후경골정맥)
Right posterior tibial vein

오른앞정강정맥(우전경골정맥)
Right anterior tibial vein

오른종아리정맥(우비골정맥)
Right peroneal vein

오른발등정맥활(우족배정맥궁)
Right dorsalis venous arch

오른·왼팔머리정맥
(우·좌완두정맥)
Right and left
brachiocephalic veins

왼쪽피부정맥(좌요측피정맥)
Left cephalic vein

왼위팔정맥(좌상완정맥)
Left brachial vein

지라정맥(비장정맥)
Splenic vein

왼콩팥정맥(좌신동맥)
Left reneal vein

왼자정맥(좌척골정맥)
Left ulnar vein

왼정맥(좌요골정맥)
Left radial vein

그림 10-16　신체의 주요 정맥

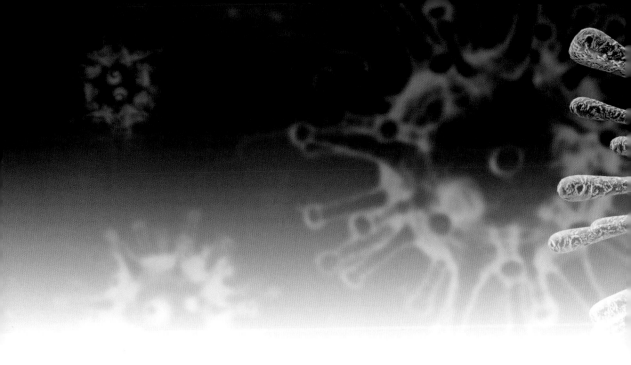

호흡계통
Respiratory System

1

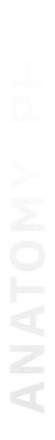

인간은 태어나면서부터 생존을 위해 끊임없이 호흡을 한다. 만약 인간이 호흡이 정지되면 어떻게 될까? 호흡을 할 수 없으면 우리 몸에 산소가 공급되지 못하고 사망에 이르게 된다. 우리 몸의 세포는 영양소가 없어도 죽지만, 영양소가 있어도 산소가 없으면 에너지를 얻을 수 없어 죽게 되기 때문이다. 폐는 이러한 호흡에 필수적인 기관이다. 공기의 들숨과 날숨을 통해 산소를 얻고 이산화탄소를 배출하는 기관이 바로 우리 몸 속의 폐이기 때문이다.

우리 몸을 구성하는 세포가 제 기능을 수행하기 위해서는 에너지가 필요하다. 우리 몸에서 에너지를 형성하기 위해서는 산소와 영양분이 필요하다. 세포의 미토콘드리아세는 음식을 화학적 에너지인 ATP(adenosine triphosphate)로 전환시키며 많은 양의 이산화탄소(CO_2)를 생산한다. 이산화탄소가 조직액 내에 과도하게 축적되면 세포는 산성 상태가 되어 유독할 수 있다. 그러므로 이산화탄소는 즉시 배출되어야 한다.

신체의 산소 공급과 이산화탄소 배출을 담당하는 두 개의 계통은 순환계통과 호흡계통이다. 호흡계통은 주변 환경과 혈액 사이에 가스교환을 하는 기관으로 이루어진다. 그 기관들은 코, 인두, 후두, 기관, 기관지 그리고 허파이다. 그 다음에 순환계통의 혈액은 세포와 허파 사이에 가스를 운반한다. 일반적으로 혈액과 세포 사이의 가스교환을 호흡(respiration)이라 한다. 이 호흡이라는 용어는 생화학적 의미에서의 호흡과는 구분된다. 호흡계통과 순환계통은 호흡과 깊이 관계하고 있다. 만약 둘 중하나에 기능상실이 온다면 산소 결핍과 이산화탄소의 축적으로 세포가 죽을 것이며, 결국 죽음을 피할 수 없을 것이다.

CHAPTER 11

호흡계통
Respiratory System

호흡계 특징

호흡계(respiratory system)는 산소를 흡수하고 이산화탄소를 제거하는 기능을 한다. 세포는 영양소를 분해하기 위해 산소가 필요하며, 이를 통해 에너지를 방출하고 ATP를 생성한다. 이산화탄소는 이러한 과정에서 나오는 부산물로 제거되어야만 한다. 호흡계에는 공기를 폐로 들여보내고 내보내는 관으로 된 통로가 있으며, 들어오는 공기를 여과한다. 가스는 미세한 공기 주머니인 폐포에서 교환된다. 호흡계의 구조들은 들어오는 공기 속의 입자를 여과하며, 공기의 온도와 습도를 조절하고, 목소리를 만들어 내며, 혈액의 pH를 조절하고, 후각에도 관여한다. 호흡(respiration)은 대기와 세포 사이의 가스교환 과정이다. 호흡에는 4가지 주요 단계가 있다.

① 폐로 들어오고 나가는 공기의 흐름(환기, ventilation)

② 폐에서 공기와 혈액 사이의 가스교환(외호흡, external respiration)

③ 폐와 신체 세포 사이에서 혈액을 통한 가스이동

④ 혈액과 세포 사이의 가스교환(내호흡, internal respiration)

세포 내에서 산소와 이산화탄소를 이용하는 과정을 세포호흡(cellular respiration)이라고 한다.

호흡계의 구조와 기능

호흡계에는 공기를 폐로 들여보내고 내보내는 관으로 된 통로가 있으며, 들어오는 공기를 여과한다. 이러한 관은 가스교환이 일어나는 폐포로 들어오는 공기의 출입 통로가 된다. 호흡은 신체 세포와 대기 사이에서 일어나는 가스교환의 모든 과정을 말한다. 호흡계의 장기는 상부호흡기도(upper respiration system)와 하부호흡기도(lower respiration system)로 나누어진다. 상부호흡기도에는 코(nose), 비강(nasal cavity), 부비동(paranasal sinus), 인두(pharynx), 후두(larynx)가 있으며 하부호흡기도에는 기관(trachea), 기관지(bronchus), 폐(lung)가 있다. 흡기와 호기 시 흉곽은 용적과 용량이 모두 변화한다. 정상 호흡은 불수의적이고 율동적이다. 뇌의 호흡중추는 뇌간의 연수와 교뇌에 있다. 대기와 혈액의 가스교환은 폐포에서 일어난다. 혈액은 폐와 세포 사이에서 가스를 수송한다. 호흡계의 기능에는 전도 부분(air conduction)으로 공기를 전달하고, 호흡부분(respiratory portion)으로 가스교환이 일어난다.

구분	구조	설명	기능
상부호흡기계	코	입 위 중앙에 위치, 눈 사이 공간 아래	콧구멍이 있어 비강으로 열림
	비강	코 뒤의 빈 공간	인두로 공기를 이동, 공기를 여과하고 온도와 습도를 맞춰줌
	구강	입안의 공간, 치아와 혀, 침샘 등이 있음	공기와 음식의 통로, 공기는 인두로 이동시키며 온도와 습도를 맞춰줌, 발성을 도움
	부비동	두개골을 형성하는 각 뼈의 빈 공간	공명작용을 일으킴, 두개골의 무게를 감소시킴
	인두	비강, 구강, 후두 뒤에 위치한 공간(목구멍이라고 불림)	공기를 후두로 이동시킴
	후두개	덮개 모양의 연골로 혀의 뒤쪽에 위치하고 기도 입구에 가까움	음식을 삼킬 때 기도의 입구를 덮음
	후두	기도 위쪽에 있는 구조, 발성기관이라고도 하며 성대를 포함	소리를 생성, 기관으로 공기를 이동, 들어오는 공기를 여과하고 온도와 습도를 맞춰줌
하부호흡기계	기관	목에 있는 관 모양의 구조로 공기가 통과함	공기를 여과하고 온도와 습도를 맞춰줌, 공기를 폐로 이동시킴
	세기관지	계속 분지하는 튜브로 기관과 폐포를 연결함	기관으로부터 폐포로 공기를 이동시킴, 점막이 덮고 있어 들어오는 공기를 여과
	폐	가슴에 있는 한 쌍의 기관으로 혈액으로 산소를 제공하고 이산화탄소를 배출함	공기통로, 폐포(산소와 이산화탄소의 교환이 일어나는 장소), 혈관, 결합조직, 림프관, 하부호흡관, 신경을 포함

1) 상부호흡기계

상부호흡기계는 코(nose), 비강(nasal cavity), 부비동(paranasal sinus), 인두(pharynx), 후두(larynx)으로 이루어져 있다.

(1) 코

① 구조

코는 바깥쪽 부위와 머리뼈(두개골)의 안쪽인 안쪽부위를 가지고 있는 상부호흡기계의 시작이다. 외부적으로 코는 연골과 피부가 덮고 있는 뼈에 의해 윤곽이 형성되어 있고 내부적으로는 점액성 막이 나열되어 있다. 코의 윤곽은 코뼈에 의해 형성되어 있으며 바깥코를 지지하고 고정된 자세를 지탱하고 있다. 바깥코의 아랫면에는 콧구멍(외비공,

nostrils 또는 external nares)이라는 두 개의 구멍이 있다. 입의 단단한 입천장(구개, palate)은 코안(비강, nasal cavity)의 바닥을 형성하며 입안(구강, oral cavity)으로부터 코안을 구분한다.

② 코와 인접 기관

㉠ **인두**: 코의 뒤에서 목구멍과 연결되어 있는 두 개의 구멍으로 갈라지는 부위까지가 인두이며, 코인두(nasophaynx), 입인두(oropharynx), 후두인두(laryngopharynx)로 구성되어 있다. 안쪽콧구멍(내비공, internal nares)은 코의 뒤에 있는 인두(pharynx) 또는 목구멍과 연결되어 있다.

㉡ **비누관**: 눈물샘 또는 눈물주머니에서 나오는 코눈물관(비누관, nasolacrimal ducts)은 코로 연결된다.

㉢ **부비동**: 코를 주변으로 안면골에는 뼈 안이 공기로 찬 나비굴(접형골동, sphenoidal), 이마굴(전두동, frontal), 벌집굴(사골동, ethmoidal) 그리고 위턱굴(상악동, maxillary)이라는 4개의 코곁굴(부비동, paranasal sinus) 또한 코와 연결되어 있다.

③ 비중격

코의 안은 모두 코사이막(비중격, nasal septum)이라는 수직 칸막이에 의해 오른쪽과 왼쪽 코안(비강, nasal cavity)으로 나누어진다. 코사이막은 연골로 이루어져 있으며, 사이막의 맨 위에는 벌집뼈(사골, ethmoid bone)의 수직판(perpendicular plate)으로 형성되어 있고 가장 낮은 부위는 보습뼈(서골, vomer bone)에 의해 형성되어져 있다. 코안의 앞쪽에 있는 콧구멍 안에는 안뜰(전정, vestibules)이 있다.

④ 코의 안뜰

코의 안쪽 구조인 코안뜰(nasal vestibule)은 세 개의 특별한 기능이 있다. 첫째, 코로 공기가 들어오면 공기를 따뜻하게 해주고 습기를 주며 걸러준다. 둘째, 후각자극(olfactory stimuli)은 냄새를 맡으면서 탐지하기 위한 것이다. 셋째, 말하기 위해 공명하는 속이 빈 큰 방이 존재한다. 공기가 콧구멍을 통해 들어오면 우선 안뜰을 통과한다. 안뜰은 거친 털이 있어 입자가 큰 먼지를 걸러준다. 이것이 호흡계통으로 들어오는 이물질을 막는 신체의 첫 방어선이다. 그 다음에 공기는 코안의 나머지 공간으로 간다.

⑤ 코선반

위코선반뼈(상비갑개, superior conchae), 중간코선반뼈(중비갑개, middle conchae) 및 아래코선반뼈(하비갑개, inferior conchae)가 세 개의 선반을 형성한다. 코안의 가쪽 벽에서 확장되어 나온 코선반뼈(nasal conchae)들은 코사이막에 거의 닿는다. 코안은 위콧길(상비도, superior nasal meatus), 중간콧길(중비도, middle nasal meatus) 그리고 아래콧길(하비도, inferior nasal meatus)이라는 몇 개의 아주 좁은 통로로 세분화된다. 점막(mucous membrane)이 코안과 코선반의 안을 싸고 있다.

⑥ 후각수용기

후각수용기들은 위콧길의 안쪽에 있는 막에 있어 후각영역이라 한다. 점막은 잔세포(배상세포, goblet cell)가 많은 거짓중층상피세포(위중층상피세포, pseudostratified epithelial cell), 섬모기둥상피세포(섬모원주상피세포, ciliated columnar epithelial cell)가 있으며 점액을 생산한다.

⑦ **모세혈관**

코 안에는 모세혈관이 존재한다. 공기가 코선반뼈(비갑개, turbinate bones)와 콧길(비도, meati)이나 선반 통로들을 회전하면 모세혈관에 의해 따뜻해진다.

⑧ **점액과 섬모**

코 안의 잔세포에서 분비된 점액은 공기를 습하게 하며 코의 털이 걸러주지 못한 입자들을 잡는다. 여기에 눈물관과 굴에서 새어 나온 액이 공기를 습하게 하는데 도와준다. 상피세포에 있는 섬모가 점액성 먼지를 목구멍으로 보내 삼킴으로써 소화계통을 통해 몸으로부터 제거되도록 한다. 소화효소들과 산성의 환경이 공기와 함께 들어온 미생물들의 대부분을 파괴할 것이다.

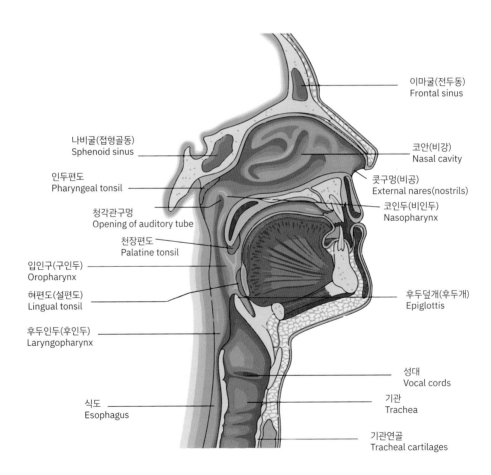

그림 11-1 **코안과 인두의 시상면**

(2) 인두

① 구조

인두(pharynx)는 목구멍(throat)이라고 부르기도 한다. 인두는 약 5인치(13cm)정도 되는 길이로 안쪽콧구멍(internal nares)에서 시작되는 관이며 목까지 내려가는 근육 관이다. 신체에서 인두의 위치는 코안과 입안의 바로 뒤쪽에 있고 목뼈(경추, cervical vertebrae) 바로 앞에 있다. 인두의 벽은 점막으로 된 뼈근육으로 되어 있다. 인두는 공기와 음식 모두의 통로이며 말하는 소리가 공명하는 방을 형성하며 다음 세 부분으로 나누어져 있다.

② 구분

ⓐ **비인두**: 가장 윗부분을 코인두(비인두, nasopharynx)라고 한다. 코인두는 벽에 네 개의 구멍이 있는데 두 개는 안쪽콧구멍이고, 두 개는 귀인두관(이관, auditory tubes 또는 eustachian tubes)으로 통한다. 뒤쪽 벽에는 인두 또는 아데노이드편도(adenoid tonsils)가 있다.

ⓑ **구인두**: 두 번째 부위는 입인두(구인두, oropharynx)라고 한다. 입인두는 한 개의 구멍이 있는데 목구멍(구협, fauces)이라고 하며 입과 연결되어 있다. 입인두는 음식과 공기의 공통 통로이며, 입천장(구개, palatine)과 혀편도(설편도, lingual tonsil)를 입인두에서 찾아볼 수 있다.

ⓒ **후인두**: 가장 낮은 부위를 후두인두(후인두, laryngopharynx)라고 한다. 뒤쪽에는 식도와 앞쪽에는 후두와 연결되어 있으며, 인두 또는 목구멍은 입과 소화계통과 연결되어 있으며 코와 호흡계통과도 연결되어 있다.

(3) 후두와 성대

① 구조

후두(larynx)는 소리상자(성대, voice box)라고 부르기도 한다. 후두는 매우 짧은 통로 이며 인두와 기관을 연결시켜 준다.

② 후두의 연골

후두의 벽은 9개의 연골에 의해 지지를 받고 있다. 3개는 낱개이며 3개는 짝을 이룬다. 낱개로 된 3개는 방패연골(갑상연골, thyroid cartilage), 후두덮개(후두개, epiglottis) 그리고 반지연골(윤상연골, cricoid cartilage)이다.

ⓐ **방패연골**: 가장 큰 연골이며 후두융기(Adam's apple)로도 알려져 있다. 여자보다는 남자의 것이 더 크며 말하거나 삼킬 때 위로 아래로 움직이기 때문에 외부에서도 볼 수 있다.

ⓑ **후두덮개**: 후두덮개의 전체는 위쪽에서 볼 수 있으며 앞에서는 끝만 볼 수 있다. 줄기부분은 방패연골에 연결되어 있고 잎부분은 아무 것에도 연결되어 있지 않고 뚜껑(trap door)처럼 자유롭게 올라갔다 내려왔다 한다. 또한 삼킬 때 자유로운 끝부분 또는 잎 모양부분이 내려와 성대문(성문, glottis)의 뚜껑이 된다. 후두는 삼키면

서 닫히고 음식물과 액체를 뒤쪽에 있는 식도로 보내져 앞쪽에 있는 기관으로는 가지 못하게 한다. 만약 공기 외의 물질이 후두를 통과하게 되면 기침반사(cough reflex)를 일으켜 이물질을 밀어낸다. 말하면서 삼키려고 할 때는 질식을 하게 되어 기침반사를 하게 한다. 후두에 있는 감각수용기들이 이물질을 발견하여 숨뇌(연수, medulla oblongata)로 신호를 보내어 기침반사를 유발시키는 것이다. 공기가 들어가 안뜰주름(전정주름, vestibular folds)과 소리상자(vocal cords)가 허파에 있는 공기를 꽉 잡아준다. 근육의 수축이 허파의 압력을 증가시키면서 소리상자가 열리면 허파에서 이물질이 포함된 공기를 아주 빠른 속도로 밀어낸다. 후두덮개는 크고 나뭇잎 모양의 연골이며, 후두의 끝에 달려 있다.

ⓒ **반지연골**: 낱개의 연골 중에 마직막 연골이다. 아래에 있는 기관을 연결한다.

ⓔ 6개의 연골들은 후두의 뒤쪽에 있다. 한 쌍의 모뿔연골(피열연골, arytenoid cartilages)은 국자(ladle) 모양이며, 소리상자를 움직이는 후두근육과 소리상자에 붙어 있다. 잔뿔연골(소각연골, corniculate cartilages)은 원뿔(cone) 모양이며, 한 쌍의 쐐기연골(설상연골, cuneiform cartilages)은 막대기(rod) 모양이다. 쐐기연골 들은 후두덮개와 모뿔연골들을 연결하는 점막주름에 위치하고 있다.

③ **후두의 주름**

후두의 점막은 가성대, 진성대의 두 쌍의 주름으로 구성되어 있다. 위에 있는 한 쌍을 안뜰주름(전정주름, vestibular folds) 또는 거짓성대(가성대, false vocal cords)라고 하고 아래에 한 쌍을 참성대(진성대, true vocal cords)라고 한다. 안뜰주름이 함께 붙을 때는 숨을 참고 있을 때처럼 허파에 있는 공기가 빠져 나가지 못하게 한다. 후두덮개와 같이 안뜰주름도 음식이나 액체가 후두로 들어가는 것을 막을 수 있다. 성대의 점막 아래에는 기타의 줄처럼 탄력인대(elastic ligament)의 띠들이 있다. 후두의 뼈근육들은 단단한 연골부위의 안쪽에 붙어 있고 성대에도 붙어 있다. 따라서 근육이 수축하면 후두나 구멍이 좁아지는 것이다.

성대와 목소리

허파에서 공기가 나가면 성대와 직접 충돌하며 인두, 코 그리고 입을 울리고 소리파동을 보내게 된다. 공기의 압력이 클수록 소리가 클 것이다. 공기를 있는 힘껏 마시고 한 번에 내쉰다. 그러면 아주 큰 소리를 낼 수 있을 것이다. 숨을 크게 들여 마시고 천천히 내쉬면 훨씬 부드러운 소리를 낼 수 있다. 음조(pitch)는 성대의 압력에 의해 조절된다. 성대가 근육에 의해 팽팽하게 잡아당겨지면 빠르고 높은 음조의 결과가 나온다. 여자보다는 남자의 성대가 더 두껍고 길기 때문에 남자는 더 느리게 울려서 여자보다 낮은 음조를 갖는다.

목소리는 성대가 울림으로써 나온다. 인간에서 소리는 말로 전환된다. 인두, 입, 코안 그리고 코곁굴(부비동, paranasal sinuses)이 모두 공명하는 방이 되어 소리를 내는 것이다. 혀와 볼의 움직임도 역시 말하는데 개인적인 특성을 만들어 낸다.

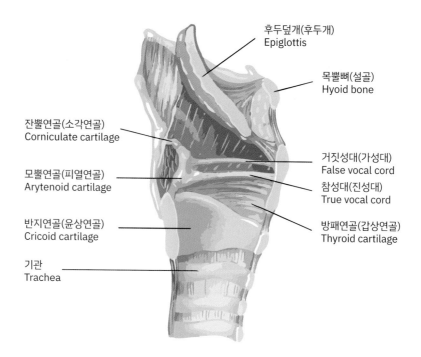

후두덮개(후두개)
Epiglottis

목뿔뼈(설골)
Hyoid bone

잔뿔연골(소각연골)
Corniculate cartilage

모뿔연골(피열연골)
Arytenoid cartilage

반지연골(윤상연골)
Cricoid cartilage

기관
Trachea

거짓성대(가성대)
False vocal cord

참성대(진성대)
True vocal cord

방패연골(갑상연골)
Thyroid cartilage

그림 11-2 후두(larynx)

2) 하부호흡기계

하부호흡기도는 기관(trachea), 기관지(bronchus), 폐(lung)로 구성된다.

(1) 기관

① 구조

기관(trachea)은 다른 말로 숨통(windpipe)이라고도 한다. 공기만 지나갈 수 있는 관 모양의 통로로 길이는 약 4.5인치(약 11cm) 정도이며 지름은 약 1인치(약 2.5cm)다. 식도(esophagus)의 앞쪽에 위치하고 있고 여섯번째 목뼈인 후두의 반지연골(윤상연골)에서 시작되어 다섯번째 가슴뼈(흉추, thoracic vertebra)까지 내려가서는 오른쪽과 왼쪽 일차기관지(primary bronchi)로 나누어진다.

② 기관 세포

기관상피세포(tracheal epithelium)는 잔세포가 있는 거짓중층세포, 섬모원주세포 그리고 바닥세포(기저세포, basal cells)로 되어 있다. 잔세포는 점액을 분비하며 후두와 인두의 막과 같이 섬모세포들로 먼지에 대한 보호작용을 한다. 섬모는 위로 움직이며 점액으로 둘러싼 먼지 뭉치를 목구멍으로 보내 몸에서 제거하게 한다.

③ 기관 근육

민무늬근육(평활근, smooth muscle)과 기관의 탄력결합조직은 완전한 반지 모양이 아닌 수평적인 C자 모양의 유리연골(초자연골, hyaline cartilage)이 16~20개 정도가 기관을 둘러싸고 있다. 연골부위에서 연결이 안 된 열려진 부분은 식도쪽에 마주보고 있어 음식물을 삼키는 동안 식도가 기관지쪽으로 확장되게 한다. 삼킬 때는 숨을 멈추게 되고 큰 음식덩이를 위로 보내는 동안 식도가 기관쪽으로 확장되는 것이다. 연골의 C자 모양 중에서 막힌 부위는 기관의 벽을 이루며 아주 강하게 지지를 해줌으로써 안쪽으로 주저 앉거나 공기가 지나가는 통로를 막지 못하게 한다. 기관의 안과 밖으로 공기가 흐르면서 압력이 달라졌을 때 고리 모양의 연골이 없다면 기관이 쪼그라들 것이다.

④ **기침반사**

기도, 즉 기관에서 이물질들이 걸려 기침반사에 의해 밖으로 내보내지 못하게 되었을 때는 생명을 구하기 위해 기관창냄술(기관조루술, tracheostomy)을 해야 한다. 기관창냄술은 기관을 절개하여 공기가 들어올 수 있게 새로운 구멍을 내는 것이다. 일반적으로 두 번째와 세 번째 기관연골 사이를 절개한다. 기관을 막은 물질을 빼내면 다시 봉합해야 한다.

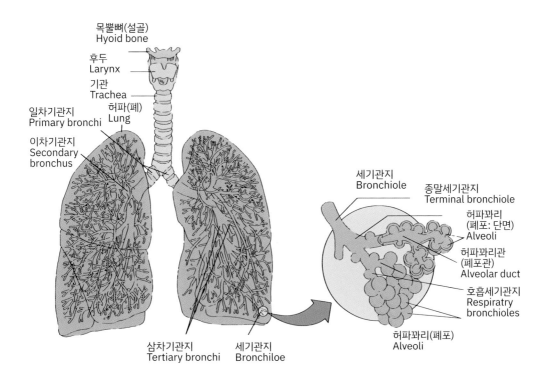

그림 11-3 **기관, 기관지 및 세기관지**   (A) 기관과 기관지나무 (B) 기관지나무 끝에 있는 종말세기관지, 허리 꽈리관 및 허파꽈리

(2) 기관지

① **구조**

　㉠ **일차기관지**: 기관(trachea)은 가슴부위에서 끝나며 오른허파로 가는 오른쪽 일차기관지(right primary bronchus)와 왼허파로 가는 왼쪽 일차기관지(left primary bronchus)로 나누어진다. 왼쪽 일차기관지보다는 오른쪽 일차기관지가 더 수직적이고 짧고 더 넓다. 그래서 이물질이 목구멍을 통해 기관에 들어오면 오른쪽 일차기관지에서 더 많이 걸려 있을 것이다. 기관지는 기관처럼 뚫린 반지 모양의 유리연골로 되어 있고 거짓중층상피세포와 섬모원주상피세포로 되어 있다.

　㉡ **이차기관지**: 허파로 들어가면서 일차기관지는 더 작은 기관지인 이차기관지(secondary bronchi) 또는 엽기관지(lobar bronchi)로 나누어져 허파의 각 엽으로 간다. 오른허파는 3개의 엽이 있고 왼허파에는 2개의 엽이 있다. 이차기관지는 계속해서 작은 기관지로 나누어지며 이를 삼차기관지(tertiary bronchi) 또는 구역기관지(segmental bronchi)라고 한다. 삼차기관지는 허파의 엽에 있는 구역으로 가지가 들어간다.

　㉢ **삼차기관지**: 삼차기관지 또는 구역기관지는 더 작은 가지로 나누어지는데 이를 세기관지(bronchioles)라고 한다. 세기관지들은 더 작은 관으로 갈라지는데 이를 종말세기관지(terminal bronchioles)라고 한다. 이와 같이 기관이 계속해서 여러 갈래의 가지로 나누어지는 것은 나무의 나뭇가지와 같다고 볼 수 있다. 그래서 이런 가지들을 일반적으로 기관지나무(기관지목, bronchial tree)라고 부른다.

② **특징**

　㉠ 기관, 기관지의 차이

　기관지에는 기관보다 연골이 적으며, 세기관지에는 아예 연골이 없다. 직경이 작아질수록 연골 대신 평활근으로 구성되어 있다. 폐포 상피세포의 표면은 넓기 때문에 가스교환이 용이하다. 산소는 폐포에서 모세혈관으로 확산되고, 이산화탄소는 혈액에서 폐포로 확산된다.

　㉡ 기관, 기관지와 연골

　기관의 가지가 여러 갈래로 나누어질수록 반지 모양의 연골은 연골판(plates of cartilage)으로 대체된다. 그러다가 세기관지가 되면 연골판도 없어진다. 연골이 없어지면서 민무늬근육이 증가한다. 또한 거짓중층상피와 섬모원주상피에서 단층상피(simple epitheliuml)와 입방상피(cuboidal epithelium)로 바뀐다.

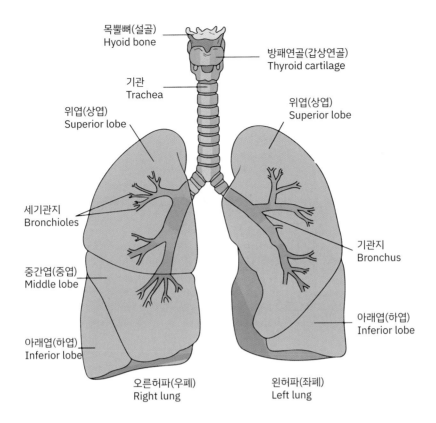

목뿔뼈(설골)
Hyoid bone

방패연골(갑상연골)
Thyroid cartilage

기관
Trachea

위엽(상엽)
Superior lobe

위엽(상엽)
Superior lobe

세기관지
Bronchioles

기관지
Bronchus

중간엽(중엽)
Middle lobe

아래엽(하엽)
Inferior lobe

아래엽(하엽)
Inferior lobe

오른허파(우폐)
Right lung

왼허파(좌폐)
Left lung

그림 11-4 기관지의 가지 및 허파의 엽

(3) 허파(폐)

폐(lung)는 흉강(가슴안)에 위치하고 있고, 부드럽고 스펀지 같은 조직으로 원뿔 모양을 하고 있다. 우폐와 좌폐는 종격동에 의해 중간에서 분리되어있고, 주변은 흉곽과 횡격막(가로막 diaphragm)으로 싸여있다.

① 구조

허파(폐, lung)는 한 쌍으로 이루어진 원뿔 모양의 기관으로 가슴막에 의해 구분된 가슴안에 가득 차 있다.

② 우폐와 좌폐의 차이

세 개의 엽을 갖는 오른허파(우폐, right lung)는 두 개의 엽을 갖는 왼허파(좌폐, left lung)보다 두껍고 넓다. 오른허파는 왼허파보다 좀 작은데 그 이유는 가로막(횡격막, diaphragm) 밑에 있는 간(liver)이 있을 공간을 필요로 하기 때문에 오른쪽 가로막 근육이 더 높게 올라와 있다. 왼허파는 오른허파보다 더 얇고 길고 좁다. 그 이유는 심장자국(cardiac impression)과 심장패임(cardiac notch)이 있어서 혀 모양처럼 길게 늘어진 허파혀(lingula of lung)가 있다.

③ 허파의 엽

허파의 삼차기관지 또는 구역기관지에 있는 허파조직은 기관지허파구역(bronchop-ulmonary segment)이라고 한다. 기관지허파구역들은 작은 구획으로 나누어져 있으며 소엽(lobules)이라고 한다. 각각의 소엽들은 탄성결합조직으로 둘러싸여 있고 림프관(lymphatic vessel), 세동맥(arteriole), 세정맥(venule) 및 종말세기관지로부터 온 세기관지들이 있다.

④ 폐포(허파꽈리)

종말세기관지는 현미경적 가지들로 세분화되며 호흡세기관지(respiratory bronch-ioles)라고 한다. 호흡세기관지들은 2~11개의 꽈리관(폐포관, alveolar ducts 또는 atria)으로 나누어진다. 꽈리관의 주위에는 수많은 허파꽈리(폐포, alveoli)와 꽈리주머니(폐포낭, alveolar sacs)가 둘러싸고 있다. 하나의 꽈리(alveolus)는 컵 모양이거나 포도처럼 생긴 주머니가 나온 것처럼 생겼고 상피조직과 얇은 탄력 바닥막으로 되어 있다. 꽈리주머니는 두 개 이상의 허파꽈리가 하나의 같은 구멍을 공유한다.

⑤ 가스교환

호흡가스의 교환은 허파와 혈액 사이에서 꽈리와 꽈리를 둘러싸고 있는 모세혈관의 벽 사이의 확산에 의해 일어난다. 가스가 이동하는 막은 꽈리-모세혈관막(alveolar-capillary membrane) 또는 호흡막(respiratory membrane)이라고 한다.

⑥ 계면활성화제

허파꽈리의 안쪽에 있는 호흡막의 표면에는 표면활성제(surfactant)라는 지방단백의 혼합체가 있는 액체로 입혀져 있다. 표면활성제는 특정 꽈리세포(alveolar type II cells)에서 분비되는 물질이다. 표면활성제는 액체에서의 표면장력(물분자 간의 끌어당기는 힘)을 감소시킨다. 즉 표면활성제는 호흡 시 공기가 들어오거나 나갈 때 허파꽈리가 유착하거나 달라붙는 것을 방지하도록 한다.

⑦ 폐포(허파꽈리)의 세포

가스가 모세혈관 내의 적혈구로 가기 위해서는 오직 하나의 허파꽈리에 있는 비늘상피세포(편평상피세포, squamous epithelial cell)와 모세혈관의 내피세포(endothelial cell)를 통해서만 확산하면 된다. 허파에는 3억 개가 넘는 꽈리가 있는 것으로 판단된다. 이것은 산소와 이산화탄소의 교환을 위한 70㎡의 광대한 표면적이다. 이것은 작은 집이나 오두막 크기에 해당된다.

(4) 가슴막

가슴막(흉막, pleural membrane)은 두 개의 층으로 된 장막(serous membrane)으로 허파를 감싸고 보호하고 있다. 바깥쪽 층은 허파를 가슴안의 벽에 붙여 주며 벽쪽가슴막(벽측흉막, parietal pleura)이라고 한다. 안쪽 층은 내장쪽가슴막(장측흉막, visceral pleura)이라고 하며 허파를 직접 싸고 있다.

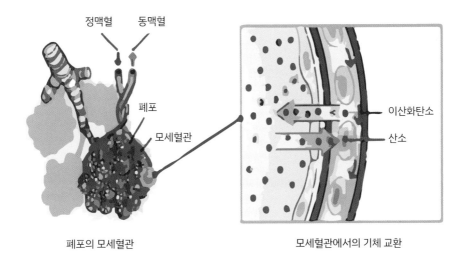

| 정맥혈 | 동맥혈 | 이산화탄소 |
| 폐포 | 모세혈관 | 산소 |

페포의 모세혈관   모세혈관에서의 기체 교환

그림 11-5 폐포에서의 가스교환

(5) 가슴막액(활액)

벽쪽가슴막과 내장쪽가슴막 사이는 가슴막안(흉강막, pleural cavity)이라고 하며 막에 의해 분비된 미끈한 액체(활액)가 있다. 가슴막액은 두 가슴막 사이의 마찰을 방지하며 호흡할 때 서로 미끄러지게 하는데 이때 허파와 가슴의 모양이 변화한다. 또한 가슴막을 모아주는데 도와준다.

호흡과정

호흡의 기본 목표는 인체의 수조 개의 세포에 산소를 공급하고, 세포 활동에서 발생한 이산화탄소를 배출하는데 있다.

1) 호흡의 과정

호흡에는 세 가지 기본 과정이 있다. 첫 번째는 환기(ventilation) 또는 호흡(breathing)인데 환경과 허파 사이에 공기의 흐름을 뜻한다. 환기에는 두 가지 단계가 있는데, 허파로 공기가 들어오는 흡입(흡기, inhalation) 또는 들숨(흡식, inspiration)이 있고 허파에서 공기가 나오는 내쉼(호기, exhalation) 또는 날숨(호식, expiration)이 있다. 호흡의 둘째와 셋째 과정은 인체 내에서의 가스교환을 뜻한다. 외호흡(external respiration)은 허파와 혈액 사이의 가스교환을 뜻하며 두 번째 과정이다. 세 번째 과정은 내호흡(internal respiration)이라고도 하며 혈액과 인체 세포 사이의 가스교환을 뜻한다.

2) 호흡 운동

(1) 흡기(inspiration)

가로막과 바깥갈비사이근(외늑간근, external intercostal muscles)들이 수축을 하면 흡입하는 것이다. 돔(dome) 모양의 가로막이 수축하면서 밑으로 내려가서 납작해지면 가슴안이 넓어진다. 바깥갈비사이근들이 동시에 수축하면 가슴우리(흉곽, rib cage)를 들어 올리고 복장뼈(흉골, sternum)를 앞쪽으로 밀어낸다. 허파는 가슴의 넓은 쪽으로 뻗는다. 허파 내의 가스들은 더 넓은 곳을 채우게 되고 기압은 감소되는데 진공상태를 유발시켜 공기를 허파로 빨아들이게 한다. 이것이 들숨이다.

(2) 호기(expiration)

가로막과 바깥갈비사이근들이 풀어지면 가슴우리는 내려가고 공간은 좁아지고 허파 안에 있던 가스들은 서로 모이게 되어 압력이 증가하면 허파에 있던 가스가 밖으로 나오게 된다. 이것이 날숨이며 숨을 내쉬는 것이다. 호흡은 주로 수동적인 활동이다. 만약 공기를 억지로 나오게 하려면 안가슴사이근(내늑간근, internal intercostal muscles)들이 수축하여 가슴우리의 크기가 더욱 줄어들게 도와줄 것이다.

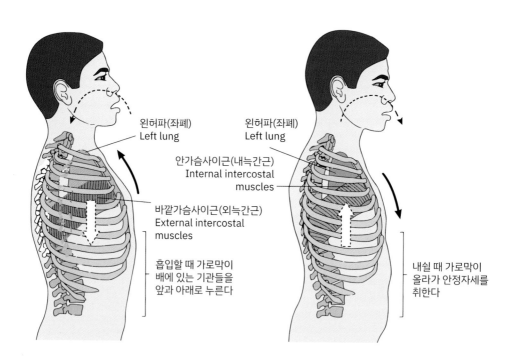

그림 11-6 환기, 흡입 및 내쉼의 두 단계

3) 호흡용적과 호흡용량

일회의 안정된 호흡주기 동안에는(횡격막이 이완될 때) 폐 속의 적은 양의 공기가 교환된다. 폐의 총용량은 용적(volume)과 용량(capacity)으로 나눌 수 있다. 이렇게 나누어 측정한 값은 폐환기의 문제를 진단하는데 도움을 준다. 평균적으로 성인 여성은 성인 남성보다 신체와 폐용량이 적다. 따라서 호흡량과 호흡용량에 성별 차이가 존재한다.

(1) 호흡용적

호흡주기(respiratory cycle)는 흡기와 이에 이어지는 호기로 구성된다. 폐활량 측정기는 호흡 시 공기의 양을 측정하는데 사용하는데, 이를 호흡용적(respiratory volume)이라고 한다. 호흡용적과 관련된 내용은 다음과 같다.

① **일회호흡용적(tidal volume)**: 일회호흡용적은 일 회의 호흡주기 동안 들어가거나 나가는 공기의 양으로 약 500ml 정도다. 정상의 안정상태에서 호기 시 거의 같은 양의 공기가 나가며, 이것은 휴식 일회호흡용적(resting tidal volume)으로 약 500ml이다.

② **흡기 예비용적(inspiratory reserve volume)**: 강제적인 흡기는 추가적으로 더 많은 공기를 폐로 들어오게 한다. 이러한 추가량의 공기(complemental air)를 흡기 예비용적(inspiratory reserve volume)이라고 하며 약 3,000ml 정도이다.

③ **호기 예비용적(expiratory reserve volume)**: 강제적인 호기는 휴식 일회호흡용적을 초과하여 폐의 공기를 1,100ml까지 추가적으로 배출시킬 수 있다. 이러한 보충된 공기(supplemental air)를 호기 예비용적(expiratory reserve volume)이라고 한다. 호기의 정도와는 상관없이 폐에는 약 1,200ml의 공기가 남아있다(잔기용적 residual volume).

④ **폐활량(vital capacity)**: 새롭게 흡입된 공기는 이미 폐 내에 있던 공기와 섞이게 되어 산소와 이산화탄소의 농도가 갑자기 크게 변동하는 것을 막는다. 두 개 혹은 그 이상의 호흡량을 조합하면 4가지 호흡용량(respiratory capacity)을 계산할 수 있다. 흡기 예비용적과 일회호흡용적, 호기 예비용적을 합치면 폐활량(vital capacity)이 되고 이는 4,600ml 정도이다. 폐활량은 가능한 최대한의 호흡 후에 사람이 배출할 수 있는 최대 공기량이다.

⑤ **흡기용량(inspiratory capacity)**: 일회호흡용적에 흡기 예비용적을 더하면 흡기용량(inspiratory capacity)이 된다. 이것은 안정 시 호기 후 사람이 흡입할 수 있는 최대의 공기량이다(3,500ml).

⑥ **기능적 잔기용적(functional residual capacity)**: 기능적 잔기용적(functional residual capacity)은 호기 예비용적과 잔기 용적으로 구성된다. 잔기용적에 폐활량을 더하면 총 폐용량(total lung capacity)이 되며 이는 약 5,800ml이고 나이, 신체 크기, 성에 따라 다양한 값을 나타낸다.

⑦ **해부학적 사강(anatomic dead space)**: 폐포까지 닿을 수 없는 공기가 기관, 기관지, 세기관지에 남아있다. 이러한 공기는 기도를 통해 교환되지 않기 때문에 이것을 해부학적 사강(anatomic dead space)이라고 부른다. 호흡계의 호흡용적과 호흡용량이 표에 요약되어 있다.

형태	설명	산정방법	용량
일회호흡용적	호흡 주기 동안 폐로 들어가거나 나오는 공기량	측정	500ml
흡기 예비용적	강제 호흡동안 일회호흡용적에 추가하여 흡기하는 양	측정 또는 VC-(TV+ERV)	3,000ml
호기 예비용적	강제 호흡동안 일회호흡용적에 추가하여 호기하는 양	측정	1,100ml
잔기용적	최대한의 호기 후에도 폐 안에 남아있는 공기의 양	측정	1,200ml
흡기용량	일회호흡용적의 호기에 이어 최대한 흡입할 수 있는 공기의 양	-	3,500ml
기능적 잔기용량	일회호흡용적의 호기 후 폐에 남아있는 공기의 양	-	2,300ml
폐활량	가능한 최대의 깊은 흡입 후 배출할 수 있는 최대량	-	4,600ml
총폐용량	폐가 담을 수 있는 총 공기량	-	5,800ml

호흡조절

호흡의 조절에는 수의적 및 불수의적 성분이 있다. 뇌의 불수의적 조절중추는 호흡근을 조절한다. 이 중추는 폐환기의 빈도와 깊이를 조절함으로써 분당 환기량을 조절한다. 이것은 폐, 호흡관의 여러 부분, 그리고 기타 부위로부터 도달하는 감각정보에 대한 반응으로 나타난다.

(1) 뇌

뇌의 호흡영역(respiratory area)은 호기뿐만 아니라 흡기도 조절한다. 호흡의 수의적 조절은 대뇌피질의 활동으로 일어나며 대뇌피질은 연수와 교뇌의 호흡 중추나 호흡근육을 조절하는 척수의 운동 뉴런에 영향을 준다. 연수 호흡중추(medullary respiratory center)의 등쪽과 배쪽 호흡 영역과 교뇌의 호흡영역이 호흡조절에 중요한 부분이다.

(2) 신경세포와 근육

등쪽의 호흡 신경세포군은 흡기와 관련된 근육을 자극한다. 임펄스가 증가하면 근육이 더 강력하게 수축하여 깊은 호흡을 유도한다. 임펄스가 감소되면 수동적인 호기가 이어진다. 배쪽의 호흡 신경세포군은 다른 호흡근육들을 조절하여(대부분의 늑간근과 복근) 호기의 힘을 증가시키고, 흡기의 힘도 증가시킨다. 호흡의 기본적 리듬은 교뇌의 호흡 신경세포군에 의해서도 조절이 될 수 있다.

(3) 화학물질

일부 화학물질은 호흡수와 깊이에 영향을 미친다. 호흡에 영향을 미치는 다른 요소에는 정서적 상태, 폐 확장 능력, 신체활동 등이 있다. 중추화학수용기(central chemoreceptor)라고 하는 화학성분 민감구역인 연수에 위치하여 뇌척수액의 이산화탄소와 수소이온 변화를 감지한다. 이러한 것들의 수치가 변화하면 이를 감지하여 호흡 빈도와 일회 호흡량은 증가한다. 이산화탄소가 많이 배출될수록, 혈액과 뇌척수액의 이산화탄소 수준은 감소하여 호흡 빈도가 낮아진다. 이산화탄소는 호흡의 화학조절에 가장 중요한 요소이다. 경동맥체와 대동맥체에 있는 말초 화학수용기는 혈중 산소 농도의 변화를 감지한다. 이를 통해 호흡 빈도가 증가되지만, 이러한 반응은 혈중 산소 농도가 매우 낮을 때 작용한다.

(4) 폐

호흡의 깊이는 폐의 팽창반사(inflation reflex)에 의해 조절되고, 이는 팽창된 폐 조직이 장막, 세기관지, 폐포의 팽창수용체를 자극했을 때 발생한다. 심호흡 시 흡기의 기간은 줄어들어 폐가 과다 팽창하는 것을 막아준다. 감정적 흥분, 예를 들면 공포나 통증으로 유발된 감정의 동요는 일반적으로 호흡빈도를 증가시킨다. 만약 호흡을 멈춘다면, 비록 짧은 시간 동안일지라도 혈중의 이산화탄소와 수소 이온의 수치가 증가하고 산소는 감소할 것이다. 화학수용체가 자극되어, 흡기욕구가 증가하여 산소 부족을 극복하려고 할 것이다.

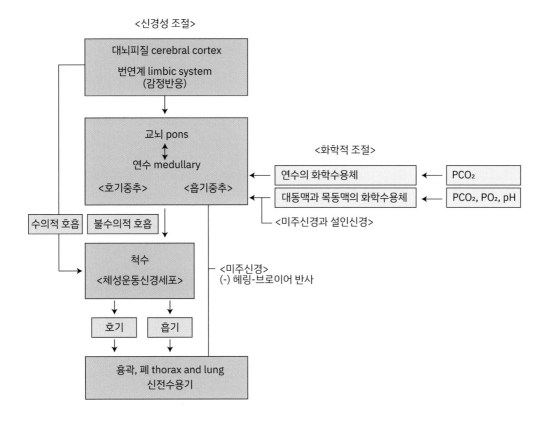

그림 11-7 **호흡조절 기전**

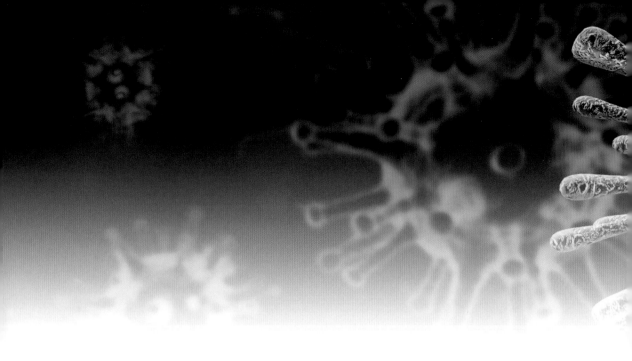

소화계통

Digestive System

2

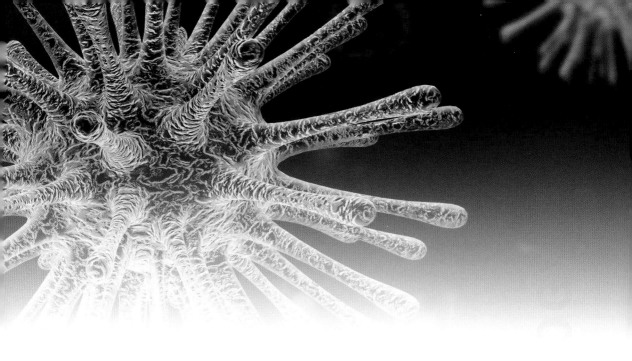

　소화계통(digestive system)의 기능은 식품 속의 복합 탄수화물(complex carbohydrates), 단백질(protein), 지방(fats)을 가수분해작용(hydrolysis)에 의해 체내 이용될 수 있는 작은 물질로 쪼개는 것이며, 이 과정을 소화(digestion)라 부른다. 소화는 체세포가 식품 속의 에너지를 세포 내에서 쓰이는 고에너지 화합물인 ATP(adenosine triphosphate)로 전환시키는 것을 도와준다. 이러한 기능을 수행하는 주된 기관과 부속기관을 소화계통이라 일컫는다.

　소화계통은 다음 기본적인 5가지 작용에 의해 식품 속의 영양소를 세포가 이용할 수 있도록 한다. 첫 번째, 음식물의 체내 섭취(ingestion)이다. 두 번째, 꿈틀운동(연동운동, peristalsis)은 소화관 내에서의 물리적 운동 및 소화관을 따라 음식물이 밀려 내려가는 과정을 말한다. 세 번째, 소화(digestion)라는 기계적, 화학적 메커니즘에 의해 음식물을 분해한다. 네 번째, 흡수(absorption)는 소화된 음식물을 체세포로 분배하기 위해 소화관에서 심혈관계와 림프계로 보내는 과정을 말한다. 다섯 번째, 배설(defecation)은 소화되지 않거나 흡수되지 않은 물질들을 체외로 내보내는 과정을 말한다.

CHAPTER 12

소화계통

Digestive System

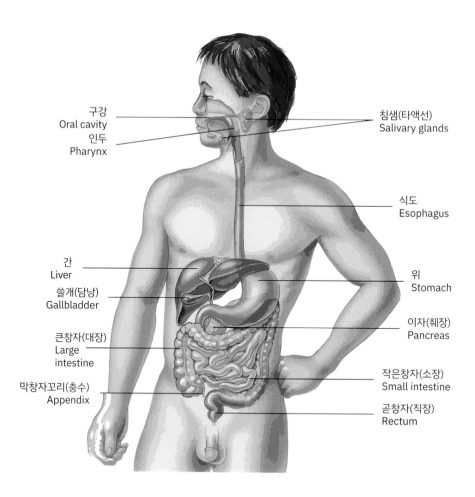

구강
Oral cavity

인두
Pharynx

침샘(타액선)
Salivary glands

식도
Esophagus

간
Liver

쓸개(담낭)
Gallbladder

위
Stomach

이자(췌장)
Pancreas

큰창자(대장)
Large intestine

작은창자(소장)
Small intestine

막창자꼬리(충수)
Appendix

곧창자(직장)
Rectum

그림 12-1 위장관과 그 부속기관

소화기계 특징

소화기관은 크게 두 군으로 나누어진다. 첫째는 입에서 항문까지 복강을 따라 길게 뻗어 있는 위장관(gastrointestinal tract, alimentary canal)이다. 이 관의 길이는 약 9m 정도이며, 입 혹은 구강, 인두, 식도, 위, 작은창자(소장) 그리고 큰창자(대장)가 포함된다. 소화관에서의 근육수축은 음식을 물리적으로 섞어 분해시키며, 소화관벽 세포로부터 분비되는 효소는 음식물을 화학적으로 분해한다. 두 번째 기관은 치아, 혀, 침샘(타액선), 간, 쓸개(담낭)과 같은 소화계통의 부속기관이다.

소화기계 조직

식도에서부터 항문까지의 소화관벽은 같은 조직층으로 이루어져 있으며 층 혹은 막(coats, tunics)이라 한다. 소화관에는 4층이 있으며, 안에서 바깥으로 점막층(tunica mucosa), 점막밑층(점막하층, tunica submucosa), 근육층(tunica muscularis), 바깥막층(외막층, adventitia) 혹은 장막층(tunica serosa)으로 불린다.

(1) 점막층(tunica mucosa)

점악층은 소화관의 가장 안쪽의 막으로 얇은 내장근육층에 붙어 있는 점액성막(mucous membrane)으로 이루어져 있다. 이 점막은 3층으로 이루어져 있다.

① **상피층**: 첫 번째는 소화관 내용물에 직접 접해 있는 상피층(epithelial layer)이다. 상피층은 방어하고 효소와 점액을 분비하고 영양소를 흡수하는 것과 같은 기능을 담당한다.

② **고유판**: 두 번째는 고유판(lamina propria)이라 불리는 성긴결합조직(loose connect-ive tissue)으로 이루어진 층이다. 고유판은 상피를 지탱시켜 점막내근육에 결합시켜 림프와 혈액을 공급하는 역할을 한다.

③ **점막내근육**: 세 번째는 점막내근육(muscularis mucosa)이다. 작은창자의 점막층은 작은창자 내 소화흡수 면적을 크게 증가시켜 주기 위하여 주름진 근육섬유로 이루어진 다른 특별한 층인 점막내근육을 가진다.

(2) 점막밑층(점막하층, tunica submucosa)

점막하층은 점막층과 근육층 사이에 붙어 있는 성긴결합조직으로 이루어져 있다.

(3) 근육층(tunica muscularis)

입과 인두의 근육층(tunica muscularis)과 식도의 첫 번째 부분의 근육층은 마음대로(수의, voluntary) 삼키는 기능을 가진 뼈대근육(골격근, skeletal muscle)으로 이루어져 있다. 나머지 소화관은 안쪽의 돌림층(윤상층, circular layer)과 바깥쪽의 세로층(longitudinal layer)인 민무늬근육(smooth muscle)으로 이루어져 있다. 이러한 민무늬근육섬유의 불수의적(involuntary) 수축운동은 음식물을 물리적으로 분해시키며 음식물을 화학적으로 분해시키는 소화분비물들과 섞이게 하며, 음식물을 관으로 밀려나가게 한다. 또한 근육층은 근육층신경얼기

(Auerbach's plexus)라 불리는 소화관의 주된 신경공급계를 포함하고 있다.

(4) 장막층(tunica serosa)

장막층은 가장 바깥층이며 결합조직과 상피조직으로 이루어진 장막(serous membrane)으로 이루어져 있으며 내장쪽배막(내장쪽복막, visceral peritoneum)으로도 알려져 있다. 이 층은 기관을 덮고 있으며 기관들 사이에 짜여진 큰 주름을 가지고 있어서 기관들끼리 그리고 기관들을 소화강벽에 부착되도록 해준다. 장막층은 또한 기관으로 들어가는 혈관, 림프관과 신경을 함유하고 있다. 내장쪽배막이 확장된 것이 창자사이막(장간막, mesentery)이다.

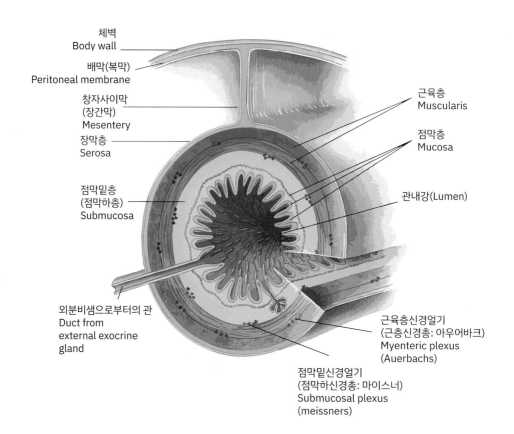

체벽
Body wall

배막(복막)
Peritoneal membrane

창자사이막
(장간막)
Mesentery

장막층
Serosa

점막밑층
(점막하층)
Submucosa

외분비샘으로부터의 관
Duct from
external exocrine
gland

근육층
Muscularis

점막층
Mucosa

관내강(Lumen)

근육층신경얼기
(근층신경총: 아우어바크)
Myenteric plexus
(Auerbachs)

점막밑신경얼기
(점막하신경총: 마이스너)
Submucosal plexus
(meissners)

그림 12-2 **소화관의 막과 층**

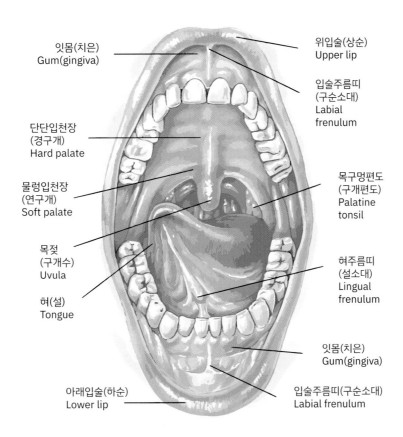

잇몸(치은)
Gum(gingiva)

위입술(상순)
Upper lip

입술주름띠
(구순소대)
Labial
frenulum

단단입천장
(경구개)
Hard palate

목구멍편도
(구개편도)
Palatine
tonsil

물렁입천장
(연구개)
Soft palate

목젖
(구개수)
Uvula

혀주름띠
(설소대)
Lingual
frenulum

혀(설)
Tongue

잇몸(치은)
Gum(gingiva)

아래입술(하순)
Lower lip

입술주름띠(구순소대)
Labial frenulum

그림 12-3 혀와 구강의 해부학적 모양

소화기계 구조

1) 입 혹은 구강

입 혹은 구강(mouth, oral cavity)은 입안안뜰(buccal cavity)이라고도 한다.

(1) 구개

① **경구개**: 옆면은 뺨으로 이루어져 있고 천장은 단단입천장(경구개, hard palate)과 물렁입천장(연구개, soft palate)으로 이루어져 있으며 혀가 바닥을 형성하고 있다. 입술(lips)은 구강의 출구를 싸고 있는 주름진 부위이다. 구강은 바깥쪽으로는 피부에 의해 덮여 있고 안쪽으로는 점막에 의해 덮여 있다. 입술과 뺨은 음식을 씹는 동안 위쪽 치아와 아래쪽 치아 사이에 음식물이 놓이도록 도와주며, 또한 말하는 것도 돕는다. 단단입천장(경구개, hard palate: 뼈성, 골성)은 입천장의 앞쪽부분을 형성한다.

② **연구개**: 물렁입천장(연구개, soft palate: 근육성)은 입천장의 뒷부분을 형성한다. 이 연

구개는 발성에서 가장 큰 기능은 비강(코쪽의 공간)으로 올라가는 공기의 낭비를 막아준다. 공기는 입과 코를 통해서 빠져나가게 된다. 즉 구강과 비강을 통해서 공기가 전달된다. 일반적인 사람이라면 입으로 빠져나가는 공기는 입술과 혀로 막을 수가 있다. 그리고 비강으로 빠져나가는 공기는 연구개라는 기관을 막는다.

③ **목젖**: 입천장 뒤가장자리에 달려 있는 원뿔 모양의 근육성 구조는 목젖(구개수, uvula)이라 불리며 이것은 음식을 삼키는 기능을 하며, 또한 음식물이 코쪽으로 넘어오는 것을 방지하는 기능을 한다.

④ **혀**: 혀(tongue)와 그 주위 근육들은 구강의 바닥을 이루며, 점막으로 덮인 뼈대근육으로 이루어져 있다. 혀는 혀주름띠(설소대, lingual frenulum)라 불리는 사이막(중격, septum)에 의해 대칭으로 반으로 나누어진다. 혀는 목뿔뼈(설골, hyoid bone)에 붙어 있고 지지된다.

    ㉠ **혀의 근육**: 혀에는 외인성과 내인성 두 종류의 골격근이 있다. 외인성 근육은 혀 바깥쪽에서 시작되어 혀 안쪽으로 뻗어 있으며, 음식물을 처리하기 위하여 혀를 한 측면에서 다른 측면으로, 안에서 밖으로 움직이게 한다. 내인성 근육은 혀 안쪽에서 시작되어 안으로 뻗어 있으며, 말하거나 삼킬 때 혀의 크기와 모양을 변형시키게 한다.

    ㉡ **유두**: 혀의 윗면과 옆면은 상피로 덮여 있는 고유판이 돌출된 유두(papillae)로 덮여 있다. 유두는 혀 표면을 거칠게 한다. 혀 앞쪽 2/3는 맛봉오리(미뢰, taste bud)를 가지고 있으며, 맛봉오리는 혀끝과 혀 표면 뒤쪽에 가장 많다. 혀 앞쪽에 있는 사상유두(실유두, filiform papillae)는 거칠며 핥는데 중요한 역할을 한다. 버섯유두(심상유두, fungiform papillae)와 성곽유두(유곽유두, circumvallate papillae)는 혀 뒤

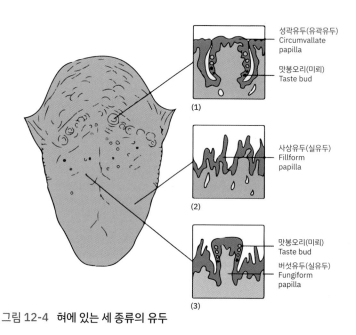

그림 12-4 혀에 있는 세 종류의 유두

쪽에 있으며 모두 맛봉오리(미뢰)를 가지고 있다. 맛은 단맛, 신맛, 짠맛, 구수한 맛 (umami), 쓴맛의 다섯 가지가 있다.

2) 침샘

침의 대부분은 큰침샘(대타액선)에 의해 분비된다. 입안의 점막은 볼샘(협선, buccal gland)이라 불리는 작고 많은 샘을 함유하고 있으나, 볼샘은 침을 조금만 분비한다. 큰침샘은 구강의 바깥쪽에 있으며 입으로 통한 관을 통해 침을 분비한다. 세 쌍의 침샘은 귀밑샘(이하선, parotid gland), 턱밑샘(악하선, submandibular gland) 혹은 위턱밑샘(상악하선, submaxillary gland), 혀밑샘(설하선, sublingual gland)이다. 침은 99.9%가 물이며, 이는 음식물을 용해시키는 데 쓰이며 나머지 0.5%는 고형물이다. 다음은 침샘의 기능이다.

① 염소는 침 속의 효소인 아밀라아제(amylase)를 활성화시킨다.

② 아밀라아제는 녹말이나 글리코겐과 같은 복합 탄수화물이 단순당으로 분해되도록 유도한다.

③ 완충제 역할을 하는 중탄산염(bicarbonates)과 인산염(phosphates)은 침을 약산성의 pH 6.35~6.85로 유지하게 한다.

④ 점액소(뮤신, mucin)는 점액이 음식물을 매끄럽게 하도록 한다.

⑤ 효소 리소자임(lysozyme)은 세균을 죽여서 점막을 감염으로부터 보호하고 치아가 부식되는 것을 막아준다.

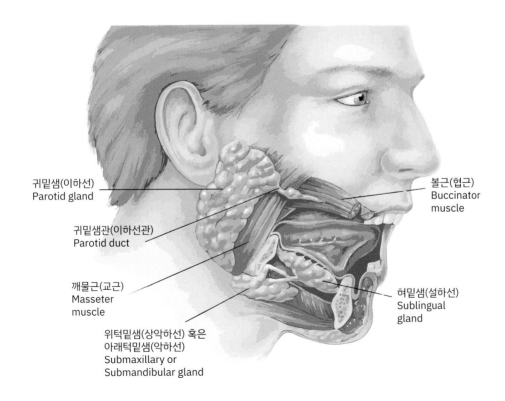

귀밑샘(이하선)
Parotid gland

귀밑샘관(이하선관)
Parotid duct

깨물근(교근)
Masseter
muscle

위턱밑샘(상악하선) 혹은
아래턱밑샘(악하선)
Submaxillary or
Submandibular gland

볼근(협근)
Buccinator
muscle

혀밑샘(설하선)
Sublingual
gland

그림 12-5 침샘(타액선)

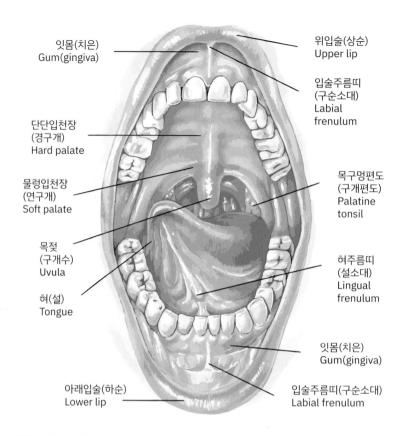

잇몸(치은)
Gum(gingiva)

위입술(상순)
Upper lip

입술주름띠
(구순소대)
Labial
frenulum

단단입천장
(경구개)
Hard palate

물렁입천장
(연구개)
Soft palate

목구멍편도
(구개편도)
Palatine
tonsil

목젖
(구개수)
Uvula

혀주름띠
(설소대)
Lingual
frenulum

혀(설)
Tongue

잇몸(치은)
Gum(gingiva)

아래입술(하순)
Lower lip

입술주름띠(구순소대)
Labial frenulum

그림 12-3 혀와 구강의 해부학적 모양

3) 치아

치아(teeth, dentes)는 위턱뼈(상악골)와 아래턱뼈(하악골)의 이틀돌기(치조돌기, alveolar process)의 소켓(socket)에 위치하고 있다. 치아는 음식을 씹어서 부수며, 씹는 작용을 씹기(저작, mastication)라고 한다.

(1) 유치와 영구치

20개의 젖니(유치, temporary tooth, deciduous tooth)는 생후 6개월에서 2년 사이에 나오며, 13살이 되면 32개의 간니(영구치, permanent tooth)가 젖니를 대치한다.

(2) 구분

앞 8개의 치아를 앞니(절치, incisor)라 부르며 음식을 자르는 데 쓰인다. 4개의 송곳니(견치, canine tooth, cuspid)는 음식을 찢는데 쓰이는데 이 치아들은 하나의 뾰족한 끝(cusp)을 가진다. 어금니(구치)는 음식을 가는 데 쓰이며 두 종류가 있다. 8개의 작은어금니(소구치, premolar tooth, bicuspid tooth)는 2개의 뾰족한 끝을 가지고, 12개의 큰어금니(대구치, molar tooth, tricuspid)는 3개의 뾰족한 끝을 가진다.

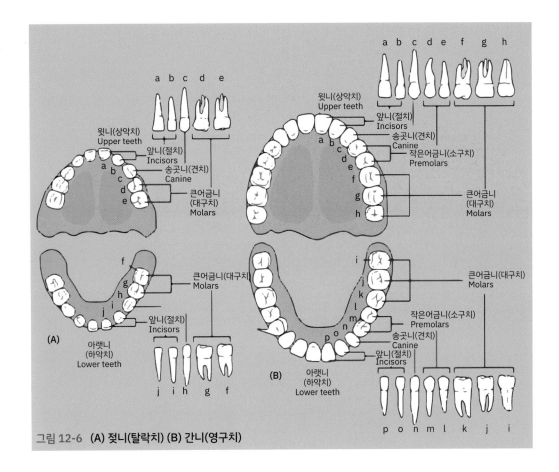

그림 12-6 (A) 젖니(탈락치) (B) 간니(영구치)

(3) 구조

이틀돌기(치조돌기)는 잇몸(치은, gum, gingivae)에 의해 덮여 있으며, 잇몸은 각 소켓(socket)으로 약간 확장되어 있다. 소켓은 치아를 제 위치에 고정시키며 씹는 동안에 생기는 힘을 약하게 하기 위해 충격흡수제로 작용하는 치주인대에 의해 덮여 있다. 치아는 주된 세 부분으로 나누어진다.

① **치관(crown)**: 잇몸 윗부분이며, 치아가 닳거나 산에 부식되는 것을 방어해주는 단단한 물질인 사기질(법랑질, enamel)로 덮여 있다.

② **치아목(치경, cervix, neck)**: 치관과 치아뿌리(치근, root) 사이에 만들어진 접합부이다.

③ **치아뿌리(치근, root)**: 소켓에 둘러싸인 하나, 둘 혹은 셋의 돌출부로 이루어질 수 있다. 큰 어금니처럼 큰 치아는 하나 이상의 뿌리를 가진다.

(4) 치수공간

치아는 치관에 있는 치수공간(치수강, pulp cavity)을 둘러싸고 있는 뼈같은 물질인 상아질(dentin)로 이루어져 있다. 치관의 노출된 부분은 사기질(enamel)로 덮여 있다. 치수공간에서 좁게 뻗쳐진 부분은 치아뿌리관(치근관, root canal)이라 불리는 치아뿌리로 이루어져 있다. 각 치아뿌리관의 바닥에는 치근첨단구멍(apical foramen)인 틈이 있으며 그곳을 통하여 혈관과 신경이 치아로 들어오고 속질(치수, pulp)의 부분이 된다. 치아 상아질은 시멘트질(백악질, cementum)이라 불리는 또 다른 물질에 의해 덮여 있으며, 이 시멘트질은 치아뿌리를 치아주위인대(periodontal ligament)에 붙이는 기능을 한다.

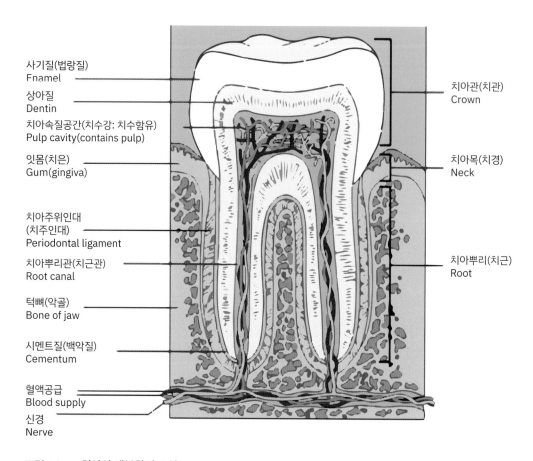

사기질(법랑질)
Fnamel

상아질
Dentin

치아속질공간(치수강: 치수함유)
Pulp cavity(contains pulp)

잇몸(치은)
Gum(gingiva)

치아주위인대
(치주인대)
Periodontal ligament

치아뿌리관(치근관)
Root canal

턱뼈(악골)
Bone of jaw

시멘트질(백악질)
Cementum

혈액공급
Blood supply

신경
Nerve

치아관(치관)
Crown

치아목(치경)
Neck

치아뿌리(치근)
Root

그림 12-7 치아의 해부학적 모양

4) 인두

인두(pharynx)는 입안(구강), 코안(비강)을 식도와 기관에 연결하는 길이 13cm의 관으로 소화계통과 호흡계통 양쪽의 일부분이다. 소화계통에서 인두의 기능은 삼킴(연하, swallowing, deglutition)을 시작하는 것이다. 삼킴은 음식물을 입에서 위로 보내는 것이며 혀가 치아와 침의 작용에 의해서 음식덩어리(식괴, food bolus)라 불리는 부드러운 덩어리를 만들 때 시작된다. 음식물은 구강 뒤로 밀려가서 입인두(oropharynx)로 가며 이 과정은 본인 마음대로 행할 수 있으나 다음 단계는 본인의 의지와는 상관없이 행해진다. 처음에는 호흡통로가 닫히고 호흡이 일시적으로 멈춘다. 음식덩어리는 뇌에 자극을 보내도록 입인두수용기(oropharyngeal receptors)를 자극하며, 이 과정이 물렁입천장과 목젖을 앞으로 움직이게 하여 코인두(비인두, nasopharynx)를 닫히게 한다. 후두가 이제 앞과 위로 당기면서 후두덮개와 접하며 성대문(흔히 기관으로 열려 있음)을 닫는다. 음식덩어리는 후두인두(laryngopharynx)를 지나서 약 1초 만에 식도로 들어간다. 호흡통로는 다시 열리고 호흡이 계속된다.

5) 식도

(1) 구조

식도(esophagus)는 기관(trachea, windpipe) 뒤에 위치하고 있으며 접힐 수 있는 근육성 관이다. 식도의 길이는 약 23~25cm(10인치) 정도이고 후두인두(laryngopharynx)의 끝부분에서 시작된다. 식도는 폐 사이의 공간인 세로칸(종격, mediastinum)을 지나 식도구멍(식도열공, esophageal hiatus)이라 불리는 구멍을 지나 가로막(횡격막, diaphragm)을 관통하고 있으며 위(stomach)의 윗부분에서 그친다.

(2) 기능

식도는 점액을 분비하고 음식물을 위까지 운반하는 기능을 하지만 소화효소는 생산하지 않고 영양소를 흡수하지도 않는다. 음식물은 위로 음식물을 밀어보내는 파도같은 동작인 꿈틀운동(연동운동, peristalsis)이라 부르는 민무늬근육(평활근) 수축운동에 의해서 식도로 밀려내려간다. 고체 혹은 반고체 상태의 음식물이 입에서 위에 도달하기까지는 대략 4~8초가 걸리며 액체상태의 것은 약 1초가 걸린다. 가로막근육 바로 위부분의 식도는 위식도조임근(위식도괄약근, gastroesophageal sphincter) 때문에 약간 좁혀져 있으며, 이 조임근은 식도를 위와 연결할 뿐 아니라 음식물을 위로 보내는 것을 조절하기도 한다.

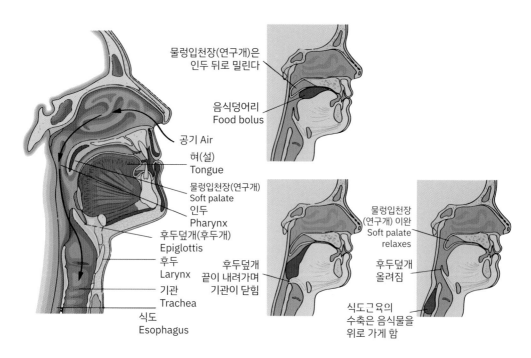

물렁입천장(연구개)은
인두 뒤로 밀린다

음식덩어리
Food bolus

공기 Air

혀(설)
Tongue

물렁입천장(연구개)
Soft palate

인두
Pharynx

후두덮개(후두개)
Epiglottis

후두
Larynx

기관
Trachea

식도
Esophagus

물렁입천장
(연구개) 이완
Soft palate
relaxes

후두덮개
끝이 내려가며
기관이 닫힘

후두덮개
올려짐

식도근육의
수축은 음식물을
위로 가게 함

그림 12-8 **식도로 삼키는 과정**

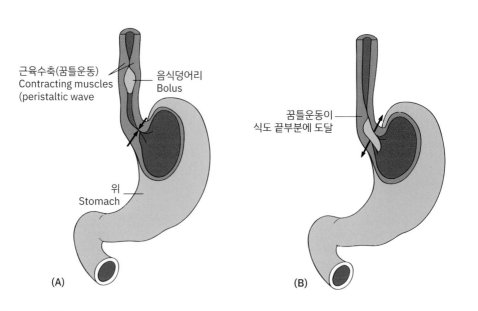

근육수축(꿈틀운동)
Contracting muscles
(peristaltic wave

음식덩어리
Bolus

꿈틀운동이
식도 끝부분에 도달

위
Stomach

(A)

(B)

그림 12-9 **삼킴** (A) 음식덩어리는 꿈틀운동에 의해 식도로 밀려가고 아래쪽의 식도조임근(식도괄약근)이
닫힘 (B) 아래쪽 식도조임근(식도괄약근)이 열리고 음식덩어리가 위로 들어감.

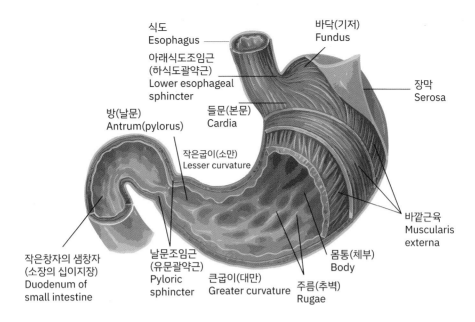

식도
Esophagus

아래식도조임근
(하식도괄약근)
Lower esophageal
sphincter

방(날문)
Antrum(pylorus)

바닥(기저)
Fundus

들문(본문)
Cardia

장막
Serosa

작은굽이(소만)
Lesser curvature

작은창자의 샘창자
(소장의 십이지장)
Duodenum of
small intestine

날문조임근
(유문괄약근)
Pyloric
sphincter

큰굽이(대만)
Greater curvature

주름(추벽)
Rugae

몸통(체부)
Body

바깥근육
Muscularis
externa

그림 12-10 **위의 해부학적 구조**

6) 위

(1) 구조

위(stomach)는 위장관 중에서 가장 크고, 가로막근육(diaphragm muscle) 바로 아래쪽 배안(복강, abdominal cavity)의 윗부분에 위치하고 있다. 위는 영문자 J와 같은 모양을 하고 있다. 위가 비면 위는 큰 소시지와 같은 크기이지만 많은 양의 음식물을 받아들일 수 있도록 늘어날 수 있다.

(2) 구분

① **들문(분문, cardia)**: 위식도조임근을 싸고 있다.

② **바닥(기저, fundus)**: 들문의 왼편 위 둥근부위이다.

③ **몸통(체부, body)**: 몸통이라고 알려진 위의 큰 중앙부분은 바닥 아래에 있다.

④ **날문(유문, pylorus), 방(동, antrum)**: 좁은 아래부분으로 날문조임근(유문괄약근, pyloric sphincter)에 의해 작은창자의 샘창자(십이지장, duodenum)와 연결되어 있다.

(3) 위의 추벽

위가 비어 있을 때 점막층은 육안으로 볼 수 있는 큰 주름(추벽, rugae)이 있다. 위가 음식으로 차면 아코디온(accordion)이 공기로 팽창할 때처럼 부드럽게 펼쳐지면서 주름은 없어진다. 위점막층은 움푹하게 패인 곳이 많다.

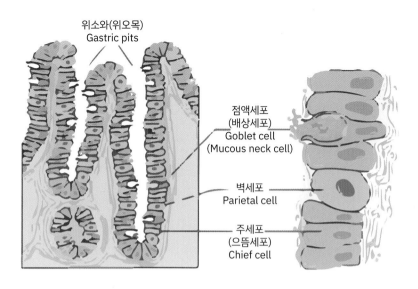

위소와(위오목)
Gastric pits

점액세포
(배상세포)
Goblet cell
(Mucous neck cell)

벽세포
Parietal cell

주세포
(으뜸세포)
Chief cell

그림 12-11 위선세포의 3가지 종류

(4) 위샘

다음과 같은 3종류의 분비세포를 가진 위샘(위선, gastric gland)이 있다.

① **효소원세포(zymogenic cell), 으뜸세포(주세포, chief cell)**: 위 소화효소인 펩시노겐 (pepsinogen)을 분비한다.

② **벽세포(parietal cell)**: 염산을 분비하고, 염산은 펩시노겐을 펩신(pepsin)으로 활성화시 키며, 펩신은 단백질을 분해시킨다.

③ **점액세포(mucous cell)**: 점액을 분비한다.

(5) 위액

위액은 이러한 위샘에서 분비된 것들의 복합체이다. 위의 근육층은 특이하게 3층의 민무늬 근육(평활근)을 가지는데, 안쪽은 비스듬하고 중간층은 원형이며 바깥쪽은 세로다. 위는 이 러한 세 근육층의 수축작용에 의해 음식물을 분해하고 음식물이 위액과 섞이게 한다. 위가 비어 있을 때 이러한 운동이 일어나면 (우리는) 배가 꼬르륵거리는 것을 느끼게 된다.

(6) 위의 소화효소

위에서의 주된 화학적 작용은 소화효소 펩신에 의해 단백질의 소화가 시작된다는 것이다. 위 세포의 구성성분인 단백질은 점액세포가 분비하는 점액에 의해 자체적으로 소화되지 않고 방어된다.

(7) 위의 음식물 이동

음식물을 섭취한 후 모든 음식물이 위에서 작은창자의 샘창자(십이지장, duodenum)로 가 는데 약 2~6시간 정도가 걸린다. 탄수화물을 많이 함유하는 음식물은 침 속의 소화효소인 아밀라아제(amylase)에 의해 입안에서 소화되기 시작하였기 때문에 위를 제일 먼저 떠난

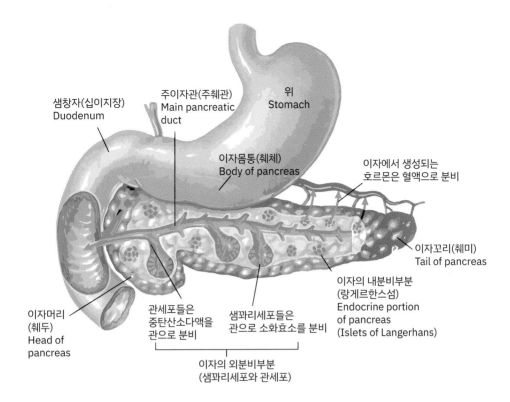

그림 12-12 **이자의 해부학적 구조**

다. 단백질은 위에서 소화되기 시작하므로 샘창자로 가는데 다소 시간이 걸린다. 지방이 많은 음식은 샘창자로 가는데 시간이 가장 많이 걸린다. 위는 또한 약간의 물과 염을 흡수한다. 아스피린이나 알코올과 같은 약제 또한 위에서 흡수된다. 다음 단계의 화학적 소화작용은 작은창자에서 일어난다. 작은창자에서의 소화작용은 창자샘으로부터의 분비와 이자(췌장, pancreas)와 간, 쓸개(담낭, gallbladder)로부터의 분비에 영향을 받는다.

7) 이자

(1) 구조

이자(췌장, pancreas)는 길이 약 15cm, 두께 약 2.5cm의 부드럽고 타원형으로 늘려진 샘(선, gland)이다. 이자는 위의 큰굽이(대만곡, greater curvature) 아래에 위치하고 있으며 작은창자의 샘창자로 통한 관과 연결되어 있다. 이자는 샘창자에 가장 가까운 머리부분과 주된 부분인 몸통부분과 꼬리부분의 세 부분으로 나누어진다.

(2) 이자의 세포

① **내분비 세포**: 이자는 내적으로는 샘상피세포(glandular epithelial cell)무리로 이루어져 있으며, 그 중 하나는 랑게르한스섬(췌도, islets of Langerhans, pancreatic islets)으로 이들은 내분비계의 한 부분이다. 이들 중 일부는 알파세포로 구성되어 있으며 글루카곤(glucagon)이라는 호르몬을 분비하며, 일부는 베타세포로 구성되어 있고 인슐린(insulin)이라는 호르몬을 분비한다.

② **외분비 세포**: 다른 한 무리의 세포는 꽈리샘(acini)으로 불리는 세포집단인데 이들은 이자의 바깥분비샘(외분비샘, exocrine system)이다. 꽈리샘에서는 지방, 탄수화물, 단백질을 분해하는 효소를 함유한 이자액(췌장액, pancreatic juice)이 분비되는데 이자액은 이자관(pancreatic duct, duct of Wirsung)이라 부르는 큰 관을 통해 분비된다. 이자관은 중탄산나트륨(sodium bicarbonate)을 분비하며 대부분의 사람들에게서 이자관은 간의 온쓸개관(총담관, common bile duct)과 결합되어 샘창자로 들어가며, 이 샘창자로 들어가는 온쓸개관은 원래 바터팽대부(ampulla of Vater)라고 불렸으나 지금은 간이자팽대부(hepatopancreatic ampulla)라고 불린다.

(3) 기능

이자의 기능은 2가지이다. 그 중 하나는 샘꽈리세포에 의한 것으로 소화효소를 분비하여 샘창자에서 음식물의 소화가 계속되도록 하고, 또 다른 하나는 알파세포와 베타세포에 의한 것으로 각각 글루카곤과 인슐린을 분비하여 혈당을 조절한다.

> **췌장(이자)의 기능**
>
> 췌장은 외분비기능과 내분비기능을 함께 수행한다. 췌장은 췌관을 통해 췌장액을 분비하는 외분비기능을 주로 수행하며, 여기서 분비된 췌장액은 담즙과 만나 소장으로 흘러들어가 소화를 도와주는 역할을 한다. 췌장의 내분비기능은 랑게르한스섬에서 이루어지는데, 랑게르한스섬의 알파세포에서는 혈당을 높이는 글루카곤을 분비하고 베타세포에서는 혈당을 낮추는 인슐린을 혈중으로 분비하여 우리 몸의 혈당을 조절한다.

8) 간

(1) 구조

간(liver)은 소화계통에서 가장 큰 기관이다. 간은 무게가 2kg 정도이고, 으로 성인은 무게가 2kg 정도이다. 적갈색으로 신체 오른쪽(우측)에 치우쳐 있으며 가로막(횡경막) 바로 아래에 위치한다. 낫인대(겸상인대, falciform ligament)에 의해 오른엽(우엽, right lobe)과 왼엽(좌엽, left lobe)의 2엽으로 분리되어 있다.

(2) 기능

간의 기능은 너무나 많으며 간이 없이는 우리는 살 수가 없다. 간의 중요한 기능은 다음과 같다.

① 혈액응고: 간은 항응고제(anticoagulant)인 헤파린(heparin)과 그 외 혈액응고 과정에 관여하는 프로트롬빈(prothrombin)과 트롬빈(thrombin)과 같은 혈장단백질을 생성한다.

② 포식작용: 간의 쿠퍼세포(Kupffer cell)는 일종의 세균과 수명을 다한 백혈구 세포나 적혈구 세포를 포식한다.

③ 해독작용: 간세포는 독성물을 분해하거나 혹은 덜 유해한 물질로 전환시키는 여러 효소를 함유하고 있다. 만약 신체가 어떠한 독성물을 분해하지 못하거나 그것을 배설하지 못하면, 그 독성물은 체내에 축적될 것이다. 우리가 단백질을 아미노산들로 소화분해시키면, 그 아미노산들은 미토콘드리아로 가서 ATP로 전환되며 이 과정에서 세포에 유해한 독성을 가진 노폐물인 암모니아(ammonia)가 생성된다. 간세포는 암모니아를 무해한 요소(urea)로 전환시켜 콩팥이나 땀샘을 통해 몸밖으로 배설한다.

④ 영양분 전환: 과잉으로 흡수되는 영양소는 간으로 들어온다. 과잉의 포도당(glucose)과 단당류들은 동물성 녹말(animal starch)이라 불리는 글리코겐(glycogen)으로 저장되거나 지방으로 전환되며, 필요할 때 간은 글리코겐과 지방을 포도당으로 전환시킨다.

⑤ 영양분 저장: 간은 글리코겐, 구리(copper), 철분(iron), 비타민 A, 비타민 D, 비타민 E, 비타민 K와 같은 영양물질을 저장한다.

⑥ 담즙생산: 간은 지방을 분해시키는 쓸개즙염(담즙염, bile salts)을 생성하는데 이 쓸개즙염들은 작은창자의 샘창자로 가서 지방의 유화(emulsification) 및 흡수(absorption)에 쓰인다.

⑦ 노폐물 대사: 조직에서 이용하고 남은 노폐물들을 다시 간으로 운반하여 처리하는 대사기능을 한다.

⑧ 요소형성: 간에서는 단백질 산물인 독성 암모니아를 암모니아를 요소로 전환(형성)한다.

9) 쓸개

쓸개(담낭, gallbladder)는 길이 약 7.5~10cm 정도의 서양배 모양의 주머니로 간 표면의 아래에 위치하고 있다. 위와 마찬가지로 쓸개의 안쪽은 쓸개즙을 저장하기 위하여 늘어날 수 있도록 주름져 있다. 쓸개의 기능은 작은창자에서 쓸개즙을 필요로 할 때까지 간에서 만들어진 쓸개즙을 보관하고 농축하는 것이다. 쓸개즙은 온쓸개관(총담관, common bile duct)을 통해 샘창자로 들어간다.

10) 작은창자

(1) 구조

대부분의 소화흡수는 작은창자(소장, small intestine)에서 일어난다. 작은창자는 길이가 약 6.4m이며, 지름이 약 2.5cm이다. 작은창자는 세 부분으로 나누어지는데, 첫 부분은 세 부분 중 가장 짧은 샘창자(십이지장, duodenum)이며 길이 약 25cm이다. 샘창자는 날문조임근(유문괄약근, pyloric sphincter)에서 시작하여 작은창자의 두 번째 부분인 빈창자(공장, jejunum)와 연결되어 있다. 빈창자는 길이가 약 2.5m이며 세 번째 부분인 돌창자(회장, ileum)로 뻗쳐 있는데, 돌창자는 길이 약 3.8m이며 돌막창자판막(회맹판, ileocecal valve)에서 큰창자(대장)와 연결된다.

(2) 작은창자의 소화효소

작은창자의 점막층에는 샘상피로 채워진 오목한 것이 많이 있는데, 이 오목한 것은 창자샘(장선, intestinal gland) 혹은 리버쿤움(crypts of Lieberkuhn)이라 불린다. 창자샘에서는 간과 이자에서 분비되는 소화효소에 부가하여 창자 소화효소를 분비한다. 샘창자의 점막밑층(submucosa)은 근래에는 샘창자샘(십이지장선, duodenal gland)으로 불리고 있는 수많은 브루너샘(Brunner's gland)을 함유하고 있는데, 이 샘에서는 알칼리성 점액을 분비한다. 그 외의 점액은 술잔세포(배상세포, goblet cell)에 의해 분비되는데, 이 점액은 작은창자벽이 효소에 의해 소화되는 것을 방지하고 미즙(chyme)의 산성을 중화시키는 기능을 한다. 미즙은 창자에서 소화된 끈적끈적한 반유동성 내용물을 묘사할 때 쓰이는 용어이다.

(3) 작은창자에서의 소화

영양소(단순당, 아미노산, 지방산, 물, 비타민, 무기질)의 약 80% 정도는 작은창자에서 흡수된다.

① **추벽**: 작은창자의 해부학적 구조는 이 기능을 위해 특수하게 이루어져 있는데, 무엇보다도 먼저 그 길이가 6.4m정도이며 벽에는 주름(추벽, plicae)이 있어 영양소를 흡수하기에 용이한 넓은 표면을 가진다.

② **점막층**: 점막층은 융모(villi)라 불리는 돌출물로 변형되어 있는데, 이 융모는 현미경으로 보면 약 0.5~1mm 정도의 길이로써 눈에 안약을 넣는 점안기의 둥근 모양을 하고 있다. 약 4~5백만에 이르는 수많은 융모가 창자를 덮고 있다.

③ **융모**: 융모는 영양소의 흡수를 위해 상피 표면적을 크게 증가시키는데, 각 융모는 혈액이 영양소를 받아들이고 세정맥이 영양소를 운반하고 세동맥과 림프계의 암죽관은 지방을 받아들이게 하는 모세혈관그물을 가지고 있다. 융모 표면을 덮고 있는 각각의 상피세포는 작은창자의 흡수력을 더 증대시키기 위하여 미세융모(microvilli)의 솔가장자리(brush border)를 가지고 있다. 융모를 덮고 있는 상피세포를 지나는 영양소들은 혈액순환계와 림프순환계로 들어가기 위하여 모세혈관벽의 내피세포(endoth-elial cell)와 암죽관을 지나갈 수 있으며 그곳으로부터 영양소들은 체내의 3조 개의 세포로 운반된다.

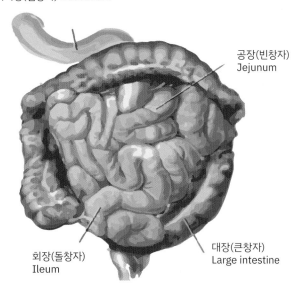

그림 12-13 소장

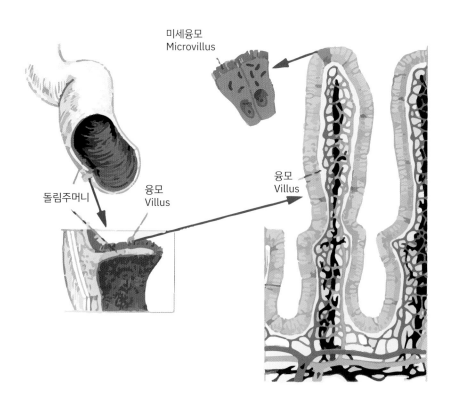

그림 12-14 작은창자의 표면

11) 큰창자

(1) 구조

큰창자(대장, large intestine, bowel)의 기능은 물의 흡수, 몇 가지 비타민의 생성과 흡수, 변의 생성과 배설이다. 큰창자는 길이가 약 1.5m이고 지름이 약 6.3cm이며, 잘록창자사이막(결장간막, mesocolon)으로 알려진 내장쪽배막(내장쪽복막, visceral peritoneum)의 연장으로 배뒤벽에 붙어 있다.

(2) 구분

큰창자는 4개의 중요한 영역으로 나누어진다.
① 주머니같이 생긴 큰창자의 첫 부위인 막창자(맹장, cecum)
② 가장 큰 부위인 잘록창자(결장, colon)
③ 곧창자(직장, rectum)
④ 항문관(anal canal)

(3) 회맹판

작은창자의 돌창자(회장)에서 큰창자의 막창자(맹장)로의 통로는 돌막창자판막(회맹판, ileocecal valve)이라 알려진 점막주름이다. 이 판막은 작은창자에서 큰창자로 내용물이 지나갈 수 있도록 도와준다.

(4) 맹낭

한쪽 끝이 막혀서 막힌주머니(맹낭, blind pouch)라 불리는 막창자는 길이가 약 5~7.5cm 정도이고 돌막창자판막 아래에 달려 있다.

(5) 충수

막창자의 막힌 끝에는 길이 약 7.5cm인 막창자꼬리(충수, vermiform appendix)라 알려진 꼬여진 관이 붙어 있다.

(6) 결장팽기

막창자의 열려진 끝은 잘록창자라 불리는 긴 관과 합류되어 있다. 잘록창자는 잘록창자팽대(결장팽기, haustrum)로 불리는 연속된 주머니같은 관처럼 보인다.

(7) 결장

① 분류

잘록창자의 첫 부위는 오름잘록창자(상행결장, ascending colon)이며, 배 오른쪽으로 올라가서 간의 밑면에 이르면 오른창자굽이(right colic flexure, hepatic flexure)에서 왼쪽으로 돌아간다. 오른창자굽이는 배를 가로질러 왼쪽으로 계속되는데 이를 가로잘록창자(횡행결장, transverse colon)라 하며, 가로잘록창자는 지라(비장, spleen)의 낮은 끝아래 왼창자굽이(left colic flexure, splenic flexure)에서 왼쪽으로 돌아간 다음 내림잘록창자(하행결장, descending colon)로 아래쪽으로 내려간다. 잘록창자의 마지막 부위는 구불잘록창자(S상결장, sigmoid colon)라 부르고 그곳에서 잘록창자는 곧창자(직장)와 만난다.

② 기능

잘록창자에 있는 세균들은 잘록창자에서 흡수되기도 하는 중요한 세 가지 비타민, 즉 혈액응고에 필요한 비타민 K, 당질대사에 필요한 비오틴, 그리고 일종의 호르몬과 신경전달물질을 생성하는데 필요한 비타민 B5와 같은 비타민을 생성한다. 또한 점액이 장에 있는 샘에서 생성되며, 장에서의 물의 흡수는 막창자와 오름잘록창자(상행결장)에서 가장 왕성하게 일어난다. 결장(큰창자)에서는 세 가지 기계적인 운동이 일어난다.

㉠ 잘록창자팽대 교반(haustral churning)

㉡ 1분에 3~12번 수축하는 꿈틀운동(peristalsis)

㉢ 덩어리 꿈틀운동(mass peristalsis)

위에서 음식물은 덩어리 꿈틀운동을 시작하는데, 강한 꿈틀운동은 가로잘록창자의 중간 부분에서 시작하며 그로 인해 가로잘록창자의 내용물은 곧창자로 보내어진다.

(8) 직장(곧창자)

곧창자는 위장관의 마지막 18~20cm정도이며, 엉치뼈(천골, sacrum)와 꼬리뼈(미골, coccyx) 앞에 위치하고 있다.

(9) 항문

곧창자의 마지막 2.5cm를 항문관(anal canal)이라 부른다. 항문관의 점막에는 동맥과 정맥그물을 함유하는 항문기둥(항문주, anal column)이라 부르는 일련의 세로주름이 있다. 항문관이 밖으로 열려 있는 것이 항문(anus)이며, 항문은 민무늬근육인 안조임근(내괄약근, internal sphincter)과 뼈대근육인 바깥조임근(괄약근, external sphincter)으로 싸여 있다. 물의 흡수는 큰창자에서 일어나는 중요한 기능이다.

대변의 생성

미즙(chyme)이 큰창자에서 3~10시간 머무르게 되면 물의 흡수에 의해 반고체 상태가 되는데, 이것이 대변(feces)이다. 대변은 물, 무기염 그리고 미즙이 장관을 따라 움직일 때 떨어져 나온 장관점막상피세포로 이루어져 있으며, 대장균(Escherichia coli)이라 불리는 세균도 있는데, 이는 소화되지 않은 음식물을 먹이로 하는 장에서 사는 정상적인 세균이다. 가스와 냄새(황화수소가스, H_2S, 썩은 달걀 냄새)와 같은 세균성 부패산물과 세균에 의해 먹혀지지 않은 소화되지 않은 음식물도 대변의 성분이다. 음식물 속에 섬유질(과일, 야채와 같은 식물체 세포벽의 섬유소)이 많으면 많을수록 대변에 소화되지 않은 물질이 많아지며 대변은 더 부드러워진다. 대변의 내용물이 덩어리 꿈틀운동에 의해 곧창자(직장)로 가면 곧창자벽이 늘어나며, 이것이 곧창자벽에 있는 압력 민감성 수용기(pressure-sensitive receptor)를 자극하여 신경계에 배변반사(reflex for defecation)를 일으키게 한다. 배변은 곧창자를 비우는 일이며 소화계통의 마지막 활동이다.

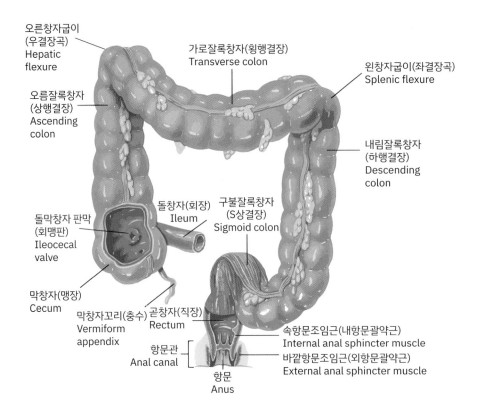

오른창자굽이
(우결장곡)
Hepatic
flexure

가로잘록창자(횡행결장)
Transverse colon

왼창자굽이(좌결장곡)
Splenic flexure

오름잘록창자
(상행결장)
Ascending
colon

내림잘록창자
(하행결장)
Descending
colon

돌막창자 판막
(회맹판)
Ileocecal
valve

돌창자(회장)
Ileum

구불잘록창자
(S상결장)
Sigmoid colon

막창자(맹장)
Cecum

막창자꼬리(충수)
Vermiform
appendix

곧창자(직장)
Rectum

속항문조임근(내항문괄약근)
Internal anal sphincter muscle

바깥항문조임근(외항문괄약근)
External anal sphincter muscle

항문관
Anal canal

항문
Anus

그림 12-15 **큰창자의 해부학적 구조**

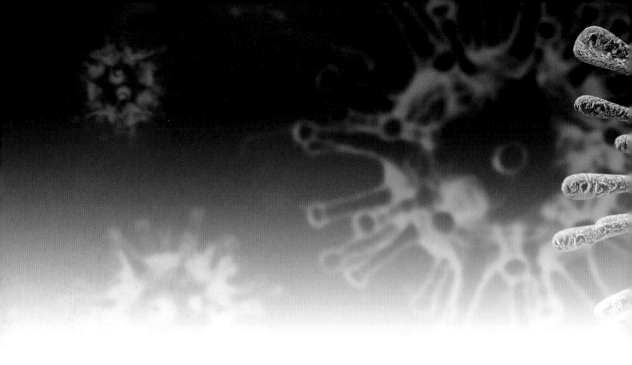

비뇨계통
Urinary System

13

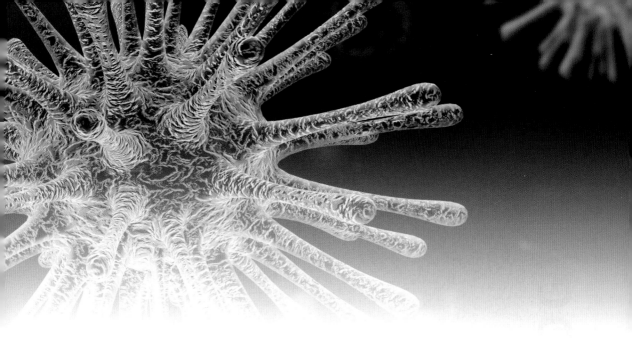

　인체가 소화관을 통해 받아들여진 다양한 음식물과 영양물질들을 대사할 때 체세포들은 이산화탄소, 열, 물 등과 같은 대사성 노폐물들을 만들어낸다. 단백질은 아미노산으로 분해되고, 아미노산은 암모니아와 같은 질소노폐물을 만들어낸다. 인체에 해로운 암모니아는 간 효소들에 의하여 해로움이 덜한 요소로 전환된다. 아울러 인체는 나트륨, 염소, 칼륨, 수소, 유황, 인과 이온들을 과잉 축적한다.

　비뇨계통(urinary system)은 혈액으로부터 이러한 물질들의 균형을 유지하고 과잉 축적된 물질들을 제거하는 역할을 한다. 비뇨계통은 혈액으로부터 용질과 물을 제거하고 필요한 만큼 회복해 줌으로써 인체의 항상성을 유지하도록 도와준다. 비뇨계통은 두 개의 콩팥, 2개의 요관, 방광 그리고 요도로 이루어져 있다. 콩팥은 혈액의 구성성분과 양을 조절하고 혈액으로부터 노폐물을 제거하여 소변을 만든다. 소변은 대사성 노폐물인 요소, 물, 이온 그리고 음식물을 소비하여 만들어진 독성 노폐물 등으로 구성되어 있다. 소변은 각각의 콩팥으로부터 요관을 통하여 배설된다. 그리고 소변은 요도를 통하여 체내로부터 방출될 때까지 방광에 저장된다.

　콩팥은 매우 효율적인 기관이며 인체의 항상성을 유지하는데 있어서 매우 중요하다. 우리들이 가족구성원들 사이에서 콩팥을 기증하는 경우에 대하여 들어 알고 있듯이 어떠한 사람들은 하나의 콩팥만으로도 기능을 잘 수행한다. 사실, 최소한 3분의 1정도만 콩팥이 기능을 유지한다면 사람들은 생존이 가능하다. 그러나 콩팥에 질환이 발생하여 콩팥 투석을 통한 의료적 치료 없이는 회생이 불가능할 경우도 있다. 인체의 노폐물 배설은 공팥 외에도 다른 기관계통에서도 일어난다. 가령, 호흡계통은 이산화탄소와 수증기를 방출하고, 외피계통은 발한에 의해 용해된 노폐물(예: 요소)을 배출한다. 또한, 소화계통은 식물성 섬유와 같이 소화되지 않은 물질과 일부 세균들을 배설한다.

CHAPTER 13

비뇨계통

Urinary System

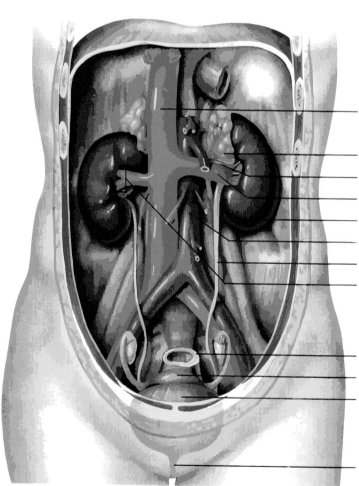

아래대정맥(하대정맥)
Inferior vena cava

부신(콩팥위샘)
Adrenal gland

콩팥동맥(신동맥)
Renal artery

콩팥정맥(신정맥)
Renal vein

콩팥(신장)
Kidney

대동맥
Aorta

요관
Ureter

콩팥문
Hilum

곧창자(직장)
Rectum(cut)

자궁
Uterus

방광
Urinary bladder

요도
Urethra

그림 13-1 비뇨계통의 여러 기관

비뇨기계의 기능

혈액과 체액의 조성과 양적인 측면에서 항상성을 유지하는 주요 역할은 콩팥에 의해서 조절되며, 콩팥은 다양한 기능을 수행한다.

① 배설: 콩팥은 혈류로부터 체액의 많은 양을 여과한다. 콩팥은 체내에서 질소노폐물, 약물, 독소를 제거하기 때문에 인체의 중요한 기관이다. 피부, 간, 장, 허파 역시 노폐물을 제거하지만 콩팥에 문제가 생긴다면 다른 장기들이 콩팥의 기능을 보충하는 것은 불가능하다. 아울러 콩팥은 필요한 물질들을 재흡수하여 그들을 혈액으로 되돌려 보낸다.

② 혈액량과 이온농도 유지: 콩팥은 혈액에서 염과 물 사이의 균형을 적정하게 조절함으로써 혈액의 양을 조절한다. 콩팥은 만들어진 소변의 양을 조절하며, 체액과 혈액의 이온농도를 조절하여 나트륨, 염소, 칼륨, 칼슘, 인 이온들의 균형이 적정하게 유지되도록 한다.

③ pH 조절: 콩팥은 혈액에서 수소이온의 균형을 적정하게 조절하여 그 결과 혈액과 호흡계통과 함께 완충작용을 함으로써 인체가 적정한 pH 수준으로 조절될 수 있도록 도와준다.

④ 혈압 조절: 콩팥은 여과압 조절을 도와주는 레닌(renin) 효소를 만든다.

⑤ 적혈구 생성: 콩팥은 적색골수에서 적혈구 생성을 촉진하는 호르몬인 적혈구 생성소(erythropoietin)를 만들며, 그들은 만성 저산소증(chronic hypoxia)의 경우 혈액에서 적혈구의 농도를 조절하도록 도와준다.

⑥ 비타민 D 생성: 콩팥은 비타민 D를 활성상태(칼시페롤, calciferol)로 전환시켜 준다. 비타민 D는 정상적인 뼈와 치아 발달에 중요하며, 그것은 칼슘과 인의 물질대사를 조절하도록 도와준다. 콩팥은 간, 피부와 함께 비타민 D 합성에도 관여한다.

콩팥 외부 구조

(1) 위치

콩팥(신장, kidney)은 적색이며, 강낭콩과 유사한 형태로서 쌍으로 된 기관이다. 콩팥의 크기는 꽉 쥔 주먹 크기이며, 벽쪽복막(parietal peritoneum)과 복부뒤벽 사이의 허리(waist) 바로 위에 위치해 있다. 콩팥의 이 공간을 복막뒤(retroperitoneal)라 부른다. 오른쪽 콩팥은 간이 큰 공간을 차지하기 때문에 왼콩팥보다 약간 아래에 있다.

(2) 크기

보통 성인의 콩팥은 약 11.25cm(4인치), 폭 5.0~7.5cm(2~3인치), 두께 2.5cm(1인치)의 크기로 되어 있다.

(3) 콩팥문

콩팥의 오목한 가장자리 중앙 부근에는 콩팥을 출발하여 요관으로 통하는 문(hilum)이라 일컫는 절흔이 있다. 혈관, 신경과 림프관들 또한 이 문을 통하여 콩팥으로 들어가고 나온다. 그 문은 결합조직과 지방으로 이루어진 콩팥굴(신동, renal sinus)이라 불리우는 콩팥의 공간(강) 입구이다.

(4) 조직

콩팥은 3층의 조직으로 둘러싸여 있다.

① **신낭(콩팥굴)**: 가장 안쪽층은 콩팥주머니(신낭, renal capsule)로 부드럽고, 투명하며, 문에서 요관의 가장 바깥 덮개와 연결되어 있는 섬유성 결합조직막이다. 이 콩팥주머니는 콩팥을 감염과 손상으로부터 보호하는 장벽으로서 기능을 한다.

② **지방피막**: 콩팥주머니 위에 있는 두 번째 층은 지방껍질(지방피막, adipose capsule)이며, 타박과 같은 물리적 충격으로부터 콩팥을 보호하는 지방조직 덩어리이다. 또한, 이 층은 배안(복강)에 콩팥을 견고하게 부착시킨다.

③ **신근막**: 가장 바깥층은 얇은 섬유성 결합조직으로 이루어진 콩팥근막(신근막, renal fascia)으로 이루어져 있어 콩팥을 주변 구조물과 복벽에 부착한다.

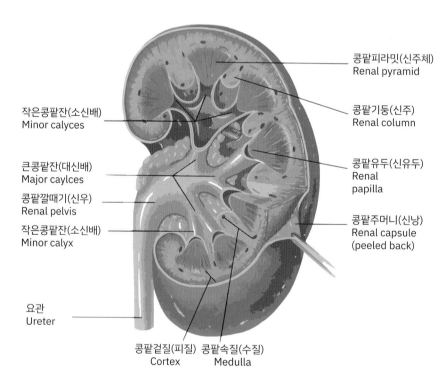

그림 13-2 **콩팥 내부의 해부학적 구조**

콩팥 내부 구조

1) 피질, 수질

콩팥의 전두절단면을 통해 겉질(피질, cortex)이라 일컫는 바깥부위와 속질(수질, medulla)이라 일컫는 안쪽부위를 볼 수 있다. 선명하게 해부된 콩팥에서 겉질은 적갈색이고, 속질은 흑갈색이다. 속질 내에는 콩팥피라밋(신추체, renal pyramids)이라 일컫는 삼각 구조물로서 8~18개의 줄무늬가 있다. 줄무늬 모양은 일직선으로 된 세관과 혈관들이 모여 있는데서 기인되었다. 겉질과 그들의 끝이 접하고 있는 피라밋 바닥을 콩팥유두(신유두, renal papillae)라 부르며, 이는 콩팥의 중앙을 향하고 있는 끝이다. 겉질은 콩팥주머니로부터 콩팥피라밋의 바닥으로 뻗어있는 부드러운 조직부위이다. 또한 피라밋 공간 사이로도 뻗어 있다. 콩팥주머니 사이에서 이 겉질성 물질들을 콩팥기둥(신장기둥, renal columns)이라 일컫는다. 동시에 겉질과 콩팥피라밋은 콩팥의 실질(parenchyma)을 만든다. 구조적으로 이 실질은 네프론(콩팥단위, 신원, nephrons)이라 일컫는 수백만 개의 미세집합세관으로 이루어져 있다.

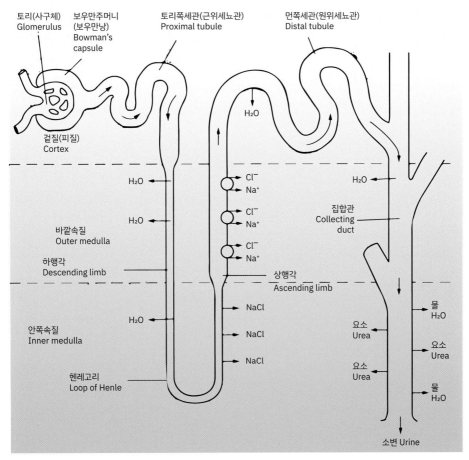

그림 13-3 **콩팥에서 여과된 혈액으로부터 물질들의 흐름**

2) 네프론(nephron)

네프론은 콩팥의 기능적 단위이다. 그들은 혈액의 구성성분과 양을 조절하고 소변을 만든다. 작은콩팥잔(소신배, minor calyx)이라 일컫는 깔때기 형태의 구조는 각각의 콩팥피라밋의 끝을 둘러싸고 있다. 8~18개의 작은콩팥잔이 있으며, 이들은 그 피라밋의 관으로부터 소변을 모으는 역할을 한다. 작은콩팥잔은 합해져서 큰콩팥잔(대신배, major calyces)을 형성한다. 콩팥에는 2~3개의 큰콩팥잔이 있다. 큰콩팥잔은 합해져서 콩팥깔때기(신우, renal pelvis)라 일컫는 큰 집합깔때기를 형성하며, 이는 콩팥굴을 이루는 기초가 된다. 결국에는 콩팥깔때기는 좁아져 요관을 형성한다. 소변은 콩팥피라밋의 끝으로부터 그 잔으로 배출된다. 그리고 소변은 콩팥깔때기에 모여 요관을 통해 콩팥으로부터 떠난다.

(1) 해부학적 구조

콩팥의 기능적인 단위는 네프론(콩팥단위, 신원, nephrons)이다. 기본적으로 네프론은 미세한 콩팥세뇨관으로서 여과기능을 지니며, 혈관의 구성요소이다.

① **보우만토리주머니**: 네프론은 보우만토리주머니(보우만의 사구체주머니, Bowman's glomerular capsule)로 알려진 이중벽으로 된 공 모양 구조로써 콩팥의 겉질에 위치해 있다. 그 주머니 가장 안쪽층은 내장층으로 잘 알려져 있으며, 발세포(족세포, podocytes)라 일컫는 상피세포로 이루어져 있다. 발세포로 된 이 내장층은 토리(사구체, glomerulus)로 잘 알려진 모세혈관그물을 둘러싸고 있다. 보우만토리주머니의 바깥벽은 벽쪽층으로 잘 알려져 있다. 집합공간은 주머니의 바깥벽쪽층과 안쪽 내장층을 구분한다. 동시에 보우만토리주머니와 둘러싸인 토리는 콩팥소체(신소체, renal corpuscle)를 만든다.

② **근위곡세뇨관**: 보우만주머니는 겉질에 위치해 있는 토리쪽곱슬세관(근위곡세뇨관, proximal convoluted tubule)이라 부르는 콩팥세뇨관 처음 부분에서 열린다.

③ **헨레고리**: 세관의 다음 단면은 헨레의 하행각(descending limb of Henle)이라 일컫는 것으로서 직경은 좁으며, 콩팥의 속질로 하강한다. 그리고 헨레고리(loop of Henle)와 같이 U 형태의 구조로 구부러진다. 세관은 일직선으로 됨으로써 직경은 증가하며, 콩팥의 겉질 방향으로 상승한다. 여기서 이를 헨레의 상행각(ascending limb of Henle)이라 일컫는다.

④ **원위곡세뇨관**: 겉질에서 그 세관은 다시 회전하는데 이를 먼쪽곱슬세관(원위곡세뇨관, distal convoluted tubule)이라 일컫는다.

⑤ **집합관**: 먼쪽곱슬세관은 크고 직선으로 이루어진 집합관(collecting duct)과 합해짐으로써 끝난다. 속질에서 집합관은 다른 네프론의 먼쪽곱슬세관과 연결된다. 그 집합관은 콩팥피라밋을 통과하고 콩팥깔때기로 소변을 비우는 수많은 유두관(papillary ducts)를 통해 깔때기의 잔(배)으로 열린다. 여과를 용이하게 하기 위하여 하행각 대부분은 얇은 단층편평상피 벽들을 지니며, 나머지 네프론과 집합관은 단층입방상피이다. 그 토리쪽세관, 헨레의 상행각, 집합관의 운반 분자와 이온들은 네프론의 벽을 가로질러 간다. 헨레의 하행각은 물과 용질들을 잘 투과시킨다.

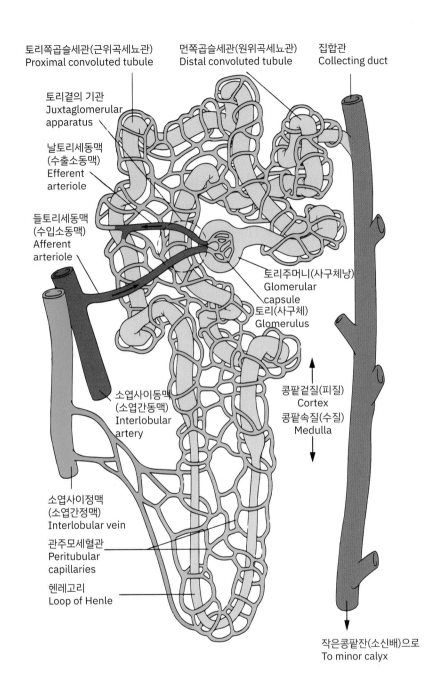

토리쪽곱슬세관(근위곡세뇨관)
Proximal convoluted tubule

먼쪽곱슬세관(원위곡세뇨관)
Distal convoluted tubule

집합관
Collecting duct

토리곁의 기관
Juxtaglomerular
apparatus

날토리세동맥
(수출소동맥)
Efferent
arteriole

들토리세동맥
(수입소동맥)
Afferent
arteriole

토리주머니(사구체낭)
Glomerular
capsule

토리(사구체)
Glomerulus

소엽사이동맥
(소엽간동맥)
Interlobular
artery

콩팥겉질(피질)
Cortex

콩팥속질(수질)
Medulla

소엽사이정맥
(소엽간정맥)
Interlobular vein

관주모세혈관
Peritubular
capillaries

헨레고리
Loop of Henle

작은콩팥잔(소신배)으로
To minor calyx

그림 13-4 콩팥의 기능적 단위인 네프론의 해부학적 구조

(2) 기능

네프론(nephron)은 수많은 중요한 기능을 담당하고 있다. 네프론은 물과 용질들을 선택한 양만큼 제거함으로써 혈액의 농도와 양을 조절하고, 혈액 pH를 조절하게 도와주고, 혈액으로부터 독성 노폐물을 제거하고, 적혈구 생성소라 부르는 호르몬에 의하여 적색골수에서 적혈구 생성을 촉진하게 한다. 배출된 물질들을 소변(요, urine)이라 부른다. 소변은 네프론에서 3가지 과정(토리여과, 세뇨관 재흡수, 세뇨관 분비)에 의하여 형성된다.

① 토리여과: 토리여과에서 토리는 혈장으로부터 물과 용해된 물질들을 여과시킨다. 이 토리여과의 과정은 결과적으로 혈압을 증가시킨다. 이 증가된 혈압의 힘은 체액을 혈액으로부터 여과시킨다. 용해된 물질들은 나트륨, 칼륨, 칼슘, 마그네슘과 염소, 탄산, 황산, 인산과 같이 전하를 지닌 물질들, 그리고 포도당, 요소, 요산 등이다. 이 여과물은 혈장과 같은 구성성분을 지닌 물로서 큰 단백질들은 여과시키지 못한다. 2개의 콩팥은 매일 혈장 약 45갤런(gallon)을 여과한다. 그럼에도 불구하고 주로 적은 양의 토리여과물이 소변의 형태로 콩팥을 떠난다. 체액의 대부분은 콩팥세뇨관에서 재흡수되어 혈장으로 들어간다.

② 세뇨관 재흡수: 세뇨관 재흡수는 세뇨관액 밖으로 그리고 다시 관주모세혈관의 혈액으로 물질을 운반하는 과정이다. 이 재흡수는 콩팥세뇨관을 통해 일어나지만 재흡수의 대부분은 토리쪽곱슬세관에서 일어난다. 능동수송은 포도당을 재흡수하는 반면에 삼투에 의해 물을 빠르게 재흡수한다. 능동수송은 아미노산, 크레아틴, 젖산, 요산, 구연산, 아스코르빈산을 재흡수한다. 또한 능동수송은 인산, 칼슘, 황산, 나트륨과 칼륨, 염소 이온들을 재흡수한다. 헨레의 하행각은 삼투에 의하여 물을 재흡수한다. 상행각은 능동수송에 의하여 나트륨, 칼륨, 염소 이온들을 재흡수한다. 먼쪽곱슬세관은 능동수송에 의하여 나트륨 이온을, 그리고 삼투에 의하여 물을 재흡수한다. 네프론의 집합관 역시 삼투에 의하여 물을 재흡수한다. 물의 약 95%는 혈류에 의하여 재흡수된다. 항이뇨호르몬(바소프레신, ADH)과 알도스테론과 같은 호르몬들은 이 과정을 조절하게 도와주는 데 필수적이다.

③ 세뇨관 분비: 세뇨관 분비에서 물질들은 관주위모세혈관의 혈장에서 콩팥세뇨관의 액으로 이동한다. 소변으로 배설되는 일부 물질들의 양은 토리의 혈장으로부터 여과된 원래의 양을 초과할 수 있다. 토리쪽곱슬세관은 페니실린, 크레아티닌(creatinine), 히스타민을 세뇨관액으로 활발하게 분비한다. 모든 콩팥세뇨관들은 수소이온들을 활발하게 분비하여 체액의 pH를 조절하도록 돕는다. 먼쪽곱슬세관과 집합관은 칼륨이온들을 분비한다.

콩팥의 항상성

콩팥은 체내의 항상성을 유지하기 위하여 물과 용질들로 이루어진 소변을 제거하거나 유지한다. 소변은 95%의 물과 요소, 요산, 일부 아미노산, 전해질들로 이루어져 있다. 소변의 일일 생성량은 0.6~2.5L으로써 이는 사람들의 액체 흡수량, 환경의 온도와 습도, 호흡률, 체온, 정서적 조건에 따라 다르다. 시간당 56mL의 소변 생성은 정상적이라 볼 수 있다. 시간당 30mL는 콩팥에 질환이 일어날 가능성이 있음을 암시한다.

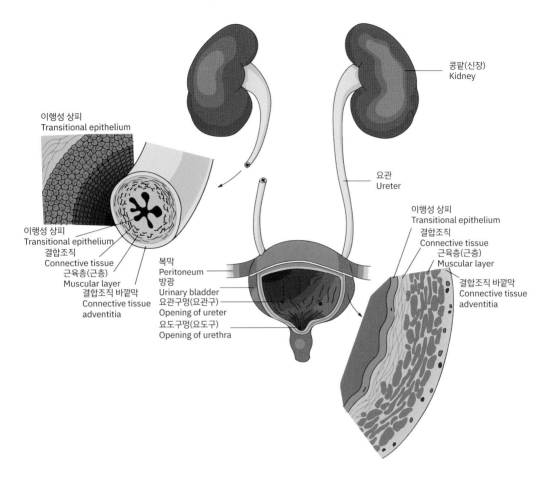

이행성 상피
Transitional epithelium

콩팥(신장)
Kidney

이행성 상피
Transitional epithelium
결합조직
Connective tissue
근육층(근층)
Muscular layer
결합조직 바깥막
Connective tissue
adventitia

요관
Ureter

이행성 상피
Transitional epithelium
결합조직
Connective tissue
근육층(근층)
Muscular layer
결합조직 바깥막
Connective tissue
adventitia

복막
Peritoneum
방광
Urinary bladder
요관구멍(요관구)
Opening of ureter
요도구멍(요도구)
Opening of urethra

그림 13-5 **2개의 요관과 방광**

3) 요관(ureter)

(1) 구조

인체는 각각의 콩팥으로부터 내려오는 두 개의 요관(uterers)을 가지고 있다. 각각의 요관은 기본적으로 콩팥의 깔때기에서 신장되어 방광 아래로 약 25~30cm(10~12인치) 정도 뻗어 있다. 각각 깔때기 형태로 된 콩팥깔때기로서 시작되어 척주의 옆에서 방광으로 평행하게 내려가 방광 뒤에 연결된다.

(2) 기능

요관의 기본적인 기능은 소변을 콩팥깔때기로부터 방광으로 운반하는 것이다. 요관은 콩팥이 가능한 이행상피의 점막으로 되어 있다. 결합조직은 상피와 민무늬근육층을 결합한다. 소변은 기본적으로 요관의 민무늬근육벽이 연동 수축함으로써 운반되지만 중력과 정수력학의 압력도 관여한다. 요관의 가장 바깥층은 바깥막이라 일컬어지는 결합조직으로 이루어져 있다. 연동파는 콩팥으로부터 방광으로 각각 서로 다른 1~5개의 파장을 보내며, 이는 소변의 생성과 밀접한 관련이 있다. 과다하게 액체를 마시는 것은 시간당 보다 많은 소변을 형성하게 하는 원인이 된다.

4) 방광(bladder)

(1) 구조

방광(urinary bladder)은 골반안(골반강) 뒤에서부터 두덩결합(치골결합)에 위치하고 있는 속이 빈 주머니 형태의 근육기관이다. 그것은 요관과 같은 조직층으로 이루어져 있으며, 복막주름에 의하여 위치를 유지하고 있는 가동성 기관이다. 방광이 비어 있을 때에는 공기가 빠진 풍선과 유사하며, 소변이 약간 채워지면 구상형태가 된다. 소변의 양이 증가함으로써 그것은 배(pear) 형태로 되어지고 배안(복강)으로 올라간다.

> **방광염의 원인**
>
> 방광에 감염이 발생한 것을 뜻하며 방광 내 세균이 비정상적으로 증식하여 발생한다. 급성 방광염은 요로계의 해부학적, 기능적 이상 없이 세균이 침입하여 발생한 감염으로 인해 염증이 방광 내에 국한되어 나타나고 다른 장기에는 염증이 없는 질환이다. 만성 방광염은 통상적으로 1년에 3회 이상 방광염이 발생하는 경우를 말하며, 지속적인 또는 완치되지 않은 방광염을 의미한다. 방광염의 원인은 다음과 같다.
> ① 감염: 방광염의 원인 중 약 절반 정도는 세균이 요도를 통해 방광 내로 퍼져 발생한다. 여성의 경우 항문과 요도가 가까워 항문 주위의 세균이 요도를 통해 방광으로 올라가서 염증을 일으키기 쉽기 때문에 남성보다 여성에서 더 흔하게 발생한다.
> ② 기계적 손상: 과격한 성행위는 요도에 미약한 기계적 손상을 일으킬 수 있으며 꽉 끼는 바지를 입는 것도 요도에 상처를 일으키는 주요 원인이다.
> ③ 화학적 자극: 방광염의 증상은 향 비누, 목욕용 거품이나 오일, 질 세척제, 관주법이나 피임용 크림 사용이 원인이 되기도 한다. 진한 차, 커피, 술, 과일 주스, 양념이 강한 음식 같은 것도 방광염을 악화시킬 수 있다.
> ④ 호르몬 결핍: 폐경 후 여성 호르몬이 결핍되어 요도와 방광 내층은 얇아지는데 이러한 경우 감염과 손상을 입기가 더 쉬워진다.
> ⑤ 그 밖의 요인: 소변보기 전에 '너무 오래 참는 것'이나, 세균이 좋아하는 따뜻하고 축축한 상태로 만들어 주는 꽉 끼는 바지나 속옷을 입는 것과도 관련이 있다.

(2) 방광 삼각

방광 안에는 3개의 구멍이 있으며, 2개의 구멍은 요관과 연결되어 있으며, 1개의 구멍은 방광에서 배출하기 위하여 요도와 연결되어 있다. 이러한 구멍에 의하여 표시된 방광의 부드러운 삼각지역을 삼각(trigone)이라 일컫는다. 방광감염증은 주로 이 지역에서 발생한다. 방광

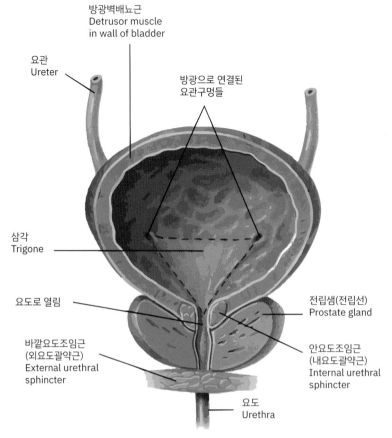

방광벽배뇨근
Detrusor muscle
in wall of bladder

요관
Ureter

방광으로 연결된
요관구멍들

삼각
Trigone

요도로 열림

전립샘(전립선)
Prostate gland

바깥요도조임근
(외요도괄약근)
External urethral
sphincter

안요도조임근
(내요도괄약근)
Internal urethral
sphincter

요도
Urethra

그림 13-6 **방광의 해부학적 구조**

벽은 배뇨근(detrusor muscle)으로 알려진 3개의 민무늬근육층을 지니고 있다. 방광과 요도의 접합부위에서 방광벽의 민무늬근육은 불수의적으로 조절되는 안요도조임근(내요도괄약근, internal urinary sphincter)을 형성한다.

(3) 배뇨

소변은 배뇨(micturition, urination, voiding) 행위에 의해서 방광으로부터 방출된다. 이 반응은 불수의적 그리고 수의적 신경흥분들의 연합에 의하여 일어난다. 방광의 평균 수용량은 700~800mL이다. 소변의 양이 200~400mL 정도 채워지면 방광의 콩팥 수용체는 아랫부분에 있는 척수에 신경흥분을 전달한다. 이는 소변을 방출하고자 하는 욕망을 의식적으로 일으키게 하는 흥분들이며, 그리고 무의식적인 반사를 배뇨반사(micturition reflex)라 한다. 배뇨 동안에 방광의 배뇨근은 골반바닥부위와 복벽의 근육을 수축한다. 요도를 둘러싸고 있는 뼈대근육(골격근)으로 형성된 바깥요도조임근(외요도괄약근, external urinary sphincter)은 이완되고, 소변은 그 후 방광을 떠나 요도를 거쳐 밖으로 이동한다.

5) 요도(urethra)

요도(urethra)는 방광바닥부위로부터 인체 밖으로 뻗어 있는 작고 얇은 벽으로 된 관이다. 요도는 꿈틀운동(연동운동)에 의하여 소변을 운반한다. 남성과 여성에서 요도의 위치는 약간 다르다.

① 여성: 여성에서 요도는 두덩결합(치골결합) 뒤에 늘어서 있으며, 질입구(질구) 바로 위쪽에 있는 질벽에 위치하고 있다. 요도의 길이는 3.8cm(1.5인치)이다. 요도 바깥에 있는 구멍을 요도구멍(요도구, urethral opening)이라 부르며, 음핵과 질구멍 사이에 위치하고 있다.

② 남성: 남성에서 요도의 길이는 20cm(8인치)이다. 방광 아래에 있는 전립샘을 수직적으로 통과한다. 그 후 요도는 비뇨생식가로막을 통과하여 음경으로 들어간다. 그것은 요도구멍으로 음경의 끝에서 열린다. 남성에서 요도는 비뇨계통 및 생식기계의 역할을 동시에 수행하는 이중 기능을 지닌다. 소변을 인체 밖으로 운반하고 인체로부터 정액을 방출하는 통로로서의 기능을 한다.

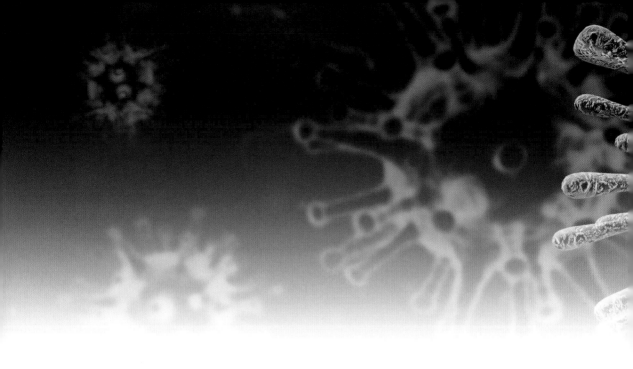

생식계통

Reproductive System

CHAPTER 14

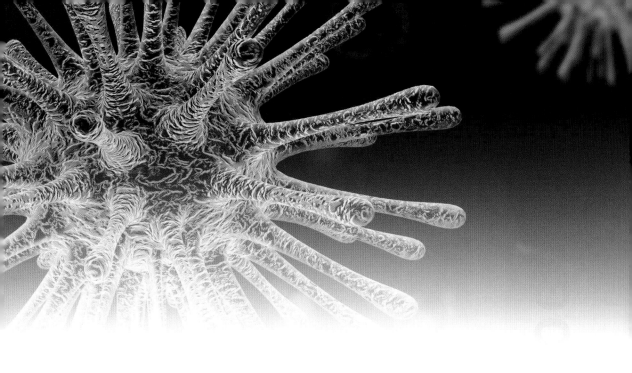

생식(reproduction)이란 가장 근원적인 한 개의 세포에서 유전인자가 복제되는 과정으로 시작한다. 이 과정을 유사분열(mitosis)이라 한다. 유사분열을 통하여 조직은 죽거나 병든 세포를 대체하며 성장할 수 있는 것이다. 이렇게 조직이 재생산됨으로써 우리 인간 존재가 유지되는 것이라 할 수 있겠다. 그리고 이를 통해 우리 인간의 유전인자가 대를 통해 전해진다고 할 수 있다. 이 과정은 특수한 세포, 즉 남성으로부터 정자, 여성으로부터 난자라는 특수한 세포의 수정이라는 과정을 통하여 수정란, 즉 난자 접합체를 만드는 과정을 통하여 이루어진다. 남성과 여성의 생식세포 재생은 감수분열(meiosis)이라는 세포분열로 이루어지며, 이 분열은 다시 말해서 유전인자를 재생하는 분열이라 할 수 있으며 이를 통해 23개 여성 염색체와 23개 남성 염색체가 수정이 이루어지면 46염색체로 완성된다.

이 장에서는 생식기에서 생식세포의 생성, 이동, 재생과정에 대하여 살펴보기로 한다. 일단 난자가 정자와 수정을 하게 되면 접합체는 감수분열을 하여 자궁 내 배아에서 태아로 성장하여 출산하게 된다. 이러한 재생과정으로 인류는 영속하게 된다.

CHAPTER 14

생식계통

Reproductive System

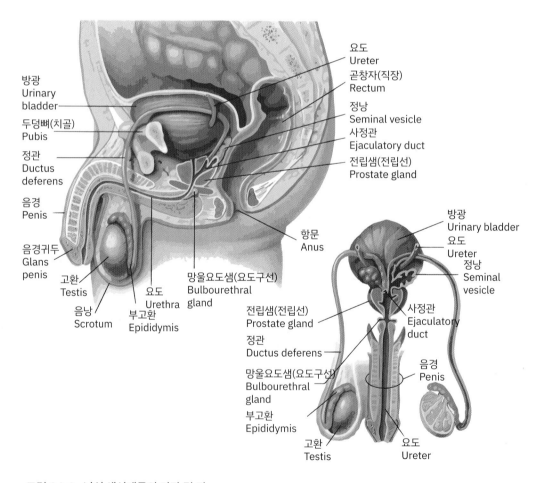

방광
Urinary
bladder

두덩뼈(치골)
Pubis

정관
Ductus
deferens

음경
Penis

음경귀두
Glans
penis

고환
Testis

음낭
Scrotum

부고환
Epididymis

요도
Urethra

망울요도샘(요도구선)
Bulbourethral
gland

요도
Ureter

곧창자(직장)
Rectum

정낭
Seminal vesicle

사정관
Ejaculatory duct

전립샘(전립선)
Prostate gland

항문
Anus

전립샘(전립선)
Prostate gland

정관
Ductus deferens

망울요도샘(요도구선)
Bulbourethral
gland

부고환
Epididymis

고환
Testis

방광
Urinary bladder

요도
Ureter

정낭
Seminal
vesicle

사정관
Ejaculatory
duct

음경
Penis

요도
Ureter

그림 14-1 남성 생식계통의 기관 및 관

남성생식계통

남성 일차생식기관은 남성 생식샘(생식선, gonad)인 고환(testes)이다. 이 기관에서 정자와 남성호르몬을 생산한다. 그 외 부속 구조물들은 발달 중인 정자세포에 영양을 공급하며, 여러 관들은 정자를 저장하거나 외부 또는 여성 생식계통으로 운반하는 역할을 한다. 부속샘들은 정액을 구성하는 분비물들을 분비한다. 음경(penis)은 운반 및 지지하는 구조물이다.

1) 음낭

음낭(scrotum)은 남성의 바깥생식기관으로 밖에서 볼때 얇은근막(천근막, superficial fascia)으로 이루어져 있다. 음낭은 중앙부의 솔기(봉선, raphe)에 의해 양쪽으로 나누어져 있으며, 각각에는 한 개씩의 고환(testis)이 있다. 이들 고환은 정자와 남성호르몬을 생성한다. 정자와 남성호르몬은 체온보다 낮은 온도에서 생존이 가능하기 때문에 음낭은 체외에 존재하여 체온보다 38℉ 정도 낮게 유지되고 있다. 추울 때는 민무늬근육(평활근)이 수축하여 음낭 피부를 단단하고 주름지게 함으로써 전체 음낭 크기를 축소시키고 고환올림근(고환거근, cremaster muscle)을 수축함으로써 고환을 몸 근처로 잡아 당겨지게 되어 체온을 받아 고환의 온도가 상승하게 된다. 이와 반대로 더울 때나 운동 중에는 민무늬근육이 이완되어 음낭 피부가 얇고 늘어나게 되어 고환이 골반 아래로 몸으로부터 멀어지게 하여 고환의 온도를 낮추게 한다.

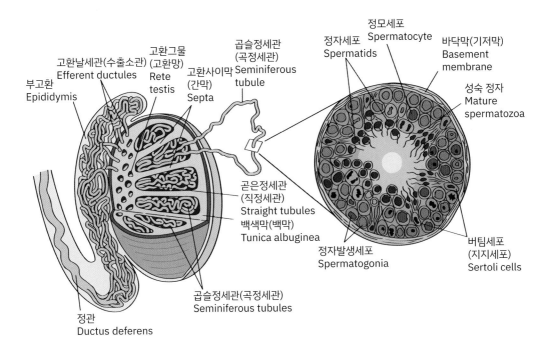

그림 14-2 **고환의 해부학적 구조**

2) 고환

(1) 구조

정소(고환, testes)는 음낭에 존재하는 타원형 기관으로 길이 4~5cm, 직경 2.5cm 정도이다. 바깥부위는 두꺼운 흰 결합조직인 백색막(백막, tunica albuginea)으로 구성되어 있고 피막이 내부로 뻗어 들어가서 여러 개의 고환소엽(lobular)으로 나누어져 있다. 각 소엽에는 3개의 구불구불한 관 모양의 곱슬정세관(곡정세관, seminiferous tubule)으로 이루어져 있으며 정자형성(spermatogenesis) 과정으로 정자가 발생된다.

(2) 정자형성

정자형성은 곱슬정세관에서 시작되는데, 초기의 미성숙 세포인 정원세포(정조세포, spermatogonia)가 유사분열(mitosis)에 의해 일차정모세포(primary spermatocytes)라고 하는 딸세포(daughter cells)를 생산한다. 일차정모세포는 감수분열(meiosis)을 겪게 된다. 일차감수분열 후에 일차정모세포는 이차정모세포(secondary spermatocytes)가 되고 유전정보는 반으로 줄어든다(염색체의 수가 46개에서 23개로 줄어듦). 이들 이차정모세포는 이차감수분열을 겪으면서 정자세포(spermatids)가 된다. 이들 정자세포가 성장하면 결국 성숙 정자가 된다.

(3) 고환에서 분비

곱슬정세관 내에서 정자 성장과정 중에 버팀세포(지지세포, sertoli cell)를 볼 수 있다. 이 세포는 정자(spermatozoa) 성장에 필요한 영양을 공급하고 있다. 고환소엽(lobular of testes)은 정자가 발생하는 곱슬정세관을 포함하며, 곱슬정세관을 둘러싸고 있는 결합조직 내에 라이디히세포(leydig cell)의 사이질세포(간질세포, interstitial cell)라는 내분비세포 덩어리들이 남성호르몬을 분비한다. 따라서 고환의 서로 다른 부위에서 서로 다른 호르몬을 서로 다른 종류의 세포로부터 분비하고 있다. 즉 외분비샘에서는 남성호르몬(testosterone)을, 내분비샘에서는 정자(sperm)를 생성, 분비하는 역할을 하고 있다.

(4) 남성호르몬(테스토스테론, testosterone)

① 영향

 ㉠ 생식기 생성 및 성장발육을 한다.
 ㉡ 남성 생식기의 발달유지를 한다.
 ㉢ 출생 직전에 배안(복강)에 있던 고환을 음낭으로 하강시키는데 영향을 준다.
 ㉣ 사춘기에는 뼈성장에 자극을 주어 좁은 골반과 넓은 어깨 형성에 영향을 준다.
 ㉤ 남성스러운 단단하고 팽팽한 근육질 발달을 위한 단백질 축적을 촉진시킨다.

② 기능

 ㉠ 정자의 성장을 촉진시킨다.
 ㉡ 갑상샘연골을 성장시켜 아담의 사과(Adam's apple)가 두드러지도록 하며, 저음의 굵직한 남성다운 목소리를 형성한다.

ⓒ 이차 남성성징 또한 남성호르몬의 생성에 따라 영향을 받아 신체의 털 형태는 가슴털과 겨드랑털이 유전적 범위 내에서 발달하고 얼굴털과 관자털은 감퇴한다.

정자

정자(spermatozoa) 혹은 성숙된 정자는 하루에 3억 개가 생성된다. 1회 사정량은 2~4mL로, 사정 후에 여성 생식기 내에서 48시간 정도 생존 가능하며, 체외에서는 생존시간이 그리 길지 않은 것으로 알려져 있다. 또한 정자는 난자의 투과가 용이하며 머리부분, 중간부분, 꼬리부분으로 이루어져 있다. 정자의 머리부분은 정자세포의 핵에서 발달하고 유전자 물질과 첨단체(acrosome)를 함유하고 있다.

첨단체는 난자를 덮고 있는 막을 투과할 수 있는 효소를 함유하고 있다. 그 외 정자의 다른 부분은 정자세포(spermatid cell)의 세포질에서 발달된 것이다. 중간 부분에는 고열량 분자인 ATP를 생성하는 다량의 미토콘드리아를 함유하고 있다. ATP(adenosine triphosphate)는 정자 이동 시 요구되는 에너지를 생성한다. 정자의 꼬리부분은 특수한 편모(flagellum)로 이루어져 있다. 이 편모가 여성 생식기 내에서 난자를 찾아 유영하며 떠다니게 되는데 이때 ATP 분자의 에너지를 사용한다.

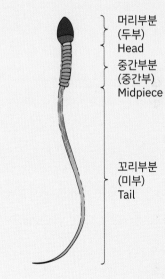

머리부분
(두부)
Head

중간부분
(중간부)
Midpiece

꼬리부분
(미부)
Tail

그림 14-3 정자세포의 구조

3) 남성 생식계통의 여러 기관

① **정세관**: 정자는 각 엽의 곱슬정세관(곡정세관)에서 곧은정세관(직정세관, straight tubule)으로 나오면서 형성된다. 이 과정에서 곱슬정세관이 곧은정세관으로 이동하면서 직립하여 곧은정세관으로 되면서 고환그물(고환망, rete testis)을 이룬다. 정자는 고환날세관(수출소관, efferent ductule)을 거쳐 단선으로 된 부고환관(ductus epididymis)에 이르게 된다.

② **부고환**: 부고환(epididymis)은 콤마 모양으로 고환 뒤면을 싸고 있으며 굴곡선으로 부고환관이라고 하는 그물로 이루어져 있다. 이 관을 지나는 동안 정자는 성숙되며, 관의 길이는

45cm로 통과시간은 약 20일 정도이다. 그 동안 편모(flagella)가 유영을 할 수 있을 만큼 충분히 성장하여 사정 시 다음 관으로 이동할 수 있도록 연동운동으로 수축을 계속한다.

③ **정관**: 다음으로 부고환 꼬리부위의 곡선이 점차 직립화 되어 정관(ductus deferens, vas deferens, seminal duct)으로 이어지며, 길이는 약 18인치로 고환의 뒤쪽을 돌아 부고환의 꼬리부분은 다시 고환의 위쪽으로 올라가 샅굴(서혜관, inguinal canal)을 통과하여 골반안 (골반강, pelvic cavity)으로 들어가게 되는데 이는 활 모양을 그리며 방광 뒤쪽으로 돌아 내려온다. 정관의 배출관으로 다음 사정관(ejaculatory duct)으로 연결된다.

정관수술

임신조절(산아제한)을 위한 정관절개술(vasectomy)은 음낭을 조금 절개하여 정관을 절제 또는 묶는 방법이다. 고환은 정자를 생산하지만 관 외부로 배출되지 못하고 죽어 재흡수되는 것이다. 따라서 지속적으로 정액은 생성되고 사정은 이루어질 수 있으나 정자가 배출되지 않기 때문에 자연 피임이 되는 것으로, 남성의 성욕(libido)에는 별다른 영향은 주지는 않는다. 발기와 사정도 여전히 일어나지만 정액에 정자는 존재하지 않는다. 또한 테스토스테론이 생성되므로 이차성징은 모두 유지된다.

---

④ **사정관**: 사정관은 방광의 뒤쪽에서 각 정관은 사정관에 연결된다. 사정관의 길이는 약 1인치로써, 정자를 요도로 내보내는 통로이다. 요도는 남성 생식계통의 마지막 관으로서 고환으로부터 나오는 정자와 방광으로부터 나오는 소변의 공통 통로의 역할을 수행한다.

⑤ **요도(urethra)**: 남성의 요도(urethra)는 전립샘을 거쳐 비뇨생식기 가로막을 지나 음경으로 가며, 그 길이는 약 8인치이며 3부분, 즉 전립샘요도, 막요도, 해면체요도로 나뉜다. 즉 전립샘에 의해 둘러싸인 전립샘요도(prostatic urethra) 부분은 약 1인치이고, 전립샘요도에서 음경(penis)에 이르는 막요도(membranous urethra) 부분이 약 1/2인치 정도로, 전립샘요도에서 음경까지 이어진다. 해면체요도(spongy urethra, cavernous urethra)는 음경 내에 위치하며 길이가 대략 6인치인데 음경의 크기에 따라 달라진다. 해면체요도는 음경팽대부(음경귀두)로 들어가서 남성의 요도구멍(요도구)에서 끝이 난다.

4) 부속샘

① **정낭(seminal vesicle)**: 남성 생식계통의 부속샘(accessory glands)으로 2개의 정낭 (seminal vesicle), 전립샘(prostate gland), 한 쌍의 망울요도샘(요도구선, bulbourethral gland) 등이 있다. 이들 샘에서는 정자를 포함한 정액을 분비하여 사정 시에 배출한다. 한 쌍의 정낭(seminal vesicles)은 잘록한 주머니 모양의 구조를 이루며 길이는 대략 2인치이다. 정낭은 곧창자(직장, rectum)의 앞에서 방광의 뒤쪽 아래부분에 위치한다. 정낭은 정자세포에 필요한 당성분인 과당(sugar fructose)과 기타 영양소가 풍부한 알칼리성의 점액성 물질인 정액을 생산하여 사정관으로 보낸다. 정낭에서 정액량의 약 60%를 생산한다. 각 정낭의 관이 양쪽의 정관으로 연결되어 사정관을 형성하므로 사정 시에 정자와 정액이 함께 요도로 배출된다.

② **전립샘(prostate gland)**: 전립샘(전립선, prostate gland)은 도너츠 모양의 단일 샘으로서 밤 크기 정도이다. 전립샘은 방광의 바로 밑에서 요도의 위부분(전립샘요도)을 둘러싸고 있다. 또한 정액의 13~33% 정도를 구성하는 알칼리성 액체를 분비한다. 이 액체는 정자세포를 활성화시켜 정자가 유영하는데 중요한 역할을 한다. 이 액체는 여러 개의 작은 관을 통하여 전립샘요도로 들어간다. 전립샘은 곧창자의 앞쪽에 위치하므로 의사는 곧창자 앞쪽 벽을 통하여 디지털검사기로 전립샘의 크기와 조직을 촉진할 수 있다.

③ **망울요도샘(cowper's gland)**: 한 쌍의 망울요도샘(요도구선, bulbourethral glands: 쿠퍼샘, cowper's glands)은 크기가 콩알 정도이다. 이들은 전립샘의 바로 아래쪽에서 막요도 (membranous urethra)의 양쪽에 위치한다. 망울요도샘은 점도가 높은 알칼리성 점액을 분비하고 망울요도샘관들은 해면요도(spongy urethra)와 연결된다. 성적으로 흥분하여 발기가 일어나면 이 분비물이 가장 먼저 요도로 내려가서 성행위 시 윤활 역할과 요의 산성성분이 남아 있는 요도를 청소해 주는 역할을 수행한다.

5) 정액(semen)

정액(semen, seminal fluid)은 정낭(seminal vesicle), 전립샘(prostate gland), 그리고 망울요도샘(bulbourethral gland)에서 분비된 혼합물이다. 이 액은 무색(우유빛)으로 과당농도가 높은 점액질로 정자의 편모가 활동할 수 있는 에너지원이 되고 있다. 정자는 pH 7.2~7.6 정도의 알칼리성으로 남성의 요도와 여성의 질내 산성도를 중화시켜 요(urine)의 유해작용에서 정자를 보호하는 역할을 하여 정자가 중성상태에서 활동할 수 있도록 한다.

1회 사정 시 평균 2.5~6mL의 정액을 배출하며, 정액 내에는 1mL당 5천만~1억 개의 정자가 포함되어 있다. 만약, 정자 수가 1mL당 2천만 개 이하인 경우 불임으로 진단한다. 정액은 사정 후에 정자가 활동을 계속할 수 있게 하는 효소를 함유하고 있을 뿐만 아니라 '정액장액 (seminalplasmin)'이라고 하는 항생물질을 함유하고 있어 여성 생식기나 정액 내에 혹시 존재할 수 있는 박테리아를 파괴, 정자를 보호하여 수정할 수 있도록 한다.

6) 음경(penis)

음경(penis)은 남성의 바깥생식기관으로 여성의 질에 삽입하여 정자를 여성의 자궁으로 옮겨주는 남성 교접기관이다. 음경 선단은 팽대되어 있는 귀두(glans penis)로, 이를 도토리 모양으로 덮고 있는 피부를 음경꺼풀(포피, prepuce, foreskin)이라 한다. 출생 후 이 부위를 제거하는 수술을 포경수술(circumcision)이라 하며, 차후 포경(phimosis)으로 인한 비위생문제를 해결하게 된다.

음경은 2종 3개, 즉 2개의 음경해면체(corpus cavernosum penis)와 1개의 요도해면체 (corpus spongiosum penis)인 해면조직(발기조직)으로 되어 있다. 이 발기조직은 성적자극으로 인해 혈액굴(혈액동, blood sinus)에 혈액의 충만으로 인해 음경이 커지고 단단해지는 발기(erection)를 일으켜 질내 삽입이 쉽게 이루어지게 한다. 사정 후에는 혈액공급이 중단되면서 혈관은 수축되어 발기는 끝나게 된다. 발기 중에는 방광 아래부위에 민무늬근육 조임근에 의해 사정 시 요배설이 차단되고 정액이 방광으로 유입되지 않게 된다.

여성생식계통

여성 일차생식기관은 여성 생식샘인 난소(ovaries)이다. 이 기관에서 외분비샘(외분비선)은 난자(ova)를 만들며 내분비샘(내분비선)은 여성호르몬인 에스트로젠(estrogen)과 프로게스테론(progesterone)을 분비한다. 그 외 부속기관으로 자궁관(난관, uterine tube, fallopian tube), 자궁(uters), 질(vagina), 바깥생식기(external genitalia)가 있으며, 부속기관 중에서 질(vagina)은 남성 생식기의 발기 후, 삽관 시에 윤활유를 생성 분비한다. 여성 생식기관의 내분비호르몬의 기능은 임신 중에 태아 성장과 성숙에 관여하기 때문에 남성의 경우보다 복잡하며 더 중요한 기능을 담당한다.

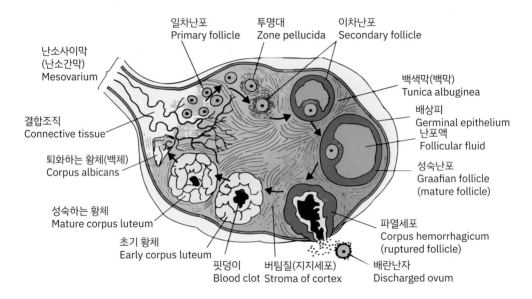

그림 14-4 현미경으로 본 난소와 자궁의 구조

1) 난소(ovary)

(1) 구조

여성의 생식샘인 난소(ovary)는 껍질을 벗긴 아몬드 모양으로 골반내 방광 위쪽부위에 위치하고 있는 한 쌍의 기관이다. 난소는 여러 인대와 연결되어 있다. 난소걸이인대(난소제인대, suspensory ligament)는 난소를 골반의 양쪽 벽과 연결하여 고정시키며, 난소인대(난소삭, ovarian ligament)는 난소를 장막층(visceral peritoneum)과 넓은인대(광인대, broad ligament)와 연결 난소를 배안(복강) 중앙에 매달려 있게 한다. 난소의 바깥부분은 배상피(종상피, germinal epithelium)로 덮여 있고 관(capsule)은 백색섬유성 막(tunica albuginea)으로 된 교원결합조직으로 되어 있다. 이것은 두 가지의 버팀질(기질, stroma), 즉 바깥벽의 겉질(피질, cortex)과 여러 단계의 난포과정을 거치게 되는 속질(수질, medulla)로 나눈다.

(2) 난포

난포(ovarian follicles)는 난자와 난자를 싸고 있는 조직이 여러 단계 성숙과정을 거치게 된다. 첫 단계는 일차난포(primary follicle)로 미성숙 난모세포(oocyte)를 싸고 있을 때이며, 성숙하여 갈수록 크기가 커지면서 두꺼워지고 강(antrum)내는 난포액으로 차게 되는데 이를 난포강(follicular antrum)이라 하고 이때 난포를 이차난포(secondary follicle)라 한다. 난포가 성숙하면 삼차난포(성숙난포, graffian follicle)라 하며 이 세포는 인체 세포 중 가장 크다.

(3) 배란

성숙난포에서는 여성호르몬인 에스트로겐을 분비하며 난자가 성숙난자가 되어 배란(ovulation)을 할 수 있다. 배란 후 파열된 난포들은 노란 색깔의 황체(corpus luteum)로 변하여 난포호르몬(estrogen)과 황체호르몬(progesterone)을 분비하게 되고 점차 줄어들어 백체(corpus albicans)가 된다.

(4) 난소의 기능

난소의 기능은 난자를 생산하고 배란을 하여 난포호르몬과 황체호르몬을 분비하는 것이다. 그 외 여성 생식계통의 부속기관으로는 난자를 생산 분비하는 관과 배란, 임신되면 분만과정을 수행하는 자궁, 자궁관 그리고 질이 있다.

(5) 난자

난자의 난자형성(난자발생, oogenesis)은 난소에서 일어난다. 남성의 경우 이 과정을 정자형성(정자발생)이라 하고 고환의 곱슬정세관(곡정세관, seminiferous tubule)에서 이루어진다. 남성의 경우 사춘기에 정자형성이 시작되어 일생동안 지속적으로 이루어지지만, 여성의 경우, 사춘기에 시작되어 50세 정도의 폐경기(menopause)까지다. 따라서 한 여성에게서 생성되어 배란될 수 있는 난자의 수는 이미 출생 시에 결정된다고 볼 수 있다.

① 난자의 형성

태아 성장 때 여성 태아 모세포를 난조세포(oogonia)라고 하며, 이 세포의 유사분열로 많은 수의 일차난모세포(primary oocyte)를 생성한다. 이 과정에서 일차난모세포는 난소의 표면상피에서 기원한 난포세포에 둘러싸여 난포를 형성하는데, 이 난포를 일차난포라 한다. 이렇게 형성된 일차난포는 대략 70만 개 정도이며, 이 수치는 여성이 생식기간 동안 생산, 배출할 수 있는 난자의 수이며, 출생 이후 사춘기까지, 즉 난모세포가 성장을 시작하기 이전까지 오랜기간 머물러 있게 된다.

② 난소주기

사춘기가 되어 난소주기(ovarian cycle)가 되면 샘뇌하수체(뇌하수체전엽, anterior

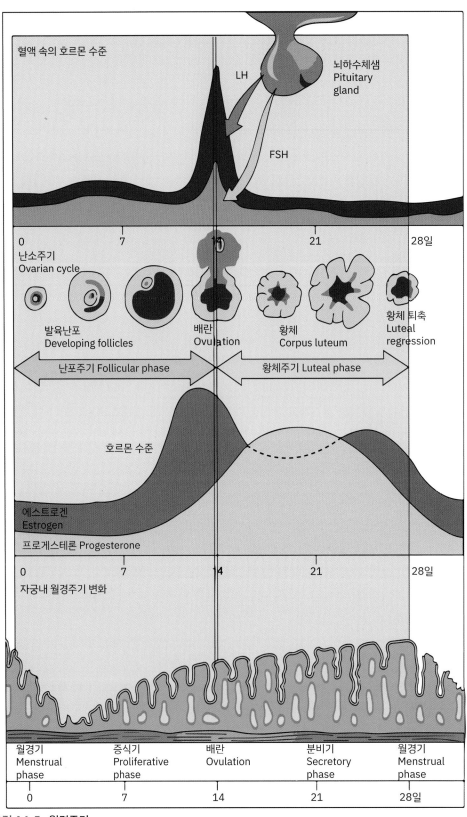

혈액 속의 호르몬 수준

LH

뇌하수체샘
Pituitary
gland

FSH

0   7   14   21   28일

난소주기
Ovarian cycle

발육난포
Developing follicles

배란
Ovulation

황체
Corpus luteum

황체 퇴축
Luteal
regression

난포주기 Follicular phase   황체주기 Luteal phase

호르몬 수준

에스트로겐
Estrogen

프로게스테론 Progesterone

0   7   14   21   28일

자궁내 월경주기 변화

월경기 Menstrual phase	증식기 Proliferative phase	배란 Ovulation	분비기 Secretory phase	월경기 Menstrual phase
0	7	14	21	28일

그림 14-5 **월경주기**

pituitary)가 난포자극호르몬(follicle-stimulating hormone: FSH)을 분비하면 난모세포를 자극한다. 이 중에서 소수의 난모세포, 즉 한 개의 난자만이 월 1회 자궁 내로 배출된다. 저장된 700,000개의 일차난모세포에서 450개 정도만이 난자로 성장 배출되는 것이다.

2) 자궁관(oviduct)

여성 생식기에 한 쌍의 자궁관(난관, uterine tube, fallopian tube)이 난자를 난소에서 자궁으로 이동시켜 준다.

① **자궁관**: 자궁관은 자궁에서 협부, 팽대부, 바깥 끝으로 자궁관깔때기(난관누두, infundibulum)로 되어 있으며, 난소와 연결되어 있으나 난소와 직접 연결되어 있지는 않고 가까이에서 싸고 있는 상태이다.

② **자궁깔때기**: 자궁관깔때기의 끝은 손가락 모양으로 돌출되어 깔때기 모양을 하고 있다. 이를 자궁관술(난관채, fimbriae)이라 하며 부분적으로 난소를 둘러싸고 있다.

③ **자궁관벽**: 자궁관벽은 민무늬근육층으로 되어 있고 점막은 섬모상피로 되어 있으며 연동운동을 한다. 한 달에 1회 정도 난자는 자궁관깔때기 부근에 있는 난소에서 배란(ovulation)이 이루어지며, 난자는 자궁관과 자궁깔때기 점막을 이루고 있는 섬모상피의 연동운동에 의해 자궁관술(난관채)과 자궁관을 통과하여 자궁으로 운반되는 사이에 질, 자궁을 통과 상행하는 정자와 수정이 이루어진다. 이는 자궁에서 난소쪽으로 2/3 정도 되는 위치에서 이루어지며, 배란 후 24시간 이내 수정이 이루어지며 수정 후 자궁관을 지나 자궁안(자궁강)으로 이동하는데 약 7일 정도 걸린다.

3) 자궁(uterus)

(1) 구조

자궁(uterus)은 곧창자(직장)와 방광 사이의 골반안(골반강)에 위치하고 있다. 이 장기는 여러 종류의 인대로 연결되어 있으며 월경이 일어나는 기관이다. 수정된 난자가 자궁벽에 착상하여 임신기간 동안 성장한 태아를 산통을 거쳐 분만을 수행한다. 모양은 배를 거꾸로 한 형태로 임신기간 동안 태아의 성장으로 상당한 크기로 커져 임신 후반에는 배꼽(제대) 위까지 비대하게 된다.

(2) 구분

자궁의 위쪽부위는 종 모양으로 된 자궁바닥(자궁저, fundus)부위이고, 중앙부위는 주체가 되는 자궁몸통(자궁체, body of the uterus)과 그 아래부위에 질로 연결되는 자궁목(자궁경, cervix)이 있다. 자궁몸체와 자궁목 사이에 있는 작은 조임근으로 된 부위를 자궁협부(isthmus)라고 한다. 자궁몸통의 내부는 자궁안(자궁강, uterine cavity)이라고 하고, 좁은 자궁목의 내부는 자궁목관(자궁경관, cervical canal)이라 한다. 자궁안과 자궁목관의 접합부는 자궁쪽입구(내자궁구, internal os)라고 하고 자궁목이 질로 연결된 구멍은 자궁질쪽입구(외자궁구, external os)라고 한다.

(3) 자궁벽

자궁벽은 3겹으로 가장 안쪽은 자궁속막(자궁내막, endometrium)으로 이 점막층은 난자 배란 후 착상이 이루어진다. 중간층은 자궁근육층(자궁근층, myometrium)으로 두껍고 출산 시 태아를 분만하도록 근육운동을 해내는 민무늬근육으로 근육의 주행 방향은 복잡하다. 가장 바깥층으로 자궁바깥막(자궁외막, perimetrium)으로 되어 있다. 만약 임신(수정)이 되지 않으면, 불필요해진 기능층을 박리, 제거하기 위해 대략 28일을 주기로 출혈을 일으키는데 이를 월경이라 한다.

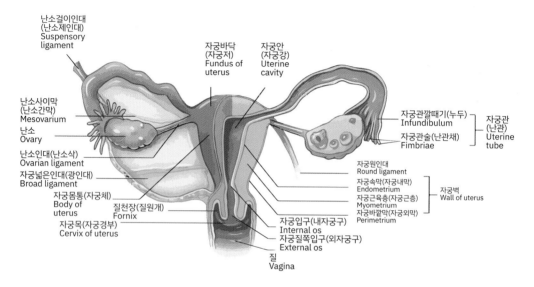

그림 14-6　여성 생식계통에서 난소, 자궁관, 자궁, 질의 위치

4) 월경주기

월경주기(menstrual cycle)를 월경(menstruation, mens)이라고도 하며, 호르몬 분비에 따라 자궁벽의 주기적 허물벗기로 보면 된다. 이 주기는 사람에 따라 24~35일 사이로 평균 28일 정도이다. 이 주기는 대개 3단계로 월경기, 증식기, 분비기로 구분한다.

① **월경기**: 월경기(menstrual phase)는 월경이 있는 기간으로 1~5일까지 지속된다. 이 시기는 두꺼운 자궁속막인 점막조직, 혈액, 상피조직, 조직액 등이 저절로 탈락되어 월경출혈로 질을 통과 배출되는 것이다. 대개 3~5일 정도로 걸린다. 이 시기동안 난소주기가 시작한다. 즉 일차난포가 성숙하기 시작하고, 주기 초에 20~25개의 일차난포가 에스트로겐을 소량 생산한다. 투명한 막인 투명층이 난자 주위에 만들어진 이후 제4~5일에 약 20개의 일차난포가 이

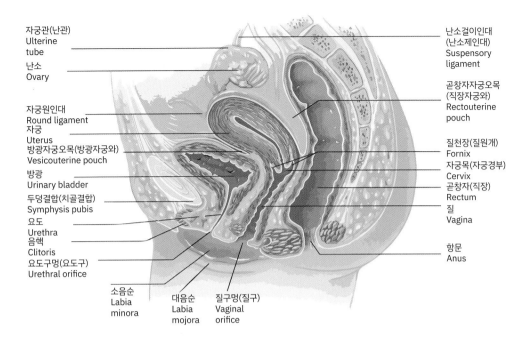

자궁관(난관)
Ulterine
tube
난소
Ovary

자궁원인대
Round ligament
자궁
Uterus
방광자궁오목(방광자궁와)
Vesicouterine pouch
방광
Urinary bladder
두덩결합(치골결합)
Symphysis pubis
요도
Urethra
음핵
Clitoris
요도구멍(요도구)
Urethral orifice

소음순
Labia
minora
대음순
Labia
mojora
질구멍(질구)
Vaginal
orifice

난소걸이인대
(난소제인대)
Suspensory
ligament

곧창자자궁오목
(직장자궁와)
Rectouterine
pouch

질천장(질원개)
Fornix
자궁목(자궁경부)
Cervix
곧창자(직장)
Rectum
질
Vagina

항문
Anus

그림 14-7 여성 생식계통의 기관

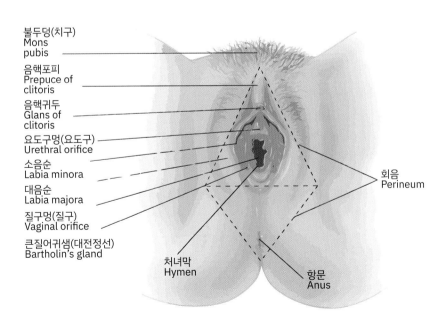

불두덩(치구)
Mons
pubis

음핵포피
Prepuce of
clitoris

음핵귀두
Glans of
clitoris

요도구멍(요도구)
Urethral orifice

소음순
Labia minora

대음순
Labia majora

질구멍(질구)
Vaginal orifice

큰질어귀샘(대전정선)
Bartholin's gland

처녀막
Hymen

항문
Anus

회음
Perineum

그림 14-8 여성 바깥생식기

차난포로 된다. 여기에서 난포액을 분비하여 난자를 성숙된 이차난포로 성숙시킨다. 각 단계마다 여러 개의 난포들이 성숙하지만 오직 한 개만이 감수분열을 통하여 성숙된 난자로 되며 나머지 난포는 퇴화하거나 사멸하여 없어진다.

② **증식기**: 증식기(preovulatory, proliferative phase)는 길이가 좀 더 다양하다. 28일 주기 중에서 제6~14일까지다. 이 기간 동안에는 오직 한 개의 난포가 성숙하여 성숙난포 혹은 포상난포(graafian follicle)로 된다. 이 난포가 성숙난자를 가지게 되고 배란기에 난자를 배출하게 되는 것이다. 배란 후 난포는 난포호르몬을 분비하게 되고 자궁속벽은 이 시기에 회복 재생된다.

> ### 배란
>
> 배란은 성숙난포의 파열을 의미한다. 난자는 골반안(골반강, pelvic cavity)으로 배출되고 월경주기 (28일)의 14일째 일어난다. 이후 성숙난포는 위축하여 출혈체(corpus hemorrhagicum)로 된다. 결국에는 이 덩어리가 남아 있는 난포에 흡수된다. 이 세포들이 커지고 모양이 변하여 황체로 된다.

③ **분비기**: 분비기(postovulatory, secretory phase)는 마지막 단계로 28일 중 마지막 제 15~28일간으로 배란과 다음 월경주기의 사이 기간으로 가장 변함이 없는 시기다. 배란 후 여성 난포호르몬의 분비는 약간 줄고 황체형성호르몬(LH: luteinizing hormone)이 분비되어 황체(corpus lueum) 발육을 촉진시킨다. 이 황체는 에스트로겐과 프로게스테론 분비를 증가시킨다. 이때 분비되는 프로게스테론이 자궁속벽의 두께를 증가시키고 자궁내로 영양물질을 공급하여 착상될 수정란을 받아들일 준비를 갖춘다.

> ### 수정이 일어나지 않은 경우
>
> 수정, 착상이 일어나지 않을 경우에는 황체에서 분비되는 에스트로겐과 프로게스테론이 시상하부에서 분비하는 황체형성호르몬방출호르몬(luteinizing hormone-releasing hormone: LHRH)과 샘뇌 하수체(anterior pituitary gland)에서 분비하는 황체형성호르몬의 분비를 억제한다. 그 결과로 황체 호르몬이 퇴화되고 백체가 된다. 이것이 다음 월경주기를 시작한다. 수정과 착상이 일어나면 황체는 약 4개월 동안 유지된다. 이 기간 동안 황체는 에스트로겐과 프로게스테론을 분비한다. 황체는 발생 중인 태반이 분비하는 융모생식샘자극호르몬(human chorionic gonadotropin)에 의해 유지된다. 일단 태반이 형성되면 에스트로겐을 분비하여 임신을 유지하고 프로게스테론은 임신유지와 젖생산을 위하여 젖샘과 유방 발육을 돕는다.

월경의 주기는 다소 다양하다. 21~40일까지이기도 하다. 처음 시작되는 시점을 초경 (menarche)이라 하고 대개 한 달에 1회씩 폐경(menopause)까지 하게 된다. 정상적인 기간으로 월경이 유지된다고 하더라도 반드시 난소를 생산하여 배란이나 수정한다고 할 수는 없다. 그렇기 때문에 수태, 임신의 문제가 발생할 수가 있는 것이다.

에스트로겐

난소에서 다종의 에스트로겐을 분비한다. 에스트라디올(estradiol)은 체내에서 가장 강력한 여성호르몬의 기능을 가지고 대부분의 용량을 차지하는 것으로 알려져 있고, 에스트론(estrone)과 에스트리올(estriol)이 있다. 사춘기가 되어 활성화되면서 난소에서 난자와 호르몬 분비가 시작된다. 에스트로겐은 여성에게 있어 이차성징을 나타나게 해주는 역할을 한다. 자궁, 자궁관, 질, 바깥생식기, 유방을 발달시키며, 겨드랑털, 음모 등의 체모의 생성과 지방층의 발달로 부드럽고 여성적이 체형으로 보이도록 하며, 특히 유방과 엉덩이에 지방축적을 증가시켜 여성적인 곡선을 만들어 보인다. 또한 골반은 더욱 확대되어 월경과 임신을 준비하게 한다.

5) 질

질은 여성의 자궁과 외음부를 연결해주는 통로의 역할을 하는, 근육으로 이루어진 외부생식기관이다. 질은 월경을 배출하는 통로이며, 분만 시 아기가 나오는 길이기도 하고, 성교 시 남성의 생식기가 삽입되는 부위이기도 하다.

(1) 기능
① 배설관의 기능(자궁분비물과 월경)을 한다.
② 성교기관, 분만 시 산도의 역할을 한다.

(2) 특징
① pH 4.4~5.5를 유지하여 병원균이 침입하지 못하게 한다.
② 질벽: 추벽이 있어 질 확장을 돕는다.
③ 샘과 모낭이 없으나 경부와 질강 내 점액으로 축축하게 유지한다.
④ 질 후원개: 길고 분비물이 고이기 쉬워 암세포 검사물을 채취한다.
⑤ 편평원주상피접합부: 질과 자궁의 사이로 자궁경부암 호발부위(Pap smear 검사)
⑥ 되데를라인간균
　　㉠ 질 상피세포의 글리코겐을 유산으로 분해하여 질분비물을 산성으로 유지한다.
　　㉡ 질 내 일반 세균의 번식을 억제한다.

6) 여성의 외부생식기

여성 생식기관으로 질 밖으로 노출되어 있는 부위를 바깥생식기라 하며, 외음부(valva, pudendum)라고도 한다. 이들은 불두덩, 대음순, 소음순, 음핵, 요도구멍, 질입구 그리고 큰질어귀샘(대전정선)을 포함한다.

① **치구**: 불두덩(치구, mons pubis, veneris)은 사춘기가 되면 음모로 덮이게 된다. 이는 두덩결합(pubic symphysis) 바로 위부위를 덮고 있다. 여기에서 아래에서 뒤쪽으로 음모로 덮여 있는 2개의 길게 연결된 접개를 대음순(labia majora)이라 한다. 이것은 남성의 음낭과 상동기관이다. 여기 2개의 엽의 피부에는 풍부한 지방조직과 땀샘을 포함하고 있다. 대음순 중앙

쪽으로 이와는 전혀 다른 예민한 조직으로 된 엽을 소음순(labia minora)이라 하며 여기에는 음모가 없고 다량의 지방샘을 포함한 땀샘이 있다.

② **음핵**: 음핵(clitoris)은 다량의 신경과 발기조직으로 된 원주모양으로 앞으로는 2개의 소음순 엽과 연결되어 있는데, 이 음핵을 덮고 소음순의 두 엽과 연결되어 있는 피부덮개를 음핵포피(prepuce, foreskin)라 한다. 음핵의 노출된 부위를 음핵귀두(glans of clitoris)라 한다. 음핵은 남성의 음경과 같은 상동기관으로 성적 흥분 시에 다량의 혈액으로 비대해지고 부풀어 오르지만 음경과 달리 내부 관(duct)이 없다.

③ **질전정**: 양쪽 소음순 사이를 질어귀(질전정, vestibule)라 하며 그 내부에 이를 덮고 있는 막을 처녀막(hymen)이라 한다. 점막에는 혈관이 다량 분포되어 있고 질입구를 부분적으로 막고 있다. 성교 시 파열하면 출혈을 일으키게 된다. 질어귀에는 질구멍(질구, vaginal orifice)과 요도구멍(요도구, urethral orific)이 있고, 질어귀샘들에서 나오는 여러 관들의 구멍이 위치하고 있다.

> **스킨샘과 바르톨린샘**
>
> 요도구멍 뒤쪽과 요도구멍 양쪽으로 두 개의 작은질어귀샘(소질전정선, lesser vestibular glands, Sken's glands)이 열구하여 있는데 이는 남성의 전립샘과 유사하며 점액을 분비한다. 질입구 양쪽에 2개의 샘이 열구하고 있는데 이를 큰질어귀샘(대전정선, greater vestibular glands, Bartholin's glands)이라 하며, 이는 남성의 쿠퍼샘(쿠퍼선, Cowper's gland)과 유사하며 역시 점액분비를 하여 성교 시에 질내 윤활유 역할을 한다.

④ **회음부**: 여성과 남성의 회음부(perineum)는 다이아몬드 모양으로 엉덩이와 넓적다리 사이, 즉 생식기의 아래쪽 끝부위를 가리킨다. 이는 바깥생식기를 포함하는 앞쪽의 삼각비뇨생식부위와 항문을 포함하는 뒤쪽의 삼각항문부위로 나누어진다.

7) 여성 젖샘

(1) 위치

젖샘(유선, mammary glands)은 여성과 남성 모두에 존재하고 있으나, 여성의 경우에만 제 기능을 수행하고 있다. 그 기능은 유즙을 생산하여 신생아에게 영양을 공급하기 위한 것이다. 에스트로겐에 의해 사춘기가 되면 겨드랑이에 이어 있는 큰가슴근(대흉근) 전방으로 위치한 유방의 피부밑 젖샘층이 두터워지고 크기가 커지게 된다.

(2) 구조

각각의 젖샘은 15~20개 젖샘엽으로 구성되며 지방층으로 유방의 외형을 유지하고 있다. 각 엽에는 여러 부분으로 나누어진 소엽들이 있는데 젖을 분비하는 세포인 꽈리(alveoli)를 포함하고 있다. 이들 꽈리샘은 포도송이 모양으로 배열되어 있다. 이들 샘은 젖을 부속관으로 보낸다.

(3) 젖

젖은 꽈리샘에서 젖샘관으로 들어간다. 젖샘관이 젖꼭지에 도달하면서 젖샘관팽대(유관동, ampulae, lactiferous sinuses)라고 하는 팽창된 굴이 있는데 여기에 젖이 저장된다.

(4) 유두와 유륜

젖의 팽대부는 젖샘관(유선관, lactiferous duct)으로 이어지고 젖꼭지(유두, nipple)에서 끝난다. 젖꼭지 주위에 둥글게 착색되어 있는 부위는 젖꽃판(유륜, areola)이라고 한다. 젖꽃판은 변형 피지샘을 포함하고 있기 때문에 모양이 거칠어 보인다. 젖샘의 기능은 젖을 분비하여 배출하는 것으로, 이 과정을 젖분비(수유, lactation)라고 한다.

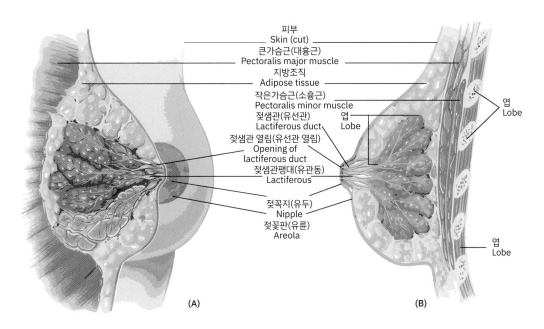

그림 14-9 유방과 젖샘 (A) 정중면 (B) 시상면

참고문헌

1. 그림으로 보는 근골격해부학. 근골격해부학 편집부 저 대학서림, 2021

2. 재밌어서 밤새 읽는 해부학 이야기 재밌어서 밤새 읽는 해부학 이야기. 사카이 다츠오 저, 전지혜 역, 박경한 감수 더숲, 2019

3. 노인건강과 간호. 유선영, 권정화 저, 고문사, 2021

4. 사람 몸의 구조와 기능 2판. 조승묵 외, 고문사, 2009

5. 여성과 건강. 유선영 외, 고문사, 2019

6. 모성간호학. 유선영, 에듀피티출판사, 2018

7. 보건인을 위한 해부생리학. 강태우, 의학교육, 2020

8. 해부생리학 요점정밀 및 문제. 해부생리학연구회, 고려의학, 2020

9. NEW 해부생리학. 강성례 외, 메디시언출판사, 2015

10. 새용어 사람해부학. 한국해부생리학교수협의회 저, 현문사, 2021

11. 알기쉬운 사람해부학. 대한해부학회 저, 현문사(유해영), 2019

12. 인체해부학. 한국해부생리학교수협의회, 현문사(유해영), 2021

13. 새용어 해부생리학. 정현철, 전미양 공저, 현문사(유해영), 2020

14. 근육뼈대계통 손으로 근육, 뼈, 기타 조직의 위치를 찾기 위한 안내서. Andrew Biel 저, 채윤원 역, 범문에듀케이션, 2021

15. 뉴만 kinesiology 근육뼈대계통의 기능해부학 및 운동학. 도널드 뉴먼 저, 채윤원 등역, 범문에듀케이션, 2018

16. 포널스 해부생리학 워크북. 최영아 저, 포널스출판사, 2015

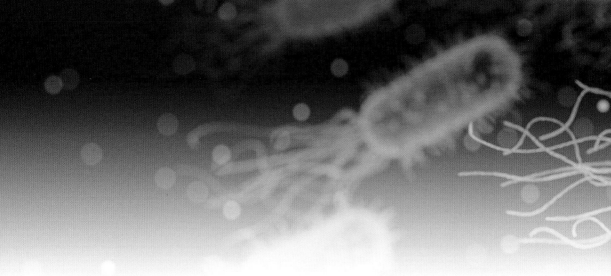

17. 해부생리학. Jahangir Moini 저, 이원택 등 역, 포널스출판사, 2012

18. 쉽게 이해하는 point 해부생리학. Yoko Uchida 저, 정나영, 정준양 공역, 군자출판사, 2020

19. 간호대학생을 위한 쉬운 일러스트 해부생리학 인체의 신비 Q&A 1. 야마다 코지 저, 문미선 등 역 군자출판사, 2016

20. 해부생리학 응급구조사를 위한 해부생리학. Bob Elling, Kirsten M. Elling 공저, 박희진, (사)한국응급구조학회 등 역, 군자출판사, 2015

21. 해부생리학. 권애란 외, 고문사, 2008

22. 새용어 핵심요약정리 해부생리학 문제해설집. 조광필 외, 범문에듀케이션, 2012

23. 해부생리학 문제해설집. 용준환 외, 형설출판사, 2020

24. 해부생리학 요점정리 및 문제. 해부생리학연구회 편, 고려의학, 2020

25. Martini 핵심 해부생리학. Martini 저, 바이오사이언스, 2020

26. 드림원탑 해부생리학. 이혜리 저, 드림널스, 2020

27. 알기쉬운 신경해부생리학. 한종만 저, 범문에듀케이션, 2021

28. 해부생리학1, 2. 한국방사선학회교육원 저, 다원출판사, 2015

29. NEW 미용인을 위한 해부생리학. 김기영 저, 메디시안, 2015

30. 보건인을 위한 해부생리학. 강태우 저, 의학교육, 2020

31. 해부생리학 올킬 핵심정리 문제집. 배운숙 저, 도서출판대광의학, 2018

32. 새용어 해부생리학. 이한기, 현문사, 2019

33. 4년제 간호학과 교과과정 분석. 김미원, 박정모, 한애경 공저, 한국간호교육학회지, 17(3), 414-423, 2011

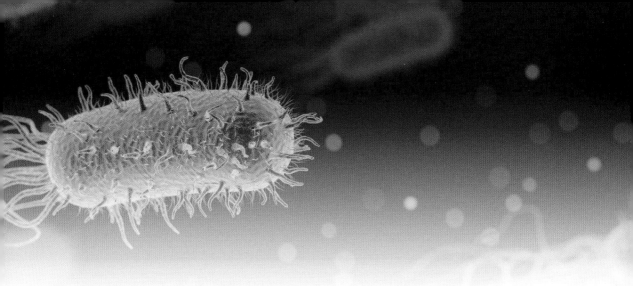

34. 4년제 간호교육기관의 기초간호학 4 개 교과목 (인체 구조와 기능, 병원미생물학, 병태생리학, 약물의 기전과 효과) 운영 현황. Journal of Korean Biological Nursing Science. 이경숙, 최은옥, 정재심 공저, 16(1), 17-25, 2014

35. 건강-의료 관련 전공자를 위한 해부학 가상강의 컨텐츠 개발 및 적용. 대한체질인류학회지, 김찬웅, 최영철, 이영일, 한장희, 박정현, 박경한, ... & 김지희, 22(1), 47-59, 2009

36. Questionnaire survey analysis on necessity of cadaveric dissection for nursing students: in scope of nursing students and professors. Korean Journal of Physical Anthropology, Kim, D. I., 28(2), 119-125, 2015

37. Perspectives on bionursing science. Perspectives in Nursing Science, 9(2), 61-70, Choe, M., 2012

38. Objectives and contents of basic medical sciences in nursing education. Journal of Korean Academy of Nursing, Choe, M. A., & Shin, G. S., 29(6), 1455-1468, 2019

39. The study to reorganize the course of basic nursing science in a college, Yoo, J. S., Ahn, J. A., Y eo, K. S., & Chu, S. H., 2008